Imaging of the Hip and Pelvis

股関節・骨盤の
画像診断

編著

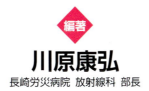

川原康弘

長崎労災病院 放射線科 部長

メディカル・サイエンス・インターナショナル

Imaging of the Hip and Pelvis
First Edition
Edited by Yasuhiro Kawahara

©2017 by Medical Sciences International, Ltd., Tokyo
All rights reserved.
ISBN 978-4-89592-879-3

Printed and Bound in Japan

序

　MRIの出現，普及に伴い，骨軟部領域の画像診断は飛躍的に向上した．高侵襲である関節造影や脊髄造影の多くはMRIにとって替わられ，これらの検査の適応は減少した．それとともに，放射線科医は日常診療において骨軟部領域の画像診断の占める割合が激増し，この領域を避けて通れなくなった．

　本邦では，骨軟部領域の画像診断に関する多くの成書が出版されている．総括的な成書から，脊椎，肩関節，膝関節，足関節などの各部位における専門書まであり，日常臨床において頻繁に活用されている．しかし，股関節においては，成書のなかで項目のひとつとして記載されるのみで，特化した専門書はない．一方，股関節の鏡視下手術は増加傾向にあり，術前に股関節のより詳細な画像診断が必要になってきたとよく耳にする．これらを背景に，股関節中心の画像診断の専門書である本書の執筆に踏み切った．

　本書では総論と各論に大別し，3章よりなる総論では「MRIによる正常解剖（1章）」に始まり，「筋肉の起始・停止・支配神経（2章）」，「各種画像の撮像法（3章）」について述べ，各種画像の撮像法は"股関節の撮像法"と"腫瘍，腫瘍類似疾患の撮像法"に分けて解説している．

　各論では頻度の高い疾患から比較的まれだが重要な疾患まで選択し，臨床的事項，画像所見，治療・予後について解説し，必要に応じて病期分類や診断基準も記載している．さらに，本文の重要なポイントは「BOX」で，重要事項の追加は「NOTE」としてまとめている．ただし，治療に関しては，私自身が実際に行っているわけではないので，僭越ながら画像診断をするうえで知っておきたい範疇で述べるに留めた．

　本書が放射線科医だけでなく，放射線技師，研修医，医学生，整形外科医など，初学者から骨軟部領域を専門とする方々まで役立てていただければ幸いである．

　最後に，本書を作成するにあたり，貴重なご意見をいただいた長崎大学大学院医歯薬学総合研究科整形外科学　尾﨑 誠 教授と千葉 恒 先生，症例を提供してくださった東京慈恵会医科大学放射線医学講座　福田国彦 名誉教授，長崎大学大学院医歯薬学総合研究科放射線診断治療学　上谷雅孝 教授，佐世保共済病院放射線科　野々下政昭 先生，編集作業をしていただいたメディカル・サイエンス・インターナショナルの後藤亮弘氏に深く御礼申し上げる．

2017年8月

川原康弘

執筆者一覧

編　集

川原康弘　長崎労災病院放射線科　部長

執　筆

川原康弘　長崎労災病院放射線科　部長

長田周治　久留米大学医学部放射線医学教室　講師

山口哲治　長崎大学病院放射線科　非常勤講師

藤本　肇　沼津市立病院放射線科　部長

目次

序 iii

総 論

第1章 MRIによる正常解剖　　　川原康弘　1

1.1 冠状断（T1強調像） 2
1.2 横　断（T2強調像） 5
1.3 矢状断（T2強調像） 8

第2章 筋肉の起始・停止・支配神経　　　川原康弘　11

第3章 各種画像の撮像法　　　17

3.1 股関節の撮像法 .... 川原康弘　18
　　単純X線写真 18
　　関節造影 22
　　CT 22
　　MRI 24
　　シンチグラフィ 27
3.2 腫瘍，腫瘍類似疾患の撮像法 .... 長田周治・川原康弘　30
　　単純X線写真 30
　　CT 30
　　MRI 31
　　シンチグラフィ 36

各 論

第4章　股関節疾患：大腿骨頭疾患　　山口哲治・川原康弘　39

- 4.1　特発性大腿骨頭壊死症　……………………………………………………… 40
- 4.2　外傷性大腿骨頭壊死症　……………………………………………………… 49
- 4.3　一過性大腿骨頭萎縮症　……………………………………………………… 52
- 4.4　大腿骨頭軟骨下脆弱性骨折　………………………………………………… 56

第5章　股関節疾患：関節症　　川原康弘　63

- 5.1　変形性関節症　………………………………………………………………… 64
- 5.2　臼蓋形成不全　………………………………………………………………… 70
- 5.3　関節唇断裂　…………………………………………………………………… 74
- 5.4　大腿骨寛骨臼インピンジメント　…………………………………………… 79
- 5.5　急速破壊性股関節症　………………………………………………………… 89

第6章　股関節疾患：感染症，膠原病，代謝性疾患など　97

- 6.1　化膿性関節炎　………………………………………… 藤本　肇・川原康弘　98
- 6.2　結核性関節炎　………………………………………… 藤本　肇・川原康弘　102
- 6.3　関節リウマチ　………………………………………… 藤本　肇・川原康弘　106
- 6.4　強直性脊椎炎　………………………………………… 山口哲治・川原康弘　112
- 6.5　ピロリン酸カルシウム結晶沈着症　………………… 山口哲治・川原康弘　117
- 6.6　アミロイド関節症　…………………………………… 山口哲治・川原康弘　123
- 6.7　人工股関節合併症　…………………………………… 山口哲治・川原康弘　128

第7章　股関節疾患：小児疾患　137

- 7.1　発育性股関節形成不全　……………………………… 山口哲治・川原康弘　138
- 7.2　単純性股関節炎　……………………………………… 山口哲治・川原康弘　144
- 7.3　ペルテス病　………………………………………………………… 川原康弘　146
- 7.4　大腿骨頭すべり症　………………………………………………… 川原康弘　154

第8章　股関節周囲・骨盤疾患　161

- 8.1　滑膜嚢胞，ガングリオン，関節唇/傍関節唇嚢胞 …………川原康弘　162
- 8.2　滑液包，滑液包炎 ……………………………………………川原康弘　166
- 8.3　大転子疼痛症候群 ……………………………………………川原康弘　172
- 8.4　恥骨結合炎 ……………………………………………………川原康弘　176
- 8.5　坐骨大腿骨インピンジメント ………………………………川原康弘　181
- 8.6　石灰沈着性腱炎 ……………………………………山口哲治・川原康弘　184
- 8.7　感染性仙腸関節炎 …………………………………山口哲治・川原康弘　189
- 8.8　非感染性仙腸関節炎 ………………………………山口哲治・川原康弘　195

第9章　骨折，骨折類似疾患　207

- 9.1　大腿骨頸部・転子部骨折 ……………………………………川原康弘　208
- 9.2　大腿骨頸部ストレス骨折 ……………………………………川原康弘　213
- 9.3　骨盤骨折 ……………………………………………藤本　肇・川原康弘　217
- 9.4　骨盤ストレス骨折 …………………………………藤本　肇・川原康弘　224
- 9.5　裂離骨折 ………………………………………………………川原康弘　228
- 9.6　坐骨恥骨軟骨結合 ……………………………………………川原康弘　233

第10章　腫瘍，腫瘍類似疾患：骨　239

A．良性疾患

- 10.1　類骨骨腫/骨芽細胞腫 ……………………………長田周治・川原康弘　240
- 10.2　骨軟骨腫 ……………………………………………藤本　肇・川原康弘　244
- 10.3　軟骨芽細胞腫 ………………………………………長田周治・川原康弘　247
- 10.4　骨巨細胞腫 …………………………………………長田周治・川原康弘　250
- 10.5　骨内脂肪腫 …………………………………………長田周治・川原康弘　254
- 10.6　良性脊索細胞腫 ……………………………………長田周治・川原康弘　256
- 10.7　動脈瘤様骨嚢腫 ……………………………………長田周治・川原康弘　258
- 10.8　骨Paget病 …………………………………………長田周治・川原康弘　260
- 10.9　骨内ガングリオン …………………………………藤本　肇・川原康弘　264
- 10.10　線維性骨異形成 ……………………………………藤本　肇・川原康弘　265

B．悪性疾患

- 10.11　骨肉腫 ………………………………………………長田周治・川原康弘　268
- 10.12　軟骨肉腫 ……………………………………………長田周治・川原康弘　271
- 10.13　ユーイング肉腫 ……………………………………長田周治・川原康弘　278

| 10.14 | 脊索腫 | 長田周治・川原康弘 | 281 |
| 10.15 | 転移性骨腫瘍 | 藤本　肇・川原康弘 | 284 |

第11章　腫瘍，腫瘍類似疾患：軟部組織疾患，その他　299

A．良性疾患
11.1	色素性絨毛結節性滑膜炎	藤本　肇・川原康弘	300
11.2	滑膜骨軟骨腫症	川原康弘	303
11.3	腫瘍状石灰化症	山口哲治・川原康弘	307

B．悪性疾患
| 11.4 | 放射線誘発性肉腫 | 長田周治・川原康弘 | 312 |

和文索引　317
欧文索引　321

総論

MRI による正常解剖

1.1 冠状断（T1 強調像） ……………………………………2
1.2 横　断（T2 強調像） ……………………………………5
1.3 矢状断（T2 強調像） ……………………………………8

1.1 冠状断（T1強調像）

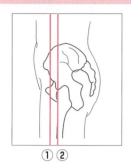

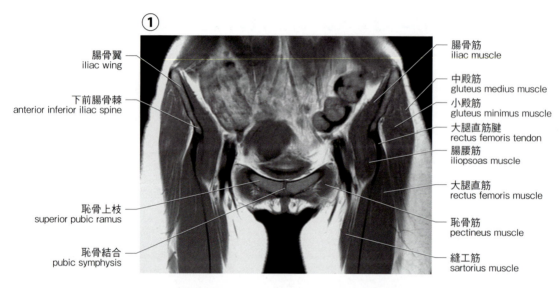

① 腸骨翼 iliac wing / 下前腸骨棘 anterior inferior iliac spine / 恥骨上枝 superior pubic ramus / 恥骨結合 pubic symphysis / 腸骨筋 iliac muscle / 中殿筋 gluteus medius muscle / 小殿筋 gluteus minimus muscle / 大腿直筋腱 rectus femoris tendon / 腸腰筋 iliopsoas muscle / 大腿直筋 rectus femoris muscle / 恥骨筋 pectineus muscle / 縫工筋 sartorius muscle

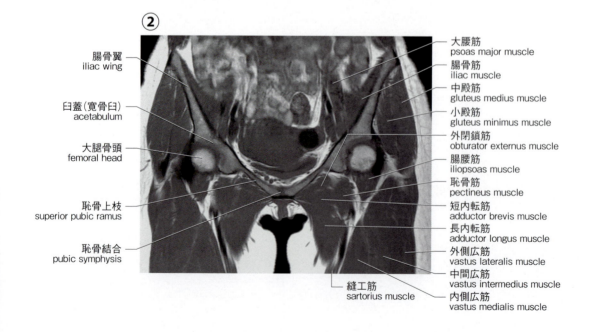

② 腸骨翼 iliac wing / 臼蓋（寛骨臼） acetabulum / 大腿骨頭 femoral head / 恥骨上枝 superior pubic ramus / 恥骨結合 pubic symphysis / 大腰筋 psoas major muscle / 腸骨筋 iliac muscle / 中殿筋 gluteus medius muscle / 小殿筋 gluteus minimus muscle / 外閉鎖筋 obturator externus muscle / 腸腰筋 iliopsoas muscle / 恥骨筋 pectineus muscle / 短内転筋 adductor brevis muscle / 長内転筋 adductor longus muscle / 外側広筋 vastus lateralis muscle / 中間広筋 vastus intermedius muscle / 内側広筋 vastus medialis muscle / 縫工筋 sartorius muscle

1.1 冠状断（T1 強調像）

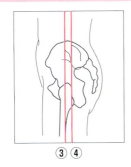

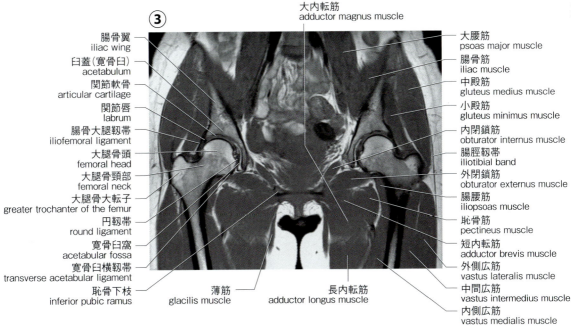

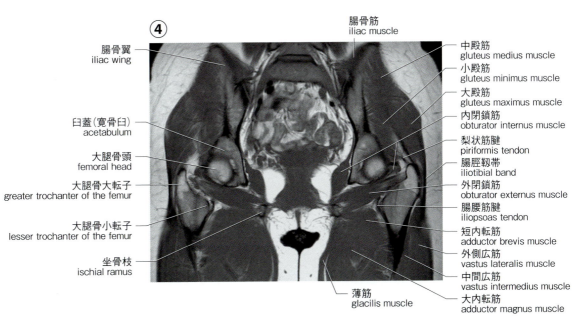

1.1 冠状断（T1強調像）

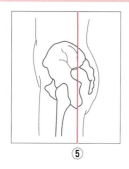

⑤

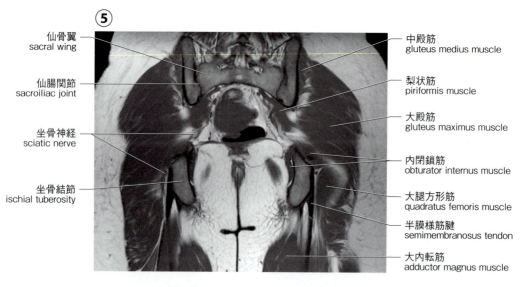

⑤

- 仙骨翼 sacral wing
- 仙腸関節 sacroiliac joint
- 坐骨神経 sciatic nerve
- 坐骨結節 ischial tuberosity
- 中殿筋 gluteus medius muscle
- 梨状筋 piriformis muscle
- 大殿筋 gluteus maximus muscle
- 内閉鎖筋 obturator internus muscle
- 大腿方形筋 quadratus femoris muscle
- 半膜様筋腱 semimembranosus tendon
- 大内転筋 adductor magnus muscle

1.2 横　断（T2強調像）

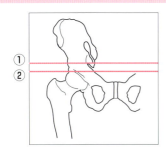

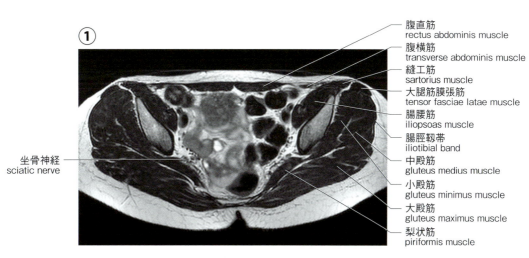

①
- 腹直筋 rectus abdominis muscle
- 腹横筋 transverse abdominis muscle
- 縫工筋 sartorius muscle
- 大腿筋膜張筋 tensor fasciae latae muscle
- 腸腰筋 iliopsoas muscle
- 腸脛靱帯 iliotibial band
- 中殿筋 gluteus medius muscle
- 小殿筋 gluteus minimus muscle
- 大殿筋 gluteus maximus muscle
- 梨状筋 piriformis muscle
- 坐骨神経 sciatic nerve

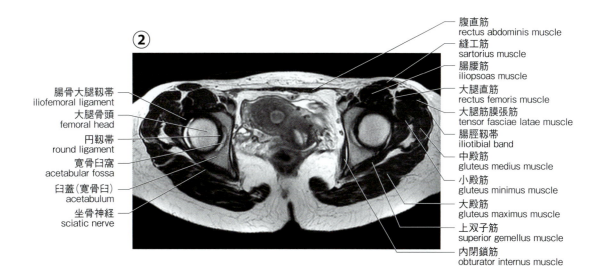

②
- 腸骨大腿靱帯 iliofemoral ligament
- 大腿骨頭 femoral head
- 円靱帯 round ligament
- 寛骨臼窩 acetabular fossa
- 臼蓋（寛骨臼）acetabulum
- 坐骨神経 sciatic nerve
- 腹直筋 rectus abdominis muscle
- 縫工筋 sartorius muscle
- 腸腰筋 iliopsoas muscle
- 大腿直筋 rectus femoris muscle
- 大腿筋膜張筋 tensor fasciae latae muscle
- 腸脛靱帯 iliotibial band
- 中殿筋 gluteus medius muscle
- 小殿筋 gluteus minimus muscle
- 大殿筋 gluteus maximus muscle
- 上双子筋 superior gemellus muscle
- 内閉鎖筋 obturator internus muscle

1.2 横　断（T2強調像）

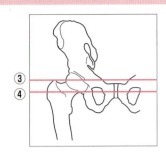

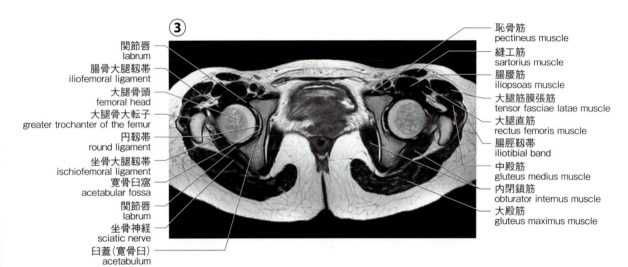

③
- 関節唇 labrum
- 腸骨大腿靱帯 iliofemoral ligament
- 大腿骨頭 femoral head
- 大腿骨大転子 greater trochanter of the femur
- 円靱帯 round ligament
- 坐骨大腿靱帯 ischiofemoral ligament
- 寛骨臼窩 acetabular fossa
- 関節唇 labrum
- 坐骨神経 sciatic nerve
- 臼蓋（寛骨臼） acetabulum
- 恥骨筋 pectineus muscle
- 縫工筋 sartorius muscle
- 腸腰筋 iliopsoas muscle
- 大腿筋膜張筋 tensor fasciae latae muscle
- 大腿直筋 rectus femoris muscle
- 腸脛靱帯 iliotibial band
- 中殿筋 gluteus medius muscle
- 内閉鎖筋 obturator internus muscle
- 大殿筋 gluteus maximus muscle

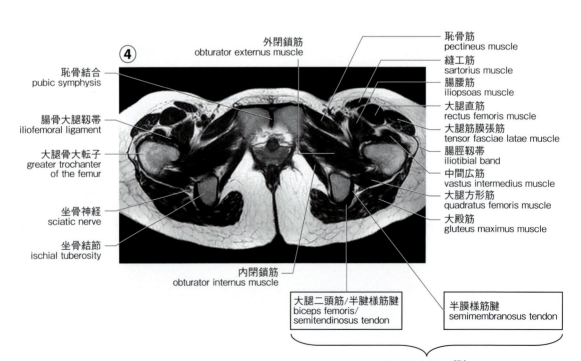

④
- 恥骨結合 pubic symphysis
- 腸骨大腿靱帯 iliofemoral ligament
- 大腿骨大転子 greater trochanter of the femur
- 坐骨神経 sciatic nerve
- 坐骨結節 ischial tuberosity
- 外閉鎖筋 obturator externus muscle
- 内閉鎖筋 obturator internus muscle
- 恥骨筋 pectineus muscle
- 縫工筋 sartorius muscle
- 腸腰筋 iliopsoas muscle
- 大腿直筋 rectus femoris muscle
- 大腿筋膜張筋 tensor fasciae latae muscle
- 腸脛靱帯 iliotibial band
- 中間広筋 vastus intermedius muscle
- 大腿方形筋 quadratus femoris muscle
- 大殿筋 gluteus maximus muscle
- 大腿二頭筋／半腱様筋腱 biceps femoris/semitendinosus tendon
- 半膜様筋腱 semimembranosus tendon
- ハムストリング腱 hamstring tendon

1.2 横　断（T2強調像）

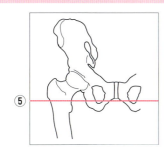

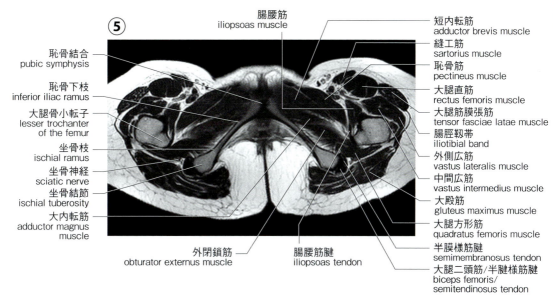

⑤

- 恥骨結合 pubic symphysis
- 恥骨下枝 inferior iliac ramus
- 大腿骨小転子 lesser trochanter of the femur
- 坐骨枝 ischial ramus
- 坐骨神経 sciatic nerve
- 坐骨結節 ischial tuberosity
- 大内転筋 adductor magnus muscle
- 外閉鎖筋 obturator externus muscle
- 腸腰筋腱 iliopsoas tendon
- 腸腰筋 iliopsoas muscle
- 短内転筋 adductor brevis muscle
- 縫工筋 sartorius muscle
- 恥骨筋 pectineus muscle
- 大腿直筋 rectus femoris muscle
- 大腿筋膜張筋 tensor fasciae latae muscle
- 腸脛靭帯 iliotibial band
- 外側広筋 vastus lateralis muscle
- 中間広筋 vastus intermedius muscle
- 大殿筋 gluteus maximus muscle
- 大腿方形筋 quadratus femoris muscle
- 半膜様筋腱 semimembranosus tendon
- 大腿二頭筋／半腱様筋腱 biceps femoris/semitendinosus tendon

1.3 矢状断（T2強調像）

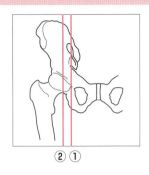

②①

①

- 腸腰筋 iliopsoas muscle
- 臼蓋（寛骨臼） acetabulum
- 寛骨臼窩 acetabular fossa
- 恥骨筋 pectineus muscle
- 短内転筋 adductor brevis muscle
- 大内転筋 adductor magnus muscle
- 長内転筋 adductor longus muscle
- 縫工筋 sartorius muscle
- 中殿筋 gluteus medius muscle
- 大殿筋 gluteus maximus muscle
- 梨状筋 piriformis muscle
- 内閉鎖筋 obturator internus muscle
- 外閉鎖筋 obturator externus muscle
- 坐骨結節 ischial tuberosity
- 大腿二頭筋/半腱様筋腱 biceps femoris/semitendinosus tendon
- 半腱様筋 semitendinosus muscle

②

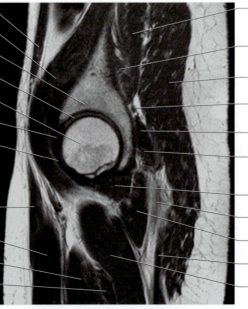

- 腹横筋 transverse abdominis muscle
- 腸腰筋 iliopsoas muscle
- 臼蓋（寛骨臼） acetabulum
- 関節軟骨 articular cartilage
- 大腿骨頭 femoral head
- 関節唇 labrum
- 腸骨大腿靱帯 iliofemoral ligament
- 縫工筋 sartorius muscle
- 大腿直筋 rectus femoris muscle
- 中間広筋 vastus intermedius muscle
- 内側広筋 vastus medialis muscle
- 中殿筋 gluteus medius muscle
- 小殿筋 gluteus minimus muscle
- 大殿筋 gluteus maximus muscle
- 梨状筋 piriformis muscle
- 上双子筋 superior gemellus muscle
- 内閉鎖筋 obturator internus muscle
- 外閉鎖筋 obturator externus muscle
- 坐骨神経 sciatic nerve
- 大腿方形筋 quadratus femoris muscle
- 半膜様筋腱 semimembranosus tendon
- 短内転筋/大内転筋 adductor brevis muscle/adductor magnus muscle

1.3 矢状断（T2強調像）

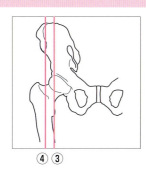

④ ③

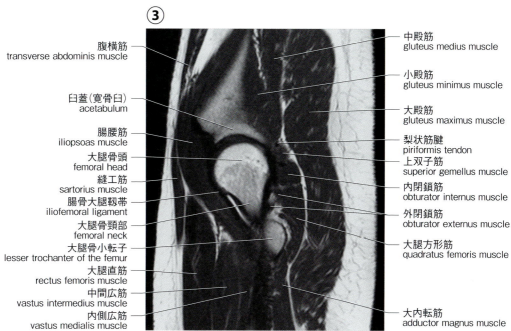

③

- 腹横筋 transverse abdominis muscle
- 臼蓋（寛骨臼） acetabulum
- 腸腰筋 iliopsoas muscle
- 大腿骨頭 femoral head
- 縫工筋 sartorius muscle
- 腸骨大腿靭帯 iliofemoral ligament
- 大腿骨頸部 femoral neck
- 大腿骨小転子 lesser trochanter of the femur
- 大腿直筋 rectus femoris muscle
- 中間広筋 vastus intermedius muscle
- 内側広筋 vastus medialis muscle
- 中殿筋 gluteus medius muscle
- 小殿筋 gluteus minimus muscle
- 大殿筋 gluteus maximus muscle
- 梨状筋腱 piriformis tendon
- 上双子筋 superior gemellus muscle
- 内閉鎖筋 obturator internus muscle
- 外閉鎖筋 obturator externus muscle
- 大腿方形筋 quadratus femoris muscle
- 大内転筋 adductor magnus muscle

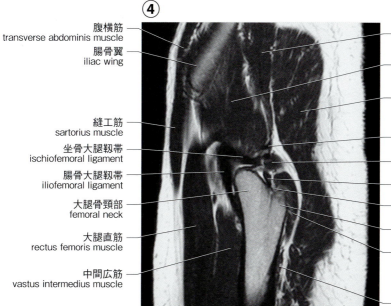

④

- 腹横筋 transverse abdominis muscle
- 腸骨翼 iliac wing
- 縫工筋 sartorius muscle
- 坐骨大腿靭帯 ischiofemoral ligament
- 腸骨大腿靭帯 iliofemoral ligament
- 大腿骨頸部 femoral neck
- 大腿直筋 rectus femoris muscle
- 中間広筋 vastus intermedius muscle
- 中殿筋 gluteus medius muscle
- 小殿筋 gluteus minimus muscle
- 大殿筋 gluteus maximus muscle
- 梨状筋腱 piriformis tendon
- 内閉鎖筋 obturator internus muscle
- 外閉鎖筋 obturator externus muscle
- 大腿骨転子窩 trochanteric fossa of the femur
- 大腿骨大転子 greater trochanter of the femur
- 大腿方形筋 quadratus femoris muscle
- 大内転筋 adductor magnus muscle

|総 論|

筋肉の起始・停止・支配神経

表 2.1 大腿前面筋群

筋肉	起始	図の番号	停止	図の番号	神経支配
腸腰筋 (iliopsoas muscle)					
大腰筋 　(psoas major muscle)	Th12～L5 椎体の外側面 椎間板の外側面 L1～L5 横突起		共通腱が大腿骨小転子	❷	腰神経（L1～L3）
腸骨筋 　(iliac muscle)	腸骨稜～腸骨窩の前面 前仙腸骨靱帯	❶			大腿神経（L2，L3）
縫工筋 (sartorius muscle)	上前腸骨棘	❸	脛骨上部の内側面		大腿神経（L2，L3）
大腿四頭筋 (quadriceps femoris muscle)					
大腿直筋 　(rectus femoris muscle)	下前腸骨棘 寛骨臼の上方の腸骨	❹	共通腱が膝蓋骨底部 膝蓋靱帯を介して脛骨粗面		大腿神経（L2～L4）
外側広筋 　(vastus lateralis muscle)	大腿骨大転子～粗線外側唇	❺			
内側広筋 　(vastus medialis muscle)	大腿骨転子間線～粗線内側唇	❻			
中間広筋 　(vastus intermedius muscle)	大腿骨骨幹の前面～外側面	❼			

表 2.2 大腿内側筋群

筋肉	起始	図の番号	停止	図の番号	神経支配
恥骨筋 (pectineus muscle)	恥骨上枝	❽	大腿骨恥骨筋線の小転子直下	❾	大腿神経（L2，L4）
長内転筋 (adductor longus muscle)	恥骨体部	❿	大腿骨粗線の中央1/3	⓫	閉鎖神経（L2～L4）
短内転筋 (adductor brevis muscle)	恥骨体部～下枝	⓬	大腿骨恥骨筋線～粗線の近位部	⓭	閉鎖神経（L2～L4）
大内転筋 (adductor magnus muscle)	恥骨下枝 坐骨枝～坐骨結節	⓮	内転筋部： 大腿骨殿筋粗面～粗線，内側顆上線 膝窩腱筋部 ：大腿骨内転筋結節	⓯	内転筋部：閉鎖神経（L2～L4） 膝窩腱筋部：坐骨神経（L4）
薄筋 (glacilis muscle)	恥骨体部～下枝	⓰	脛骨上部の内側面		閉鎖神経（L2，L3）
外閉鎖筋 (obturator externus muscle)	閉鎖孔辺縁の骨の外側面 閉鎖膜の外側面	⓱	大腿骨転子窩	⓲	閉鎖神経（L3，L4）

表 2.3　殿部筋群

筋肉	起始	図の番号	停止	図の番号	神経支配
大殿筋 (gluteus maximus muscle)	腸骨後殿筋線の後部 仙・尾骨の後面 仙結節靱帯の後面	⑲	浅層筋束：腸脛靱帯 深層筋束：大腿骨殿筋粗面	⑳	下殿神経（L5, S1, S2）
中殿筋 (gluteus medius muscle)	坐骨外側面の前・後殿筋線間 殿筋筋膜	㉑	大腿骨大転子の外側面	㉒	上殿神経（L5, S1）
小殿筋 (gluteus minimus muscle)	坐骨外側面の前・後殿筋線間	㉓	大腿骨大転子の前面	㉔	上殿神経（L5, S1）
大腿筋膜張筋 (tensor fasciae latae muscle)	上前腸骨棘〜腸骨稜の前部	㉕	腸脛靱帯を介して脛骨外顆		上殿神経（L5, S1）
梨状筋 (piriformis muscle)	仙骨前面 仙結節靱帯の前面	㉖	大腿骨大転子の上縁	㉗	梨状筋枝（S1, S2）
内閉鎖筋 (obturator internus muscle)	閉鎖膜の内側面 閉鎖孔周囲の骨の内側面	㉘	共通腱が大腿骨大転子の内側面	㉛	内閉鎖筋枝（L5, S1）
上双子筋 (superior gemellus muscle)	坐骨棘	㉙			内閉鎖筋枝（L5, S1）
下双子筋 (inferior gemellus muscle)	坐骨結節	㉚			大腿方形筋枝（L5, S1）
大腿方形筋 (quadratus femoris muscle)	坐骨結節の外側縁	㉜	大腿骨転子間稜の方形筋結節	㉝	大腿方形筋枝（L5, S1）

表 2.4　大腿後面筋群

筋肉	起始	図の番号	停止	図の番号	神経支配
半膜様筋 (semimembranosus muscle)	坐骨結節	㉞	脛骨内側顆の後面		脛骨神経（L5, S1, S2）
半腱様筋 (semitendinosus muscle)	坐骨結節	㉟	脛骨上部の内側面		脛骨神経（L5, S1, S2）
大腿二頭筋 (biceps femoris muscle)	長頭：坐骨結節 短頭：大腿骨粗面〜外側顆上線	㊱ ㊲	腓骨頭の外側面		長頭：脛骨神経（L5, S1, S2） 短頭：総腓骨神経（L5, S1, S2）

14　第 2 章　筋肉の起始・停止・支配神経

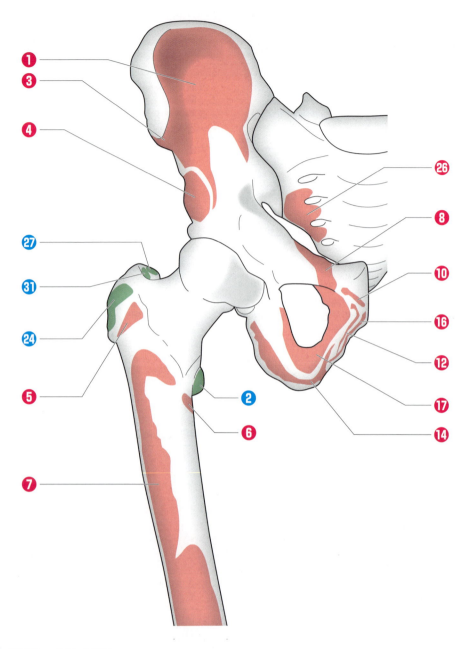

図 2.1　股関節・骨盤（正面）

- ❶ 腸骨筋
- ❷ 大腰筋
- ❸ 縫工筋
- ❹ 大腿直筋
- ❺ 外側広筋
- ❻ 内側広筋
- ❼ 中間広筋
- ❽ 恥骨筋
- ❿ 長内転筋
- ⓬ 短内転筋
- ⓮ 大内転筋
- ⓰ 薄筋
- ⓱ 外閉鎖筋
- ㉔ 小殿筋
- ㉖ 梨状筋
- ㉗ 梨状筋
- ㉛ 内閉鎖筋，上双子筋，下双子筋

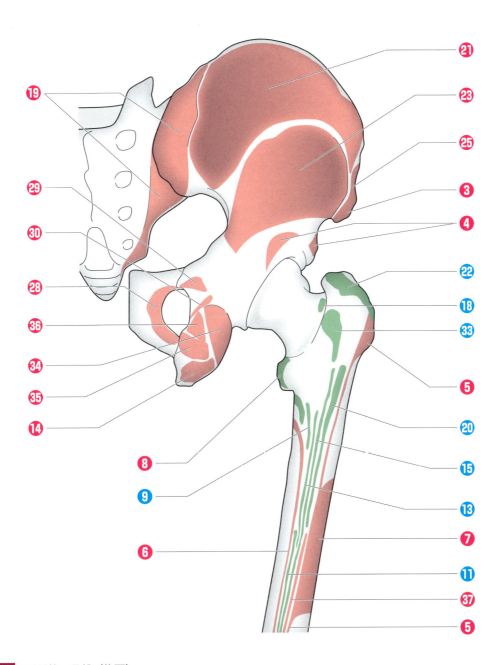

図 2.2 股関節・骨盤（後面）

- ③ 縫工筋
- ④ 大腿直筋
- ⑤ 外側広筋
- ⑥ 内側広筋
- ⑦ 中間広筋
- ⑧ 恥骨筋
- ⑨ 恥骨筋
- ⑪ 長内転筋
- ⑬ 短内転筋
- ⑭ 大内転筋
- ⑮ 大内転筋の内転筋部
- ⑱ 外閉鎖筋
- ⑲ 大殿筋
- ⑳ 大殿筋の深層筋束
- ㉑ 中殿筋
- ㉒ 中殿筋
- ㉓ 小殿筋
- ㉕ 大腿筋膜張筋
- ㉘ 内閉鎖筋
- ㉙ 上双子筋
- ㉚ 下双子筋
- ㉝ 大腿方形筋
- ㉞ 半膜様筋
- ㉟ 半腱様筋
- ㊱ 大腿二頭筋　長頭
- ㊲ 大腿二頭筋　短頭

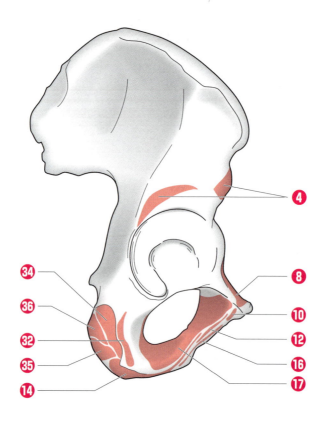

図2.3 骨盤（外側面）

❹ 大腿直筋	⓬ 短内転筋	⓱ 外閉鎖筋	㉟ 半腱様筋
❽ 恥骨筋	⓮ 大内転筋	㉜ 大腿方形筋	㊱ 大腿二頭筋　長頭
❿ 長内転筋	⓰ 薄筋	㉞ 半膜様筋	

■ 参考文献

・Agur AMR, Dalley AF（坂井建雄・監訳）：グラント解剖学図譜，第6版．医学書院，2011：353-473．

総論

各種画像の撮像法

- **3.1 股関節の撮像法**……18
  - 単純X線写真……18
  - 関節造影……22
  - CT……22
  - MRI……24
  - シンチグラフィ……27
- **3.2 腫瘍，腫瘍類似疾患の撮像法**……30
  - 単純X線写真……30
  - CT……30
  - MRI……31
  - シンチグラフィ……36

3.1 股関節の撮像法

単純X線写真

ルーチンでは，両側の正面像，および検側または両側の大腿骨頭・頸部側面像を撮影する．必要に応じて，オプションとして他の撮影を追加する．

■正面像
学童期以降の小児，成人では，仰臥位で両側下肢を伸展・内旋位にし，正面位で撮影する．下肢伸展・内旋位では，大腿骨の大転子は外側に，小転子は内側に位置し，頸部軸はカセッテと平行に近くなり，頸部が広く投影される（図3.1）．通常臼蓋は前捻しているために，CE角（center-edge angle）は骨盤後傾で減少する[1]．cross-over sign（figure-8 configuration）は骨盤の前傾増強，左右回旋で，偽陽性が生じる[2,3]．正確な正面像では，尾骨先端は恥骨結合上縁のほうに向いており，左右対称である．恥骨上面と仙尾関節（sacrococcygeal joint）との距離は男性で平均3.2 cm，女性で平均4.7 cmと報告されている[2]（図3.1）．

乳幼児では，仰臥位で補助者が両側下肢を伸展位で保持し，正面位で撮影する（図3.1）．

■大腿骨頭・頸部側面像
大腿骨頭壊死症，大腿骨頸部骨折，大腿骨寛骨臼インピンジメント，ペルテス病，大腿骨頭すべり症などにおける大腿骨頭〜頸部形態の評価に有用である．学童期以降の小児，成人では，検側または両側のLauenstein II法，あるいは検側のLauenstein I法，軸位像を撮影する[4]．Lauenstein I法では，カセッテに対して頸部軸は斜めに，骨幹軸は平行になり，頸部は短く投影され大転子と重なり，骨頭は荷重部の輪郭が描出され，臼蓋と骨幹は正確な側面

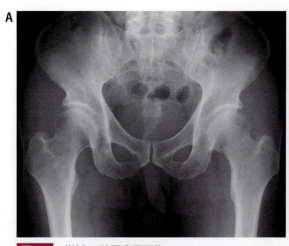 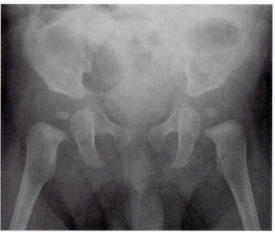

図3.1 単純X線写真正面像
A：成人，B：乳幼児

像になる（図 3.2, 図 3.3）．Lauenstein II 法，軸位像では，カセッテに対して頸部軸は平行に骨幹軸は斜めになり，頸部は正確な側面像になり広く投影され，骨幹は歪みが生じる（図 3.2, 図 3.3）．軸位像は疼痛が強く検側の肢位変換が困難な場合でも撮影可能である．

乳幼児では補助者が両側下腿を保持し，両側の Lauenstein II 法，または開排位像（Lorenz 法，frog-leg lateral view）を撮影する．開排位像は両側の 90°外転位で撮影した正面像である（図 3.4）．開排位側面像ともよばれるが，側面像になるのは骨頭・頸部である．

A：Lauenstein I 法
仰臥位で検側股関節を軽度屈曲位・45°外転位にし，非検側膝関節を立てて，骨盤を検側へ 45°傾ける．カセッテ（a）を検側殿部の背側に固定し，X 線（→）を前方より後方へ向けて撮影する．

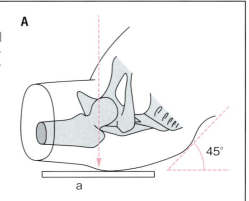

B：Lauenstein II 法
検側撮影では，仰臥位で検側股関節を 90°屈曲位・40°～45°外転位にし，検側下腿を補助台に載せて体位を保持する．カセッテ（a）を検側殿部の背側に固定し，X 線（→）を前方より後方へ向けて撮影する．両側撮影では，仰臥位で両側股関節を 90°屈曲位・40°～45°外転位にし，両側下腿を補助台に載せて体位を保持する．カセッテ（a）を両側殿部の背側に固定し，X 線（→）を前方より後方へ向けて撮影する．

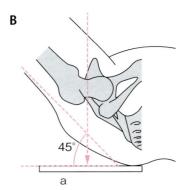

C：軸位像
仰臥位で検側下肢は伸展位・中間位にし，非検側股関節・膝関節を 90°屈曲位にし，非検側下腿を補助台に載せて体位を保持する．カセッテ（a）を検側股関節の上外側部に大腿骨頸部軸と平行になるように固定し，X 線（→）を非検側下肢の下方より検側股関節へ向けて撮影する．

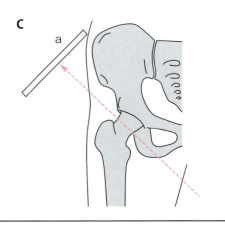

図 3.2 単純 X 線写真の大腿骨頭・頸部側面像の撮影法 （文献 4 より，一部改変）

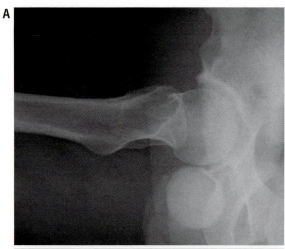
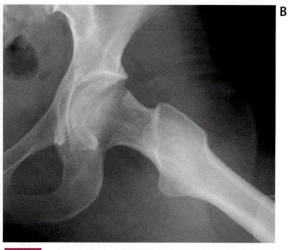
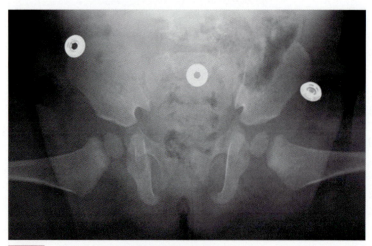

図 3.3 成人の単純 X 線写真の大腿骨頭・頸部側面像
A：Lauenstein Ⅰ法，B：Lauenstein Ⅱ法，C：軸位像

図 3.4 乳児の単純 X 線写真の開排位像

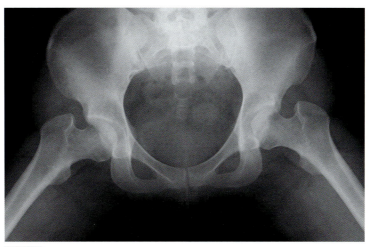

図3.5 単純X線写真の外転位正面像

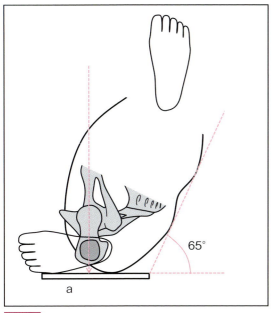

図3.6 単純X線写真の false profile 像の撮影法
（文献5より，一部改変）

立位で両下肢は伸展位にし，検側殿部をカセット（a）につけて，骨盤がカセッテに対して65°斜位になるようにする．検側足軸はカセッテと平行に，非検側足軸はカセッテと垂直になるようにし，X線（→）を前方より後方へ向けて撮影する．

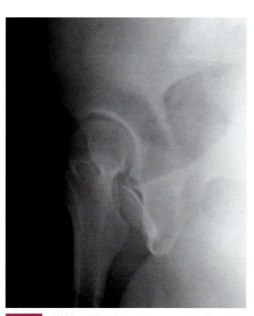

図3.7 単純X線写真の false profile 像

■オプション撮影

おもに機能撮影がオプションとして追加される．内転位，外転位の正面像は臼蓋と骨頭の適合性を評価するための動態撮影として（図3.5），立位正面像・側面像は荷重撮影として用いられる．臼蓋形成不全においては，臼蓋前部の骨頭被覆の評価に false profile 像が有用である[5]（図3.6，図3.7）．

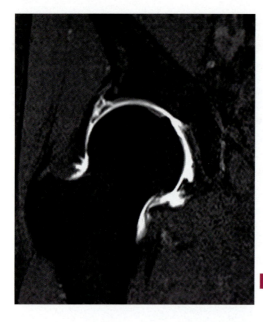

図 3.8　MR 関節造影　3D 脂肪抑制 SPGR T1 強調像の元画像（冠状断像）

関節造影

股関節の関節軟骨，関節唇，関節内遊離体などの評価のために施行されていたが，侵襲的で適応は限られている．MR 関節造影（MR arthrography）はこれらの詳細な評価に有用で[6〜8]，特に関節唇評価のために施行されることが多い（図 3.8）．しかし，本邦では保険適応がなく，限られた施設でしか施行されていない．

CT

骨折における形態や転位，関節面の評価，骨片の描出，石灰化の描出などのために施行される．スライス厚は 1 mm 以下にする．作成する多断面再構成像（multiplanar reconstruction：MPR）は，ルーチンでは横断，矢状断，冠状断の 3 方向で（図 3.9），必要に応じて他の断面を追加する．surface rendering（SSD）法，volume rendering（VR）法による 3 次元像は骨形態，骨病変の立体的把握に有用である（図 3.9）．大腿骨寛骨臼インピンジメントの診断のためのパラメータ評価[9]，変形性関節症や大腿骨頭壊死症における術前計画にも用いられている．

A：MPR，冠状断像

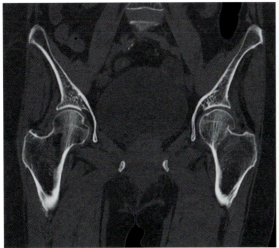

B：横断像

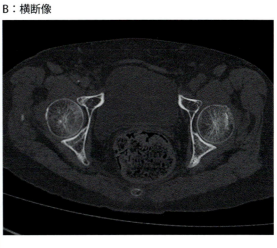

C：MPR，矢状断像（右）

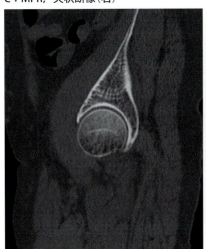

D：MPR，矢状断像（左）

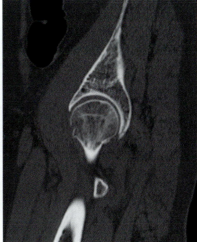

E：3D-CT 正面像

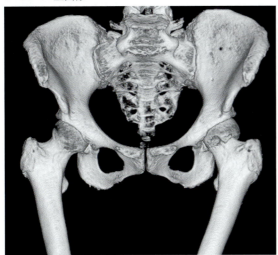

図 3.9　ルーチン CT

MRI

■撮像肢位と撮像コイル

ルーチンでは，仰臥位で両側下肢を伸展・内旋位にし，体幹専用，または骨盤専用のphased-array coilを用いて，両側股関節を含めた広い撮像視野（field of view：FOV，32〜40 cm）で撮像する（図3.10）．片側股関節のみ関節唇，関節軟骨などを詳細に評価する場合には，同様のコイルを用いて狭い撮像視野（20〜24 cm）で撮像するか（図3.11，図3.12），または片側の撮像に適したphased-array coilを用いてさらに狭い撮像視野（14〜18 cm）で撮像する．

われわれの施設では1.5T装置があり，すべて心臓専用のphased-array coilを用いている．ルーチンでは両側股関節を含めた広い撮像視野（32〜40 cm）で撮像し，片側股関節を詳細に評価する場合には，これに狭い撮像視野（20〜24 cm）の片側撮像を追加している（図3.10〜図3.12）．

■撮像シーケンスと撮像断面

骨髄，関節唇，関節軟骨，筋肉，腱を評価できる必要がある．骨髄の評価にはT1強調像，脂肪抑制T2強調像，short tau inversion recovery（STIR）像が，関節液貯留，骨折線の描出にはT2強調像が，関節唇の評価にはプロトン密度強調像，脂肪抑制プロトン密度強調像，T2*強調像が有用である．T1・T2強調像は血腫，腫瘤性病変（腫瘍，囊胞など）などの偶発的な異常所見の診断にも必要である．関節軟骨の評価は難しいが，脂肪抑制プロトン密度強調像である程度は可能である．筋肉や腱の評価には脂肪抑制T2強調像，STIR像が有用である．撮像断面は，全体像を把握しやすい冠状断を基本にして，矢状断，横断を組み合わせる．

■ルーチン撮像

上記した各シーケンスの特徴を考慮したうえで決定される．脂肪抑制プロトン密度強調像は各構造の評価に有用で冠状断を，筋肉や腱の評価に有用な脂肪抑制T2強調像，STIR像は横断を，T2強調像は全体像を把握しやすい冠状断を撮像することが望ましい．T1強調像は得られる情報が多くないが，血腫や腫瘤性病変（腫瘍，囊胞など）などの偶発的な異常の評価も考慮し，冠状断で撮像することが望ましい．

われわれの施設の1.5T装置のルーチン撮像法を示す（図3.10，NOTE 3.1）．

A：T1強調冠状断像

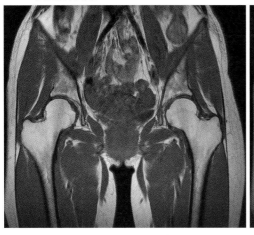

B：T2強調冠状断像

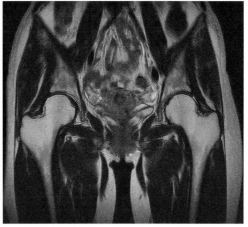

C：脂肪抑制プロトン密度強調冠状断像

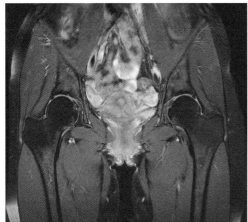

D：T2強調横断像

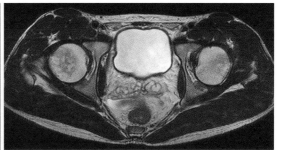

E：STIR横断像

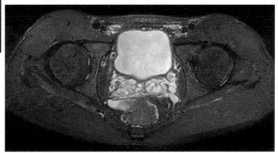

F：T2強調矢状断像（右）

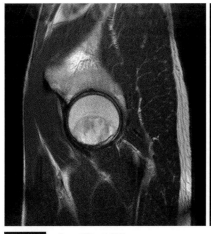

G：T2強調矢状断像（左）

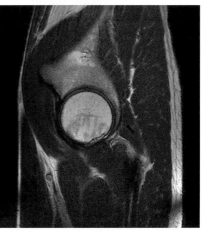

図3.10 ルーチンMRI

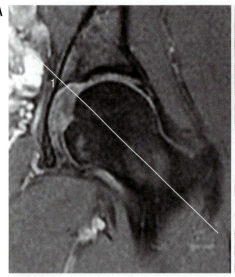 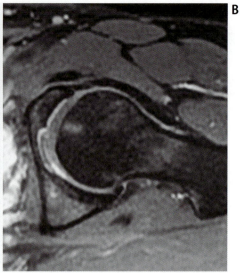

図 3.11 MRI 脂肪抑制プロトン密度強調像
A：冠状断像，B：斜横断像（A の 1 の断面）

NOTE 3.1　股関節のルーチン MRI

撮像断面	撮像シーケンス	TR/TE/TI	スライス厚/間隔
冠状断	T1 強調像	367〜650/8〜9	4 mm/0.4 mm
冠状断	T2 強調像	3733〜4867/100〜105	4 mm/0.4 mm
冠状断	脂肪抑制プロトン密度強調像	2500〜2700/31	4 mm/0.4 mm
横　断	T2 強調像	4017〜4817/101〜102	4 mm/1 mm
横　断	STIR 像	4300〜5650/27〜29/150	4 mm/1 mm
矢状断	T2 強調像	3783〜5150/87〜88	4 mm/0.4 mm

＊撮像シーケンスはすべて高速スピンエコー（fast spin echo：FSE）法を使用.
＊外傷後など骨盤全体の評価を目的とする場合には，冠状断の脂肪抑制プロトン密度強調像を STIR 像へ，冠状断のスライス圧/間隔を 7 mm/0.7 mm へ，横断のスライス圧/間隔を 7 mm/2 mm へ変更し，矢状断を削除.

NOTE 3.2　股関節の放射状 MRI

撮像シーケンス	TR/TE/FA	スライス厚/間隔
T2＊強調像	500/14/20°	4 mm/15°

■ **オプション撮像**

大腿骨頭壊死症が疑われる，またはその精査のために撮像される場合には，矢状断の T2 強調像を T1 強調像へ変更することが望ましい．関節軟骨の評価には，3D 脂肪抑制/水励起グラジエントエコー T1 強調像（脂肪抑制 SPGR, 水励起 FLASH など），3D 3 軸補償型グラジエントエコー像（true FISP, balanced FFE など），最近の装置で撮像可能になっている 3D 脂肪抑制プロトン密度強調像などの 3 次元像が有用である．薄い任意断面の MPR 像を作成することが可能で，関節軟骨の詳細な形態や厚さの評価に適している．

関節唇の評価に有用な断面は，冠状断像と大腿骨頸部軸に平行な斜横断像の組み合わせ（図 3.11），放射状 MRI（図 3.12），3 次元データから作成した放射状断面再構成像があるが，特に放射状 MRI，放射状断面再構成像が有用とされている[10～15]．放射状 MRI，放射状断面再構成像においては，どの断面を位置決め像とし，何を回転軸にするか統一されていないが，以下の 2 つの方法が推奨されている．

①臼蓋辺縁全体を通る断面を位置決め像とし，これに垂直な骨頭中心の通る線を回転軸とする[11,13]（図 3.12）：臼蓋辺縁に垂直な断面を得ることができる．

②頸部軸に垂直な骨頭中心を通る断面を位置決め像とし，頸部軸を回転軸にする[12,14]：臼蓋辺縁に垂直な断面は得られないが，骨頭～頸部の形態，cam type 変形の有無の評価もできる．

断面間隔は $10°$ ～$15°$ に設定する[11,13,14]．放射状 MRI は回転軸に沿った帯状のクロストークアーチファクト（crosstalk artifact）を生じるが，通常は関節唇とこのアーチファクトの重なりはなく，関節唇の評価に問題をきたすことはない．われわれの施設では，関節唇評価を目的とする場合には，①の方法で T2* 強調像を撮像している（NOTE 3.2, 図 3.12）．

造影 MRI は腫瘍性病変，炎症性病変，滑膜炎などの評価に有用で，脂肪抑制併用が望ましい．MR 関節造影はルーチン撮像を含めた通常の MRI よりも正確に関節唇，関節軟骨を評価できるが[6～8]，特に関節唇評価のために施行される（図 3.8）．通常は直接関節造影（direct MR arthrography）が行われ，脂肪抑制併用が望ましい．生理食塩液で 100～200 倍に希釈したガドリニウム造影剤 5～15 mL を透視下で検側の股関節へ注入し，その後に同関節の MRI を撮像する（図 3.8）．しかし，上記したように本邦では保険適応がなく，侵襲的である，手間がかかるなどの欠点もあり，限られた施設でしか施行されていない．

シンチグラフィ

大腿骨頭壊死症や骨折の検出のために骨シンチグラフィが用いられることがある．ただし，骨折においては，高集積がみられるのは発症後 72 時間以上経過した後で，MRI より早期診断能が劣る[16～18]．特異性に乏しい，形態変化を評価できない，被曝がある，撮像時間が長い，高価であるなどの欠点もあり，骨シンチグラフィより MRI が優先される．

28　第3章　各種画像の撮像法

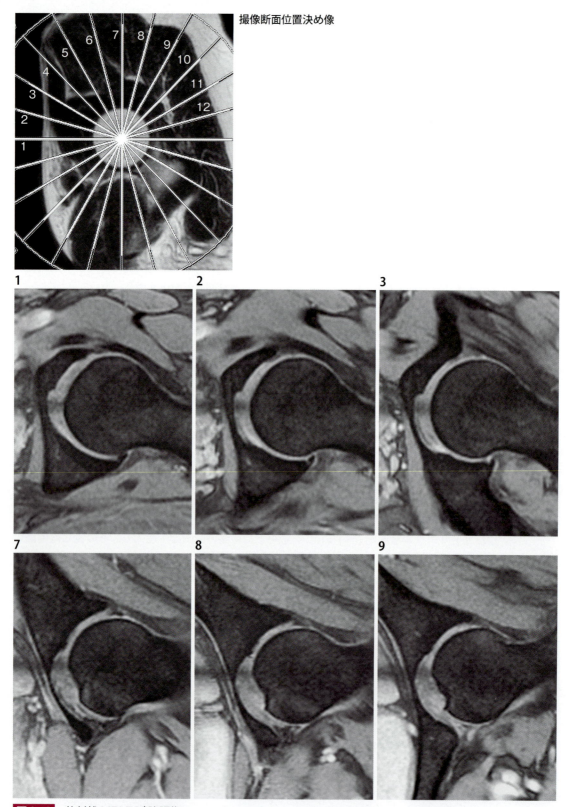

撮像断面位置決め像

図3.12　放射状 MRI T2*強調像

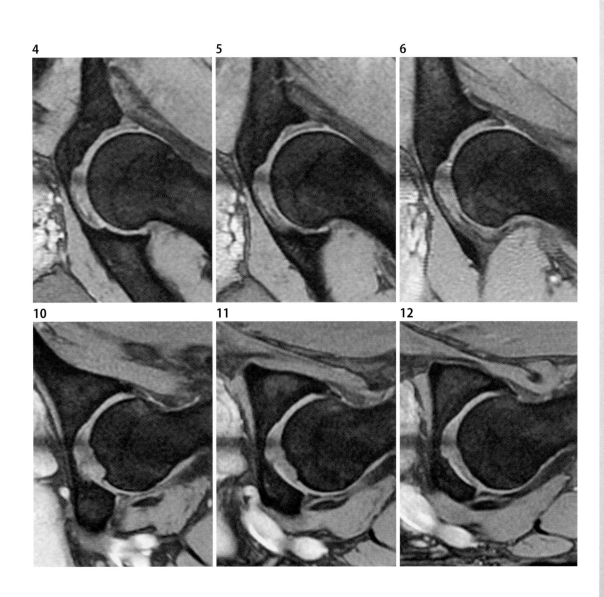

3.2 腫瘍，腫瘍類似疾患の撮像法

単純X線写真

骨腫瘍における診断の基本であり，骨破壊，骨膜反応，腫瘍基質の石灰化のパターンなど腫瘍の質的診断に欠かせない．軟部腫瘍においても臨床的に疑われた場合に，最初に行うべき検査である．腫瘍内の石灰化や脂肪成分の同定，軟部腫瘍に付随した骨の変化などを評価することができる．腫瘍の正面像と側面像を撮影する（図3.13）．

CT

単純X線写真で捉えにくい石灰化の存在や局在，脂肪成分の存在，骨折，骨皮質の浸食，骨破壊の有無などを明瞭に描出できる（図3.14）．冠状断や矢状断など，任意方向の断面で画像を再構成する多断面再構成像（multiplanar reconstruction：MPR）は病変の広がりの把

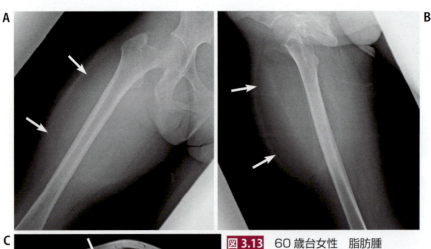

図3.13　60歳台女性　脂肪腫
A：単純X線写真正面像，B：側面像，C：MRI, T1強調横断像　単純X線写真（A, B）で，右大腿部に脂肪濃度の軟部腫瘤がみられる（AB, →）．MRI（C）で腫瘤は均一な高信号を示す（C, →）．

握に有用である．3次元像である surface rendering（SSD）法は皮下腫瘤に，volume rendering（VR）法は腫瘍の立体的把握に有用で，術前計画に役立つ[19]．

MRI

組織コントラスト分解能に優れるため，質的診断，骨髄内の skip lesion，骨外への進展範囲の把握，治療効果判定に中心的な役割を果たす（図 3.14）．

■撮像シーケンス

腫瘍・腫瘍類似疾患の診断には，脂肪成分，軟骨基質，粘液基質，出血，ヘモジデリン，石灰化などの内部性状の把握が重要であり，T1 強調像，T2 強調像を撮像する．また，T1 強調像は骨髄，T2 強調像は軟部組織における腫瘍の進展範囲をみるのに適している．脂肪抑制像を用いると，脂肪成分が低信号となり，骨髄や軟部組織の病変は高信号として明瞭に描出される．ただし，病変と周囲の浮腫との明確な区別は難しく，腫瘍の進展範囲を過大評価する原因にもなりうる．造影 MRI は，囊胞性か充実性かの鑑別，適切な生検部位の確認，腫瘍の血行動態評価などに用いられる．

■ルーチン撮像

病変全体を描出するような撮像範囲を設定する．骨腫瘍であれば，骨髄内の skip lesion の有無を確認するため，同一骨全体が入るようにする．骨外浸潤の有無や筋肉，靱帯，血管，神経との位置関係を把握しやすい横断像を基本とし，冠状断や矢状断を組み合わせる．通常は，横断像の T1 強調像，T2 強調像，脂肪抑制 T2 強調像または STIR 像，冠状断または矢状断の T1 強調像，T2 強調像を撮像する．造影 MRI は横断像を含む 2 方向撮影を行い，少なくとも 1 方向は脂肪抑制を併用する（図 3.15）．

われわれの施設の 1.5T 装置のルーチン撮像法を示す（図 3.15，NOTE 3.3）．

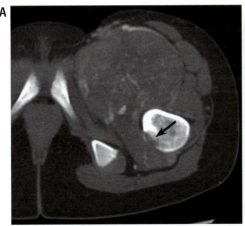 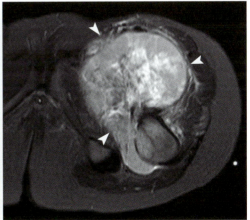

図 3.14　11 歳女児　滑膜肉腫

A：CT，B：MRI，脂肪抑制 T2 強調横断像　CT（A）で，腫瘍による大腿骨骨皮質の破壊が明瞭にみられる（A，→）．MRI（B）は，腫瘍の進展範囲の把握に有用である（B，▶）．

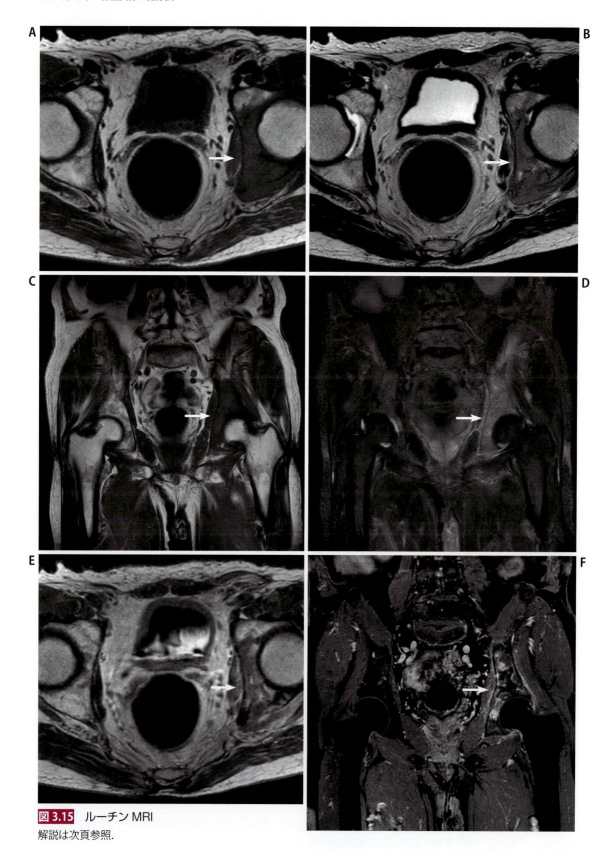

図 3.15 ルーチン MRI
解説は次頁参照.

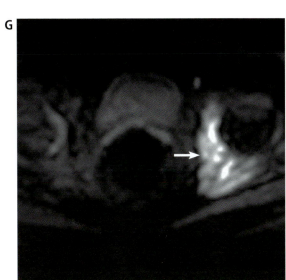
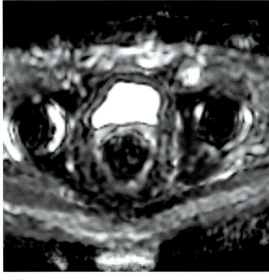

図 3.15 ルーチン MRI（80 歳台男性　前立腺癌の骨転移）

A：MRI, T1 強調横断像，B：T2 強調横断像，C：T1 強調冠状断像，D：脂肪抑制 T2 強調冠状断像，E：造影 T1 強調横断像，F：脂肪抑制造影 T1 強調冠状断像，G：拡散強調横断像（b＝1000），H：ADC map　左坐骨に T1 強調像（A, C）で筋肉と等信号を，T2 強調像（B）でやや高信号を，脂肪抑制 T2 強調像（D）で高信号を示す腫瘍がみられる（A〜D, →）．造影 MRI（E, F）では不均一に造影されている（EF, →）．拡散強調像（G）で高信号を示し（G, →），ADC map（H）で ADC 値は $0.6 \times 10^{-3} \text{mm}^2/\text{s}$ である．

NOTE 3.3　腫瘍・腫瘍類似疾患のルーチン MRI

撮像断面	撮像シーケンス	TR/TE	スライス厚/間隔
横断	T1 強調像	400〜750/10〜12 msec	5 mm/1 mm
横断	T2 強調像	3000〜5000/100 msec	5 mm/1 mm
横断，冠状断/矢状断	造影 T1 強調像	400〜750/12 msec	5 mm/1 mm
冠状断/矢状断	T1 強調像	400〜850/10〜12 msec	5 mm/1 mm
冠状断/矢状断	脂肪抑制 T2 強調像	3000〜6000/90〜100 msec	5 mm/1 mm

※撮像シーケンスはすべて高速スピンエコー（fast spin echo：FSE）法を使用．
※FOV は病変に応じて適宜決定する．
※造影 T1 強調像では，少なくとも 1 方向は脂肪抑制を併用する．

■オプション撮像

血腫や色素性絨毛結節性滑膜炎など，ヘモジデリンの存在が診断に重要な疾患では，T2*強調像を追加する．

拡散強調像は腫瘍・腫瘍類似疾患の内部性状把握に有用な付加的情報をもたらす[20〜22]．拡散強調像のみでは，T2 緩和の影響（T2 shine through）を受けているか否かの判断が困難な場合があり，見かけ状の拡散係数（apparent diffusion coefficients：ADC）を確認する必要がある．悪性病変は細胞密度が高いことが多く，ADC 値は低い傾向にある（図3.15，BOX 3.1）．なお，拡散強調像は比較的短時間で撮像できるため，ルーチン撮像に組み込むことが望ましい．

ダイナミック造影 MRI は，治療後の腫瘍壊死評価，腫瘍と浮腫などの反応性変化との区別，富血管成分と線維性成分との鑑別などに使用される．時間信号強度曲線（time-intensity curve：TIC）は良悪性の鑑別の一助となる．悪性腫瘍では急増プラトー型・急増漸減型・急増漸増型を，良性病変では漸増型・無造影型を示す傾向にある[23]（図3.16，図3.17，BOX 3.2）．ただし，例外疾患があることや同一疾患でも複数の造影パターンを示すことがあるために，総合的な判断が重要である．

われわれの施設の1.5T 装置のオプション撮像法を示す（NOTE 3.4）．

BOX 3.1　ADC 値による腫瘍・腫瘍類似疾患の分類

ADC ($\times 10^{-3}$ mm²/s)	腫瘍・腫瘍類似疾患		内部性状
	悪性・中間群	良性	
高値 (2.0≦)	粘液型脂肪肉腫（myxoid liposarcoma） 粘液線維肉腫（myxofibro-sarcoma） 軟骨肉腫 脊索腫	ガングリオン 粘液腫（myxoma） 神経鞘腫（schwannoma） 骨軟骨腫	ゼリー状成分 粘液成分 軟骨成分
中間値 (<2.0, ≧1.0)	多くの悪性腫瘍	多くの良性腫瘍	線維性腫瘍
低値 (<1.0)	ユーイング肉腫 悪性リンパ腫（malignant lymphoma） Merkel 細胞癌（Merkel cell carcinoma）	表皮嚢腫（epidermal cyst） 膿瘍 血腫 脂肪腫（lipoma）	細胞密度の高い腫瘍 ケラチンによるデブリ 粘稠度の高い液体 血液成分 脂肪成分

3.2 腫瘍，腫瘍類似疾患の撮像法　35

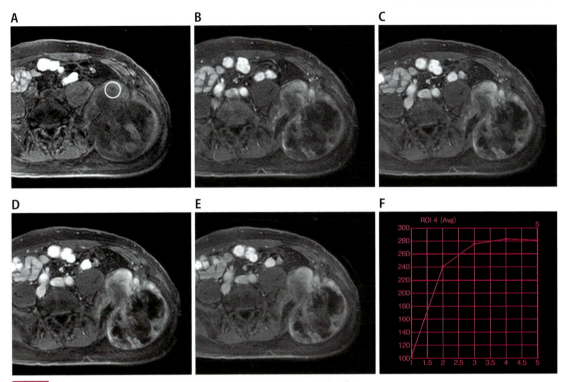

図 3.16 ダイナミック造影 MRI（50 歳台男性　多形型横紋筋肉腫）
左殿部の腫瘤は急増プラトー型の造影パターンを示す〔ROI を造影効果の強い領域に設定し（A，○），TIC を作成〕．

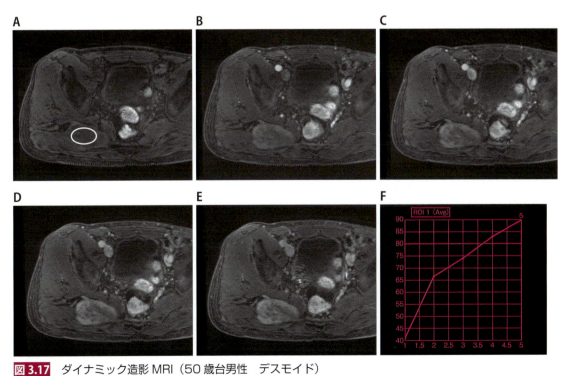

図 3.17 ダイナミック造影 MRI（50 歳台男性　デスモイド）
右殿部の腫瘤は漸増型の造影パターンを示す〔ROI を中央部に設定し（A，○），TIC を作成〕．

NOTE 3.4　腫瘍・腫瘍類似疾患のオプション MRI

撮像断面	撮像シーケンス	TR/TE	スライス厚/間隔
横　断	T2*強調像 （2D グラジエントエコー法）	400〜600/15〜20 msec	5 mm/1 mm
横　断	拡散強調像 （スピンエコー・エコープラナー [spin echo-echo planar imaging：SE-EPI] 法）	4000〜6000/60〜100 msec	5 mm/1 mm
横　断/ 冠状断/ 矢状断	ダイナミック造影 MRI （3D グラジエントエコー法）	3〜5/1〜2 msec	2 mm/0.4 mm

※ ADC map は拡散強調像の b 値 0 と 1000 から作成
※ダイナミック造影 MRI は脂肪抑制併用が望ましい

BOX 3.2　時間信号強度曲線（TIC）による腫瘍，腫瘍類似疾患の鑑別

悪性腫瘍では急増プラトー型・急増漸減型・急増漸増型を，良性病変では漸増型・無造影型を示す傾向にある．

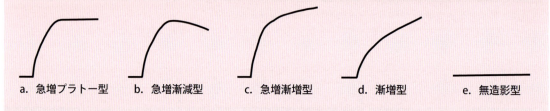

a. 急増プラトー型　　b. 急増漸減型　　c. 急増漸増型　　d. 漸増型　　e. 無造影型

シンチグラフィ

　骨シンチグラフィは，単純 X 線写真で指摘困難な病変の描出や多発病変や分布の把握に有用である．読影上の注意点として，造骨を陽性描画しているため，病変が欠損像として描出される場合があること，骨梁間型転移や腫瘍浸潤では骨皮質代謝に異常をきたさず，異常集積を認めない場合があることなどが挙げられる．

　PET のおもな役割は，存在診断，良悪性の鑑別，病期診断，再発診断，治療効果判定，予後予測などである．ほとんどの悪性骨軟部腫瘍は FDG の強い集積を認めるため，良悪性の鑑別がある程度可能である．例外として，骨巨細胞腫，線維性骨異形成，軟骨芽細胞腫，神経鞘腫などの良性腫瘍に強く集積する一方，多発性骨髄腫（multiple myeloma）などの悪性腫瘍の集積は弱い[24]．

■ 文　献

3.1 股関節の撮像法

1) 幸 博和，原 俊彦，上ノ町重和ほか：骨盤後傾に伴う股関節の荷重部傾斜角と CE 角の変化について―MPR 像を用いた検討．整外と災外 2008；57：332-336.
2) Siebenrock KA, Kalbermatten DF, Ganz R：Effect of pelvic tilt on acetabular retroversion：a study of pelves from cadavers. Clin Orthop Relat Res 2003；407：241-248.
3) Tannast M, Zheng G, Anderegg C, et al：Tilt and rotation correction of acetabular version on pelvic radiographs. Clin Orthop Relat Res 2005；438：182-190.
4) 船橋正夫：第 5 章 骨盤・股関節．日本放射線技術学会・監修，小田敍弘，犬井 司・編：放射線技術学シリーズ X 線撮影技術学．オーム社，2009：119-148.
5) 安藤英次：機能解剖から見た撮影 下肢編．日放技会近畿会誌 2009；14：42-52.
6) Smith TO, Hilton G, Toms AP, et al：The diagnostic accuracy of acetabular labral tears using magnetic resonance imaging and magnetic resonance arthrography：a meta-analysis. Eur Radiol 2011；21：863-874.
7) Smith TO, Simpson M, Ejindu V, et al：The diagnostic test accuracy of magnetic resonance imaging, magnetic resonance arthrography and computer tomography in the detection of chondral lesions of the hip. Eur J Orthop Surg Traumatol 2013；23：335-344.
8) Naraghi A, White LM：MRI of labral and chondral lesions of the hip. AJR 2015；205：479-490.
9) Monazzam S, Bomar JD, Dwek JR, et al：Development and prevalence of femoroacetabular impingement-associated morphology in a paediatric and adolescent population：a CT study of 225 patients. Bone Joint J 2013；95-B：598-604.
10) Kassarjian A, Yoon LS, Belzile E, et al：Triad of MR arthrographic findings in patients with cam-type femoroacetabular impingement. Radiology 2005；236：588-592.
11) Chan YS, Lien LC, Hsu HL, et al：Evaluating hip labral tears using magnetic resonance arthrography：a prospective study comparing hip arthroscopy and magnetic resonance arthrography diagnosis. Arthroscopy 2005；21：1250.
12) Pfirrmann CW, Mengiardi B, Dora C, et al：Cam and pincer femoroacetabular impingement：characteristic MR arthrographic findings in 50 patients. Radiology 2006；240：778-785.
13) Petchprapa CN, Dunham KS, Lattanzi R, et al：Demystifying radial imaging of the hip. RadioGraphics 2013；33：E97-E112.
14) Klenke FM, Hoffmann DB, Cross BJ, et al：Validation of a standardized mapping system of the hip joint for radial MRA sequencing. Skeletal Radiol 2015；44：339-343.
15) FAI 診断指針：日本股関節学会．Hip Joint 2015；41：1-6.
16) Rizzo PF, Gould ES, Lyden JP, et al：Diagnosis of occult fractures about the hip. Magnetic resonance imaging compared with bone-scanning. J Bone Joint Surg Am 1993；75-A：395-401.
17) Evans PD, Wilson C, Lyons K：Comparison of MRI with bone scanning for suspected hip fracture in elderly patients. J Bone Joint Surg Br 1994；76-B：158-159.
18) Holder LE, Schwartz C, Wernicke PG, et al：Radionuclide bone imaging in the early detection of fractures of the proximal femur (hip)：multifactorial analysis. Radiology 1990；174：509-515.

3.2 腫瘍，腫瘍類似疾患の撮像法

19) Subhawong TK, Fishman EK, Swart JE, et al：Soft-tissue masses and masslike conditions：what does CT add to diagnosis and management? AJR 2010；194：1559-1567.
20) Hayashida Y, Hirai T, Yakushiji T, et al：Evaluation of diffusion-weighted imaging for the differential diagnosis of poorly contrast-enhanced and T2-prolonged bone masses：Initial experience. J Magn Reson Imaging 2006；23：377-382.
21) Nagata S, Nishimura H, Uchida M, et al：Diffusion-weighted imaging of soft tissue tumors：usefulness of the apparent diffusion coefficient for differential diagnosis. Radiat Med 2008；26：287-295.
22) Surov A, Nagata S, Razek AA, et al：Comparison of ADC values in different malignancies of the skeletal musculature：a multicentric analysis. Skeletal Radiol 2015；44：995-1000.
23) van Rijswijk CS, Geirnaerdt MJ, Hogendoorn PC, et al：Soft-tissue tumors：value of static and dynamic gadopentetate dimeglumine-enhanced MR imaging in prediction of malignancy. Radiology 2004；233：493-502.

24) 村上泰二：PETの読み方．大塚隆信，福田国彦，小田義直・編：骨・軟部腫瘍―臨床・画像・病理，改訂第2版．診断と治療社，2015：28-31．

各論　股関節疾患：

大腿骨頭疾患

4.1　特発性大腿骨頭壊死症……………………………40
4.2　外傷性大腿骨頭壊死症……………………………49
4.3　一過性大腿骨頭萎縮症……………………………52
4.4　大腿骨頭軟骨下脆弱性骨折………………………56

4.1 特発性大腿骨頭壊死症
idiopathic osteonecrosis of the femoral head (ION)

臨床的事項

大腿骨頭の阻血性/虚血性壊死（avascular/ischemic necrosis）で，無腐性壊死（aseptic necrosis）ともよばれる．骨梗塞（bone infarction）は類似した病態を表すが，通常，無腐性壊死や虚血性壊死は骨端，軟骨下骨の病変に，骨梗塞は骨幹，骨幹端の病変に用いられる[1]．原因不明な特発性と原因が明らかな症候性（続発性）に分類される．特発性の誘因はステロイド投与やアルコール多飲が多いが，この2つを除外した原因不明のものを狭義の特発性とすることもある（NOTE 4.1）．Association Research Circulation Osseous（ARCO）Committeeでは，特発性は外傷や感染によるものを除いたもので，骨頭圧潰後に二次性変形性股関節症〔5.1 変形性関節症（64頁）参照〕に至る病態と定義されている[2]．骨頭の血流[3〜6]（図4.1）に障害をきたす病因として，酸化ストレス，血管内皮機能障害，血液凝固能亢進，脂質代謝異常，脂肪塞栓，骨細胞のアポトーシスなどの関与が指摘されている[7]．

NOTE 4.1　大腿骨頭壊死症のおもな原因（文献7より，一部改変）

- ステロイド投与
- アルコール多飲
- 喫煙
- 膠原病（特にSLE）
- 自己免疫性血管炎
- 外傷（頸部骨折，股関節脱臼など）
- スキューバダイビングや潜函作業（潜函病/急性減圧症候群）
- 臓器移植後
- 鎌状赤血球症（sickle cell anemia）
- 血液凝固異常（播種性血管内凝固症候群など）
- HIV感染
- 高脂血症
- 脂肪塞栓
- 大腿骨頭すべり症の病歴
- 発育性股関節形成不全症の治療後
- 放射線・化学療法
- 慢性肝疾患
- Gaucher病
- 痛風（gout）
- 代謝性骨疾患

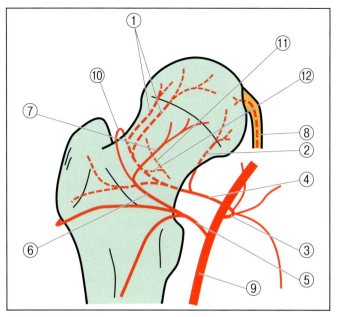

図 4.1 成人の大腿骨頭の栄養動脈（文献 3〜6 をもとに作成）

骨頭の大部分は骨頭〜頸部の後上部の上支帯動脈（superior retinacular artery：①）より，内側部は後下部の下支帯動脈（inferior retinacular artery：②）より栄養されている．上支帯動脈は内側大腿回旋動脈（medial femoral circumflex artery：③）の深枝（④）の終枝で，外側骨端動脈（lateral epiphyseal artery）ともよばれる．下支帯動脈は深枝近位部より分岐している．外側大腿回旋動脈（lateral femoral circumflex artery：⑤）の上行枝（ascending branch：⑥）からも前部支帯動脈（⑦）が分岐しているが，円靱帯動脈（artery of the round ligament：⑧）とともに栄養動脈としての関与は小さい．したがって，骨頭のほとんどが内側大腿回旋動脈より栄養されることになる．

内側・外側大腿回旋動脈は深大腿動脈（deep femoral artery：⑨），または総大腿動脈（common femoral artery）より，円靱帯動脈は閉鎖動脈（obturator artery），または下殿動脈（inferior gluteal artery）より分岐している．内側大腿回旋動脈の深枝と外側大腿回旋動脈の上行枝の間には吻合（⑩）があるとされるが，必ずしもあるものではない．内側大腿回旋動脈の深枝は下殿動脈の梨状筋枝（piriformis branch：⑪）との吻合（⑫）があり，これが内側大腿回旋動脈損傷の際に骨頭への血行路になりうる．下殿動脈の分枝が骨頭の最も優位な栄養動脈になる破格もある．

2005 年の厚生労働省特定疾患調査研究班の疫学調査によると，確定診断時の年齢のピークは 40 歳台，男女比は 1.4：1 で，誘因はステロイド全身投与とアルコール多飲がそれぞれ 51%，31% と報告されている[8]．ステロイド全身投与例の基礎疾患は全身性エリテマトーデス（systemic lupus erythematosus：SLE）が最多である．

画像所見（BOX 4.1）

単純 X 線写真では，早期には描出困難だが，次第に骨頭の帯状硬化像，骨透亮像，限局性骨粗鬆症が明らかになる（図 4.4）．壊死骨内に軟骨下骨折を認めることもあるが，この骨折線は軟骨下骨の関節面に沿う線状透亮像（crescent sign）としてみられる[9]（図 4.4）．軟骨下骨折を生じると，骨頭圧潰へ進行することが多い[10,11]（図 4.5）．骨頭の圧潰による変形が強くなると，二次性変形性股関節症〔5.1 変形性関節症（64 頁）参照〕へ移行する[10]（図 4.5）．

MRI は単純 X 線写真よりも早期に骨壊死を描出することができる．さらに骨壊死の範囲や

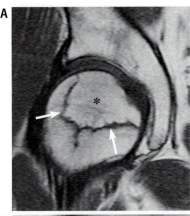
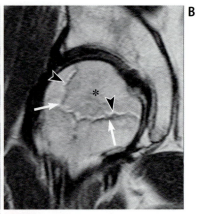

図4.2 40歳台男性
ステロイド治療によるION（ARCO分類 1期）
A：MRI, T1強調冠状断像，B：T2強調冠状断像，C：骨シンチグラフィ（前面像）　MRI（A, B）で，骨頭に関節面に対して凸の帯状低信号がみられ（AB, →），骨壊死の境界（修復反応層）に相当する．壊死骨内の脂肪髄は保たれている（AB, ＊）．T2強調像（B）では，帯状低信号と伴走する高信号もみられ，二重線（double-line sign）を示す（B, ▶）．骨シンチグラフィ（C）では，骨壊死部の集積は乏しく（C, ＊），辺縁の修復反応層に集積増加を認める（C, →）（cold in hot sign）．

BOX 4.1　特発性大腿骨頭壊死症の画像所見のポイント

単純X線写真，CT：単純X線写真で早期は描出困難，骨頭の帯状硬化像・骨透亮像・軟骨下骨の線状透亮像（crescent sign：骨折線）・圧潰

MRI：T1・T2強調像で骨頭の関節面に対して凸の円弧状・蛇行する帯状低信号（修復反応層を反映）〔T2強調像でときに二重線（double-line sign）〕，骨壊死内部はT1・T2強調像で高信号（残存脂肪髄）・時間経過でさまざまな信号，軟骨下骨の線状信号（T1強調像で低信号，T2強調像で低信号または高信号：骨折線），骨頭圧潰

骨シンチグラフィ：骨頭の集積低下・周囲の集積亢進（cold in hot sign）

骨頭荷重面との関係がわかり，予後の予測や治療法の選択に役立つ．T1・T2強調像で骨壊死部は関節面に対して凸の円弧状の，または蛇行する帯状低信号により囲まれた領域として描出される[1]（図4.2，図4.3，図4.5）．帯状低信号は壊死部と健常部の境界の修復反応層（reactive interface）を反映している．T2強調像では，この低信号と伴走する線状高信号もみられ，低・高信号の二重線（double-line sign）を示すこともあるが，最近は化学シフトアーチファクト（chemical shift artifact）によると考えられている[10]（図4.2，図4.3）．壊死骨内の信号は，残存する脂肪髄によりT1・T2強調像で高信号を示すことが多い[1]（図

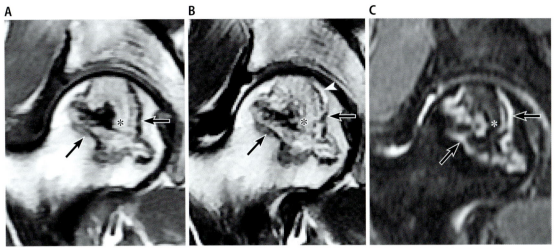

図 4.3 30 歳台男性　ステロイド治療による ION（ARCO 分類 2 期）
A：MRI, T1 強調冠状断像，B：T2 強調冠状断像，C：STIR 冠状断像　修復反応層は T1・T2 強調像（A, B）で低信号を，STIR 像（C）で高信号を示す（A〜C, →）．T2 強調像（B）では，部分的に double-line sign がみられる（B, ▶）．壊死骨内は脂肪髄を含む不均一な信号を示し，骨硬化（骨添加）などの修復反応が生じていると考えられる（A〜C, ＊）．

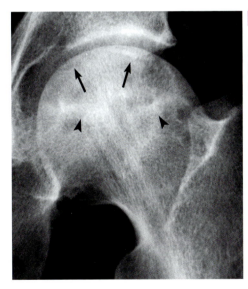

図 4.4 40 歳台男性　ステロイド治療による ION（ARCO 分類 3 期）
単純 X 線写真　骨頭に帯状硬化像がみられる（▶）．骨頭上部の軟骨下骨に関節面に沿う線状透亮像（crescent sign）がみられ（→），軟骨下骨折を反映している．

4.2）．時間が経過すると修復機転により肉芽組織や線維化，硬化性変化などが加わり，さまざまな信号を示す[1]（図 4.3）．

　壊死骨内に軟骨下骨折を生じると，この骨折線は壊死骨辺縁の帯状低信号とは別の軟骨下骨の線状信号（T1 強調像で低信号，T2 強調像で低信号または高信号）として描出される[10〜12]（図 4.5）．骨髄浮腫を認めることもあるが，軟骨下骨折が原因のひとつと考えられている[11]（図 4.5）．この骨髄浮腫は骨頭圧潰の発症，進行との関連があり，病期進行の指標になりうる[13]．壊死骨内にはみられず，その遠位側に生じる（図 4.5）．この特徴は他の骨頭に骨髄浮腫をきたす疾患との鑑別に役立つ[14]〔4.4 大腿骨頭軟骨下脆弱性骨折の NOTE 4.8（59 頁）参照〕．

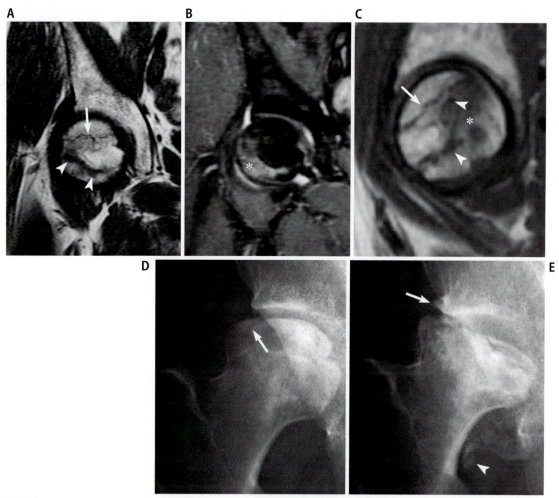

図 4.5 20歳台女性　ステロイド治療によるION（ARCO分類 3期→4期）
A：MRI, T1強調冠状断像，B：STIR冠状断像，C：T1強調矢状断像，D：単純X線写真正面像（2か月後：ARCO分類 3期），E：単純X線写真正面像（13か月後：ARCO分類 4期）　MRI（A〜C）では，T1強調像（A, C）で骨頭に修復反応層を反映する帯状低信号がみられる（AC, ►）．軟骨下骨の線状低信号もみられ（AC, →），骨折線に相当する．帯状低信号の遠位側には骨髄浮腫を認める（BC, ＊）．2か月後（ARCO分類 3期）の単純X線写真（D）では，骨頭は圧潰しており，この上外側部の軟骨下骨に線状透亮像（crescent sign）が残存している（D, →）．関節裂隙の狭小化はみられない．13か月後（ARCO分類 4期）の単純X線写真（E）では，骨頭圧潰は進行している．二次性変形性股関節症を示す臼蓋上外側部の骨棘がみられ（E, →），関節内遊離体と思われる骨片も認める（E, ►）．

　CTは，単純X線写真でみられる骨頭の変化をより詳細に描出できる．特に軟骨下骨折の描出に有用で，この検出感度はMRIより高い[10〜12]．

　骨シンチグラフィでは，大腿骨頭の集積低下とその周囲の修復反応に伴う集積亢進（cold in hot sign）がみられる[1]（図4.2）．

診断基準・病期分類

　本邦では，2001年に厚生省特定疾患特発性大腿骨頭壊死調査研究班（以下，調査研究班）により診断基準，および病期分類（diagnosis and classification system of the Japanese Investigation Committee）が提唱された[15]（NOTE 4.2）．単純X線写真での骨頭圧潰ある

NOTE 4.2　特発性大腿骨頭壊死症の診断基準（厚生省特定疾患特発性大腿骨頭壊死調査研究班による）（文献15より）

単純X線所見
1. 骨頭圧潰あるいは crescent sign（骨頭軟骨下骨折線）
2. 骨頭内の帯状硬化像（関節裂隙狭小化や臼蓋の異常を伴わない）

検査所見
3. 骨シンチグラフィ：cold in hot 像
4. MRI：骨頭内帯状低信号線（T1強調像でのいずれかの断面）
5. 骨生検標本での骨壊死像

確定診断
上記5項目のうち2項目以上を満たすもの

NOTE 4.3　特発性大腿骨頭壊死症の病期分類（Ficat分類）（文献16, 17より）

病期	臨床所見	単純X線写真所見	骨髄圧	骨シンチグラフィ	骨生検標本
早期 0	無症状（silent hip）	異常なし	上昇	集積低下？	不可能
I	疼痛（約50%）	異常なし	著明に上昇	集積増加	不可能
II（ⅡA）	症状持続・増悪	骨減少，骨硬化，囊胞性変化	著明に上昇	集積増加	可能なことあり
移行期（ⅡB）		骨頭の扁平化 crescent sign			
後期 Ⅲ	症状増悪 可動域制限	骨頭輪郭の破壊，腐骨，関節裂隙は保持	上昇あるいは正常	集積増加	確実
Ⅳ	著明な可動域制限	骨頭の扁平化，圧潰，関節裂隙狭小化	上昇	集積増加	関節症

いは crescent sign（骨頭軟骨下骨折線），骨頭内の帯状硬化像，骨シンチグフィでの cold in hot 像，MRI での T1 強調像上の骨頭内帯状低信号線，骨生検標本での骨壊死像が項目として挙げられている．

　病期分類は，国際的におもに用いられてきた Ficat と Arlet の分類（Ficat and Arlet classification），それを改変した Ficat 分類（Ficat classification）[16,17]（NOTE 4.3），本邦の調査研究班による分類[15]（NOTE 4.4），ARCO 分類（ARCO international classification）[2]（NOTE 4.5）などがある．ARCO 分類は他の分類法と比較して，生検などの侵襲的検査を用いず，画像所見のみで病期を決定する点が特徴である．病型は調査研究班により，壊死域の局在により4型に分ける分類が提唱されている[15]（NOTE 4.6）．

NOTE 4.4　特発性大腿骨頭壊死症の病期分類
（厚生省特定疾患特発性大腿骨頭壊死調査研究班による）（文献15より）

stage 1	単純X線写真で異常所見はないが，MRI・骨シンチグラフィ・病理組織で特異的な異常所見あり
stage 2	単純X線写真で帯状硬化像があるが，骨頭の圧潰なし
stage 3	骨頭の圧潰があるが，関節裂隙は保たれる 　　stage 3A：圧潰3mm未満 　　stage 3B：圧潰3mm以上
stage 4	明らかな関節症性変化が出現

NOTE 4.5　特発性大腿骨頭壊死症の病期分類（ARCO分類）（文献2をもとに作成）

stage	所見	検査法	亜分類	定量化
0	異常なし	単純X線写真，CT，骨シンチグラフィ，MRI	—	—
1	単純X線写真，CTで正常 骨シンチグラフィ，MRIの少なくともひとつで異常	骨シンチグラフィ，MRI	局在 A：内側	範囲 　A：軽度（<15％） 　B：中等度（15〜30％） 　C：広範囲
2	骨硬化，骨融解，限局性骨粗鬆化 （crescent signなし）	単純X線写真，CT，骨シンチグラフィ，MRI	B：中央	crescentの長さ 　A：<15％ 　B：15〜30％ 　C：30％以上
3	crescent signもしくは骨頭扁平化/圧潰	単純X線写真，CT	C：外側	圧潰/陥没 　A：15％，<2mm 　B：15〜30％，2〜4mm 　C：>30％，>4mm
4	変形性関節症 　関節裂隙狭小化 　臼蓋の変化 　関節破壊	単純X線写真	—	—

NOTE 4.6　特発性大腿骨頭壊死症の壊死域局在による病型分類
（厚生省特定疾患特発性大腿骨頭壊死調査研究班による）（文献15より）

type A	壊死域が臼蓋荷重面の内側1/3未満にとどまるもの，壊死域が非荷重部のみに存在するもの
type B	壊死域が臼蓋荷重面の内側1/3以上2/3未満の範囲に存在するもの
type C 　type C-1 　type C-2	壊死域が臼蓋荷重面の内側2/3以上に及ぶもの 　壊死域の外側端が臼蓋縁内にあるもの 　壊死域の外側端が臼蓋縁を超えるもの

注1）X線/MRIの両方またはいずれかで判定する．
注2）X線は股関節正面像で判定する．
注3）MRIはT1強調像の冠状断骨頭中央撮像面で判定する．
注4）臼蓋荷重面の算定方法：臼蓋縁と涙痕下縁を結ぶ線の垂直二等分線が臼蓋と交差した点から外側を臼蓋荷重面とする．

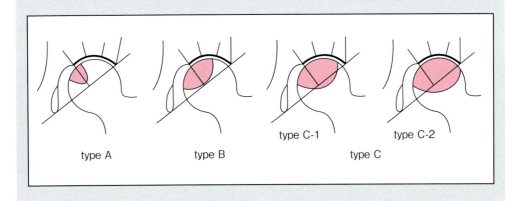

　組織学的に，Ficat分類Ⅰ期，ARCO分類1期に相当する時期では，骨梁・骨髄の壊死域と正常骨が修復反応層により境界される所見がみられる．Ficat分類ⅡA期，ARCO分類2期に相当する時期では，壊死骨内の血管増生や拡張，線維芽細胞増生などによる肉芽組織，骨吸収と新生骨の付加などの修復反応（いわゆるcreeping substitution）が生じ，単純X線写真での骨硬化像や囊胞性変化はこれらの変化を反映する．Ficat分類ⅡB〜Ⅲ期，ARCO分類3期に相当する時期では，壊死骨内の骨吸収の進行により骨が脆弱化し，軟骨下骨折や骨頭圧潰が発生する．壊死骨には軟骨下骨折に加え，骨硬化像や囊胞性変化，骨粗鬆化を認める[18]．MRIでこの囊胞性変化が描出されることもある．Ficat分類Ⅳ期，ARCO分類4期に相当する時期では，骨頭圧潰により関節軟骨は高度に破壊され，関節面骨硬化を認める．ただし，一次性の変形性股関節症〔5.1 変形性関節症（64頁）参照〕と比較すると骨硬化像や骨棘形成は高度ではないことが多い．

治療・予後

　保存療法と手術療法があり，臨床的背景（年齢，基礎疾患，活動性など），病期，病型，壊死範囲などに基づいて決定される．保存療法は免荷療法が基本である．骨壊死の範囲が狭い場合や骨壊死が非荷重面に限局している場合，無症状の症例において適応となる．

　手術療法は，骨頭穿孔術，大腿骨骨切り術，大腿骨移植術，血管柄付き大腿骨移植術，関節形成術，骨頭置換術，人工関節置換術，関節固定術などがある[19,20]．若年者では骨頭温存が望ましく，大腿骨骨切り術を第一に選択すべきで，人工関節・人工骨頭置換術の適応は慎重に判断しなければならない．骨切り術は，内・外反骨切り術，屈曲骨切り術，骨頭回転骨切り術などがあり，いずれも骨頭の健常域を臼蓋荷重面に移動させることが基本となる[19]．ただし，大腿骨骨切り術は広範囲骨壊死の症例では骨頭圧潰を生じやすく，適応には限界がある．広範囲骨壊死がみられる場合や病期の進行した症例では，人工関節・人工骨頭置換術を選択する[19,20]．

　骨頭穿孔術は骨頭内圧減圧，それによる疼痛などの症状の軽減が得られる．欧米では早期症例（Ficat 分類 I・II期）において施行されているが[19,20]，本邦では生検が必要な場合以外にはほとんど行われていない．骨移植術は圧潰を防止しうる強度を得られるかどうか，議論のあるところである．大腿骨骨切り術と骨移植術を併せた術式も試みられている．

4.2 外傷性大腿骨頭壊死症
traumatic osteonecrosis of the femoral head

臨床的事項

大腿骨頸部骨折（図4.6）〔9.1 大腿骨頸部・転子部骨折（208頁）参照〕，股関節脱臼に続発してしばしば起こる合併症である[21〜25]．頸部骨折における発生頻度は約10〜30%である[21]．転子部骨折でもまれに生じることがあり，頻度は1.37%と報告されている[26]（図4.7）．

内側大腿回旋動脈（medial femoral circumflex artery），この動脈から分岐し骨頭の広範囲を栄養する上支帯/外側骨端動脈（superior retinacular/lateral epiphyseal artery）が損傷されると発生しやすい[21〜23]〔4.1 特発性大腿骨頭壊死症の図4.1（41頁）参照〕．血管損傷がなくても生じることがあるが，これは関節内出血や関節液増加により関節内圧上昇が生じ，タンポナーデ効果により動静脈の血流障害をきたすことが原因と考えられている[21,23]．

頸部骨折による骨頭壊死の危険因子には，Garden分類 stage Ⅲ・Ⅳ（転位型），整復不良例が挙げられる[21,24〜26]．患者の素因（高齢者，女性，骨粗鬆症，肥満など），術式，手術までの期間，荷重開始時期，術前の牽引，固定用インプラントの抜去なども危険因子として挙げられてきたが，見解の一致はない[23〜25]．癒合不全，偽関節との関連性も明らかにされていない[23]．

骨頭壊死に伴い圧潰が生じたものは，遅発性骨頭圧潰（late segmental collapse）とよばれる．骨壊死が骨頭の1/2以上を占める場合や荷重部に及ぶ場合，術後の動脈造影で上支帯/外側骨端動脈の描出が不良な症例，転位型の頸部骨折などで発生しやすい[22]．

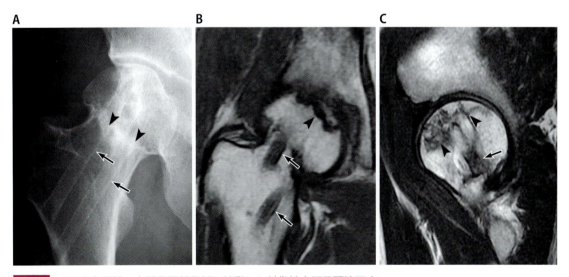

図4.6 20歳台男性　大腿骨頸部骨折に続発した外傷性大腿骨頭壊死症
A：単純X線写真正面像，B：MRI, T2強調冠状断像，C：T2強調矢状断像　受傷・内固定9か月後．単純X線写真（A）で，骨頭〜転子部に抜釘後の変化が残存し（A, →），MRI（B, C）では管状低信号としてみられる（BC, →）．単純X線写真（A）では，頸部に骨折後の変化を示す帯状硬化像を認める（A, ▶）．MRI（B, C）では，骨頭の前上部に帯状低信号に囲まれた骨壊死がみられる（BC, ▶）．

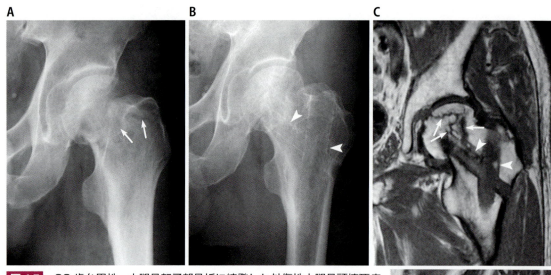
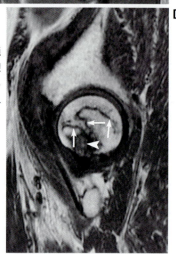

図 4.7 60 歳台男性　大腿骨転子部骨折に続発した外傷性大腿骨頭壊死症
A：単純 X 線写真正面像（受傷時），B：単純 X 線写真正面像（内固定 7 か月後），
C：MRI, T1 強調冠状断像，D：T1 強調矢状断像（内固定 9 か月後）　受傷時の単純
X 線写真（A）で，転子部に骨折線がみられる（A, →）．内固定 7 か月後の単純 X 線
写真（B）では，転子部～骨頭に抜釘後の変化を認める（B, ▶）．骨癒合は良好である．内固定 9 か月後の MRI（C, D）では，抜釘後の変化が管状低信号としてみられる（CD, ▶）．骨頭には蛇行した帯状低信号に囲まれた骨壊死がみられる（CD, →）．

画像所見

特発性大腿骨頭壊死症〔4.1 特発性大腿骨頭壊死症（40 頁）参照〕と同様の所見を示す（図 4.6, 図 4.7）．頸部骨折では，受傷後に MRI で骨頭壊死が描出されるまでの期間は約 1～6 か月である[27]．

頸部骨折による骨頭壊死の発生予測においても，画像診断は重要な役割を担っている．従来は内側回旋動脈造影，骨髄静脈造影，術中骨髄内血流量測定などが用いられてきた．しかし，近年はこれらの侵襲性の高い検査はほとんど行われなくなり，造影 MRI，骨シンチグラフィが主流になっている．

骨折から約 24 時間後の通常の造影 MRI で，骨頭全体が造影されるものは全例で骨頭壊死が発生せず，骨頭全体が造影されないものは全例で骨頭壊死が発生し，部分的に造影されるものはおよそ半数で壊死が発生するとの報告がある[28]．ダイナミック造影 MRI は，骨頭に関心領域を設定して信号強度の変化を経時的にプロットし，時間信号強度曲線（time-intensity curve：TIC）を作成して評価する．TIC パターンの評価には，骨折から 48 時間後の症例を用いて，Konishiike ら[29]が対照群と比較して 3 型に分類したものがよく用いられる（図 4.8）．

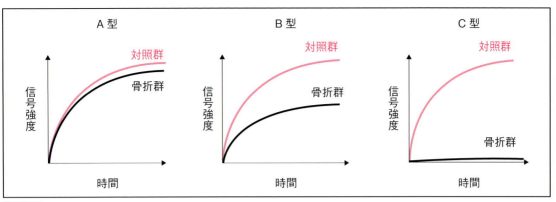

図 4.8　Konishiike らによる時間信号強度曲線(time-intensity curve：TIC)の分類 （文献 29 より，一部改変）

BOX 4.2　**外傷性大腿骨頭壊死症の画像所見による発生予測のポイント**

通常の造影 MRI：
- 骨頭全体が造影される：発生頻度が低い
- 骨頭全体が造影されない：発生頻度が高い
- 部分的に造影される：約半数で発生

ダイナミック造影 MRI（Konishiike らによる TIC パターンの分類による）：
- A・B 型：発生頻度が低い
- C 型：発生頻度が低い

骨シンチグラフィ：
- 患側と正常側の集積比（uptake ratio）が低い：発生頻度が高い
- 骨頭上外側部・骨頭全体の集積低下：遅発性骨頭圧潰の発生頻度が高い

A・B 型は Garden 分類 stage I・II（非転位型）に，B・C 型は転位型に多い[29]．骨折から 48〜72 時間後の検査で，骨頭壊死は C 型のみで発生すると報告されている[30,31]（BOX 4.2）．

骨シンチグラフィは骨折後早期の骨頭血流評価に優れており，骨頭壊死の予測に有用である[21,32]．特に single-photon emission CT（SPECT）と CT との重ね合わせ画像（SPECT/CT）は，プラナー像や SPECT 単独より骨頭の解剖学的位置が良好に判断でき，血流評価の正診率が高い[32]．患側と正常側の集積比（uptake ratio）が低い症例は，Garden 分類 stage III・IV に多く，骨頭壊死の発生頻度も高いと報告されている[32]（BOX 4.2）．

治療・予後

治療は特発性大腿骨頭壊死症に準ずる．

遅発性骨頭圧潰の発生頻度は，9〜71％と報告に幅がある[33]．発症時期は術後 1〜2 年以内が多い[33]．画像所見における危険因子は，MRI で骨頭壊死が荷重部に広範囲にみられること，ダイナミック造影 MRI で骨頭の増強効果がないこと，骨シンチグラフィで骨頭上外側部や骨頭全体の集積が低下していることなどが挙げられる[33,34]．遅発性骨頭壊死をきたした症例では，人工骨頭置換術，人工関節置換術が選択されることが多い．

4.3 一過性大腿骨頭萎縮症
transient osteoporosis of the hip

臨床的事項

一過性に大腿骨頭の萎縮（骨粗鬆症）をきたす疾患である．40～50歳台の中年男性に好発するが，妊娠後期の女性などにも発生し，男女比は3：1である[35,36]．外傷などの既往なく特発性に生じ，股関節痛や跛行，可動域制限をきたす[35]．通常，後遺症を残さずに6～12か月で症状が改善する[35,37,38]．片側性に生じることが多いが，両側性のこともある．

骨頭萎縮の本態は骨髄浮腫であり，一過性骨髄浮腫症候群（transient bone marrow edema syndrome），または骨髄浮腫症候群（bone marrow edema syndrome）の疾患名でも報告されている[35,39]．膝関節（大腿骨遠位部や脛骨近位部），足関節（特に距骨），足（中足骨など）にも移動性に一過性骨萎縮を生じることがあり，局所性移動性骨粗鬆症（regional migratory osteoporosis）とよばれるが，一過性大腿骨頭萎縮症もそのひとつと考えられている[35,39,40]．病因として神経性，静脈閉塞，微小骨折などが推測されているが，明らかにされていない[35,41]．組織学的には，骨減少を反映して，類骨層や骨芽細胞で覆われた狭細化した骨梁がまばらにみられる．骨髄に浮腫性変化や軽度の線維化がみられ，うっ血や出血を伴う[42]．

骨頭の軟骨下脆弱性骨折〔4.4 大腿骨頭軟骨下脆弱性骨折（56頁）参照〕を合併することがあり，約半数でみられるとの報告もある[36]．

画像所見 （BOX 4.3）

単純X線写真では，骨頭に骨粗鬆症を示す骨濃度低下がみられ，頸部に及ぶことも多い（図4.9）．進行すると骨構造がほぼ完全に消失する（phantom appearance）[35]．この所見は症状発現時から3～6週でみられる．関節裂隙は保たれ，骨侵食像はみられない．骨頭は圧潰などなく，形態が保たれる．大腿骨大転子・小転子に及ぶこともあり，臼蓋や腸骨翼にもまれに発生する[35]．症状が消失すると，その数週間～数か月後に単純X線写真での異常所見も改善する．CTでは単純X線写真より早期に骨濃度低下が抽出される．骨粗鬆症が骨内の点状透亮像としてみられるが，通常骨皮質は保たれる[35]．

MRIでは，骨頭の骨髄浮腫がみられる[35,36]（図4.9，図4.10）．前上部に好発し，内側部は保たれる傾向がある[36,39]．頸部に及ぶことも多く，さらに近位骨幹まで進展する場合もある[36]（図4.9，図4.10）．骨髄浮腫内は，通常は均一な信号を示し，異なる信号域を含まない[39]（図4.9）．骨髄浮腫の増強は約19％でみられ，その期間は平均で12か月と報告されている[36]．軟骨下脆弱性骨折を合併すると，軟骨下骨に骨折線を示す線状低信号がみられる（図4.10）．関節液は大部分の症例で増加する[35,37]（図4.9，図4.10）．骨頭の骨髄浮腫を示す疾患は多数あるが（NOTE 4.7），MRIの画像所見のポイントを知っておけば鑑別は可能である[43]〔4.4 大腿骨頭軟骨下脆弱性骨折のNOTE 4.8（59頁）参照〕．

骨シンチグラフィは，単純X線写真より検出感度が高く，症状発現の数日後より集積亢進がみられ，早期診断や経過観察に有用である．骨頭の均一なびまん性集積亢進を示し，大腿骨頭壊死症〔4.1 特発性大腿骨頭壊死症（40頁）参照〕とは異なる所見を示す[35]．

4.3 一過性大腿骨頭萎縮症

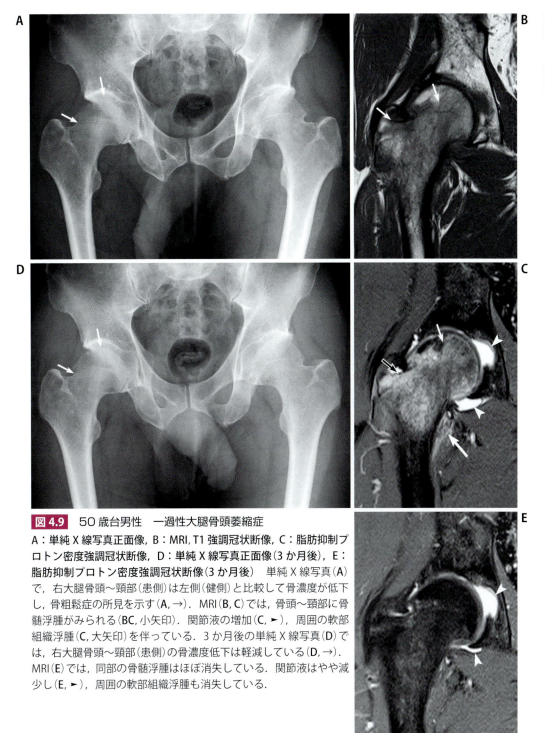

図 4.9 50 歳台男性　一過性大腿骨頭萎縮症
A：単純 X 線写真正面像，B：MRI, T1 強調冠状断像，C：脂肪抑制プロトン密度強調冠状断像，D：単純 X 線写真正面像（3 か月後），E：脂肪抑制プロトン密度強調冠状断像（3 か月後）　単純 X 線写真（A）で，右大腿骨頭〜頸部（患側）は左側（健側）と比較して骨濃度が低下し，骨粗鬆症の所見を示す（A, →）．MRI（B, C）では，骨頭〜頸部に骨髄浮腫がみられる（BC, 小矢印）．関節液の増加（C, ▶），周囲の軟部組織浮腫（C, 大矢印）を伴っている．3 か月後の単純 X 線写真（D）では，右大腿骨頭〜頸部（患側）の骨濃度低下は軽減している（D, →）．MRI（E）では，同部の骨髄浮腫はほぼ消失している．関節液はやや減少し（E, ▶），周囲の軟部組織浮腫も消失している．

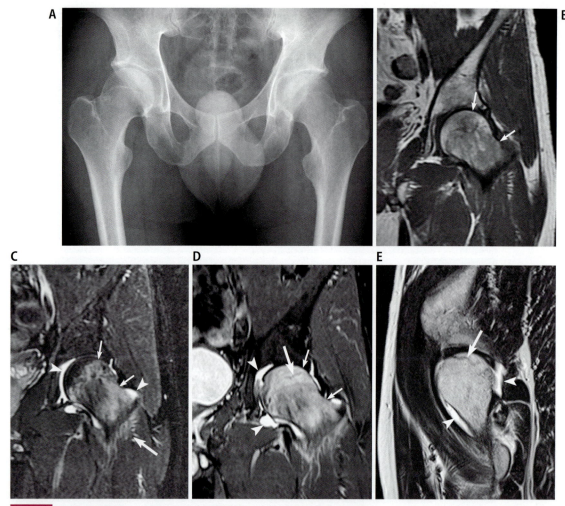

図 4.10 30 歳台男性　一過性大腿骨頭萎縮症，軟骨下脆弱性骨折を合併

A：単純 X 線写真正面像，B：MRI, T1 強調冠状断像，C：脂肪抑制 T2 強調冠状断像，D：STIR 冠状断像（3 か月後），E：T2 強調矢状断像（3 か月後）　単純 X 線写真（A）で，左側（患側）の骨頭に骨濃度低下などの異常はみられない．MRI（B, C）では，骨頭～頸部に骨髄浮腫がみられる（BC, 小矢印）．関節液の増加（C, ▶），周囲の軟部組織浮腫（C, 大矢印）を伴っている．3 か月後の MRI（D, E）では骨髄浮腫は明らかに増強している（D, 小矢印）．関節液は増加し（DE, ▶），周囲の軟部組織浮腫も増強している．骨頭上部の軟骨下骨に骨折線を示す線状低信号が出現している（DE, 大矢印）．軟骨下脆弱性骨折の所見で，骨髄浮腫増強の原因と考えられる．骨頭圧潰はみられない．

BOX 4.3　一過性大腿骨頭萎縮症の画像所見のポイント

単純 X 線写真，CT：骨頭（～頸部）の骨濃度低下（骨粗鬆症）・骨構造消失（phantom appearance），骨頭形態・骨皮質・関節裂隙正常，CT で骨内の点状透亮像

MRI：骨頭（～頸部・近位骨幹）の骨髄浮腫，軟骨下脆弱性骨折合併で軟骨下骨の線状低信号（骨折線），関節液増加

骨シンチグラフィ：骨頭の均一なびまん性集積亢進

> **NOTE 4.7** 大腿骨頭に骨髄浮腫をきたす疾患

- 一過性大腿骨頭萎縮症（一過性骨髄浮腫症候群）
- 大腿骨頭軟骨下脆弱性骨折
- 大腿骨頭壊死症（軟骨下骨折合併）
- 大腿骨寛骨臼インピンジメント
- 骨折・骨挫傷
- 変形性股関節症
- 感染性関節炎・骨髄炎
- 腫瘍性病変：軟骨芽細胞腫・類骨骨腫 など

治療・予後

治療は保存療法が基本である．まず，非ステロイド性抗炎症薬による薬物療法，松葉杖などを用いた免荷療法，拘縮予防のため理学療法などが施行される．免荷療法は軟骨下脆弱性骨折の発生を防止する役割もある[44]．これらの治療で難治性の場合には，ビスフォスフォネート製剤，カルシトニンなどの骨吸収抑制剤，プレドニゾロンなどのステロイド性抗炎症薬などが用いられることもあるが，これらの薬物療法は議論のあるところである[44]．近年では，高圧酸素療法，体外衝撃波療法などによる治療も報告されている[45,46]．

予後は上記した通り，良好である．軟骨下脆弱性骨折の合併例の予後は明らかにされていないが，全例で骨頭圧潰などの後遺症を残さずに改善したとの報告がある[36]．

大腿骨頭軟骨下脆弱性骨折
subchondral insufficiency fracture of the femoral head

臨床的事項

ストレス骨折（stress fracture）は反復する外力が加わることで起こる骨折で，疲労骨折（fatigue fracture）と脆弱性骨折（insufficiency fracture）の2つに大別される．疲労骨折は正常な強度の骨にスポーツなどの非生理的ストレスが作用し生じる骨折で，脆弱性骨折は骨粗鬆症などの強度が低下した骨に日常生活での生理的外力が作用し生じる骨折である[47]．

大腿骨頭の軟骨下骨は脆弱性骨折の好発部位のひとつである．骨粗鬆症を有する高齢女性（平均68～72歳）に好発する[47,48]．その他，臓器移植後，全身性エリテマトーデス（systemic lupus erythematosus：SLE）などで発生することもある[47]．発生頻度は明らかでないが，骨頭切除症例の組織学的評価で，6.5％と報告されている[48]．股関節を捻った，長距離歩行後などの軽微な外傷を契機に急性に発症し，強い疼痛や可動域制限をきたす[47]．

組織学的には，骨頭上外側部の関節軟骨の菲薄化や部分的剥離，軟骨下骨の関節面に平行な線状骨折，不整に配列した仮骨，反応性の軟骨組織，肉芽組織がみられる．これらの周囲には破骨細胞による骨融解像，新生血管増生を伴う肉芽組織を認める．骨折の周囲に小領域の骨梁や骨髄の壊死がみられることもあるが，先行する骨頭壊死の所見を認めないことが特徴である[48～50]．

画像所見 （BOX 4.4）

単純X線写真では，発症直後は既存の骨粗鬆症による骨濃度低下以外に異常を認めないことが多い．骨頭圧潰へ進行しない症例では，1～3か月後に軟骨下骨に骨折線に沿った仮骨を反映する線状硬化像が出現する．骨頭圧潰へ進行する症例では，早いものでは2～3週後に軟骨下骨に骨折線に相当する線状透亮像（crescent sign）がみられ，次第に骨頭変形・圧潰をきたす．骨頭圧潰は上外側部に生じることが多い[47]．

MRIでは，骨頭の骨髄浮腫がみられ，この軟骨下骨に線状低信号を混在する（図4.11，図4.12）．線状低信号は骨折線とそれに伴う修復組織を反映している．不規則に蛇行し，関節面に対して平行に走行する[47]（図4.11，図4.12）．骨頭の前部に多く，骨頭全体に及んでいないこともある[47,51]．線状低信号が長いものや荷重部と線状低信号の長さの比が大きいものは圧潰をきたしやすいとの報告[52,53]，脂肪抑制T2強調像で骨折線は①高信号，②不均一な信号，③低信号の3型に分けられ，①②と比較して③は保存療法で改善不良との報告[54]，合併する軟骨欠損の大きさが予後不良因子になるとの報告がある[53]．関節液増加，滑膜肥厚，周囲の筋萎縮を認めることも多い[53]（図4.11，図4.12）．骨頭の骨髄浮腫をきたす疾患は多数あるが，MRIで鑑別可能なことが多い[55]（NOTE 4.8）．

骨シンチグラフィでは，骨頭にびまん性の集積亢進がみられる[47]．

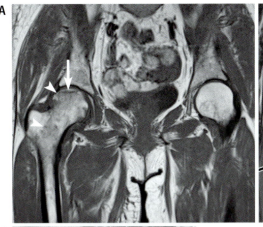
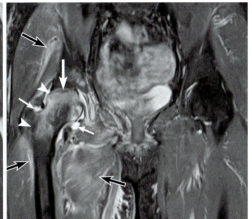
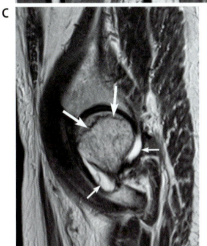
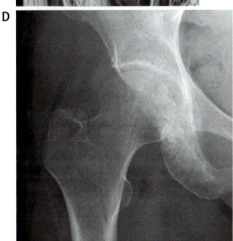
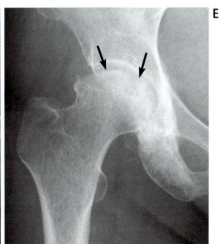

図 4.11 60歳台女性　放射線治療に続発した大腿骨頭軟骨下脆弱性骨折
A：MRI, T1強調冠状断像，B：STIR冠状断像，C：T2強調矢状断像，D：単純X線写真正面像，E：単純X線写真正面像（5か月後）　MRI（A〜C）で，骨頭〜転子部に骨髄浮腫がみられる（AB, ►）．骨頭の軟骨下骨に関節面と平行な線状低信号がみられ（A〜C, 大矢印），骨折に相当する．骨髄浮腫は線状低信号の近位側にも認める．関節液は増加している（BC, 小矢印）．周囲の軟部組織浮腫もみられるが（B, →），放射線治療後の変化も加味されていると考えられる．初回の単純X線写真（D）で骨頭の異常は明らかでないが，5か月後の単純X線写真（E）では骨頭圧潰をきたしている（E, →）．

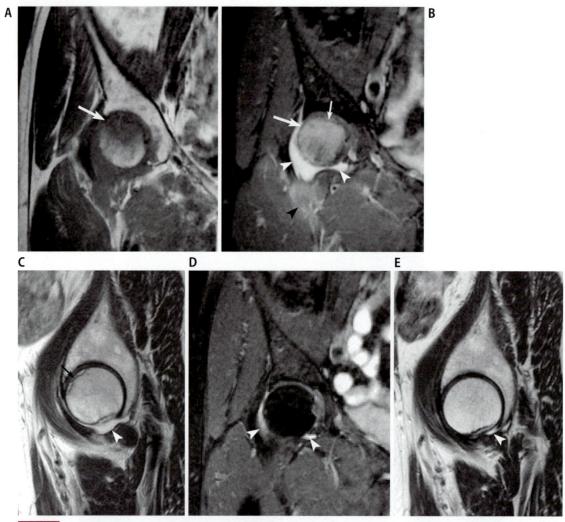

図4.12 50歳台女性　大腿骨頭軟骨下脆弱性骨折

A：MRI, T1強調冠状断像, B：脂肪抑制プロトン密度強調冠状断像, C：T2強調矢状断像, D：脂肪抑制プロトン密度強調冠状断像（6か月後）, E：T2強調矢状断像（6か月後）　MRI（A〜C）で, 骨頭に上部優位の骨髄浮腫がみられる（AB, 大矢印）. 前上部の軟骨下骨に骨折線を反映する関節面と平行な線状低信号を認める（BC, 小矢印）. 関節液は増加している（BC, ▷）. 周囲の軟部組織浮腫もみられる（B, ▶）. 6か月後のMRI（D, E）では, 骨頭の骨髄浮腫, 軟骨下骨の線状低信号は消失している. 関節液も減少し（DE：▷）, 軟部組織の浮腫は消失している. 骨頭圧潰はみられない.

BOX 4.4　大腿骨頭軟骨下脆弱性骨折の画像所見のポイント

単純X線写真：
　　骨頭圧潰へ進行なし；軟骨下骨の線状硬化像（骨折線に沿う仮骨）.
　　骨頭圧潰へ進行あり；軟骨下骨の線状透亮像（crescent sign：骨折線）, 次第に骨頭変形・圧潰
MRI：骨頭の骨髄浮腫, 軟骨下骨の線状低信号（骨折線）, 関節軟骨欠損, 関節液増加, 滑膜肥厚, 周囲の筋萎縮
骨シンチグラフィ：骨頭のびまん性集積亢進

NOTE 4.8　大腿骨頭に骨髄浮腫をきたす疾患の MRI による鑑別診断
（文献 55 より，一部改変）

	一過性 大腿骨頭萎縮症	大腿骨頭軟骨下 脆弱性骨折	軟骨下骨折を 伴う大腿骨頭壊死症
線状低信号	なし	1 本 関節面に平行	2 本 1. 関節面に平行 2. 関節面に対して凹
骨髄浮腫の範囲	びまん性	びまん性 線状低信号を囲む	壊死骨より遠位 （2. より遠位）
経　過	自然治癒 することが多い	圧潰をきたす ことあり	圧潰をきたす ことが多い

治療・予後

　安静，免荷，牽引などの保存療法で改善する場合もあるが，骨頭圧潰が進行し手術療法が必要となる場合もあり，予後に関しては明らかにされていない[47]．骨頭圧潰，関節破壊が急速に進行する症例もあり，急速破壊性股関節症（rapidly destructive coxarthrosis/arthropathy）〔5.5 急速破壊性股関節症（89 頁）参照〕の原因のひとつと考えられている[47]．手術療法は特発性大腿骨頭壊死症〔4.1 特発性大腿骨頭壊死症（40 頁）参照〕と同様である．

　臨床上の予後規定因子は，年齢，骨粗鬆症などの骨脆弱性の程度，安静度，治療法，性差（男性が不良）などが挙げられる[47,53]．

■ 文 献

4.1 特発性大腿骨頭壊死症

1) Murphey MD, Foreman KL, Klassen-Fischer MK, et al：From the radiologic pathology archives imaging of osteonecrosis：radiologic-pathologic correlation. RadioGraphics 2014；34：1003-1028.
2) Gardeniers JW：ARCO Committee on Terminology and Staging. Report on the committee-meeting at Santiago de Compostela. ARCO Newsl 1993；5：79-82.
3) Gautier E, Ganz K, Krügel N, et al：Anatomy of the medial femoral circumflex artery and its surgical implications. J Bone Joint Surg Br 2000；82：679-683.
4) Grose AW, Gardner MJ, Sussmann PS, et al：The surgical anatomy of the blood supply to the femoral head：description of the anastomosis between the medial femoral circumflex and inferior gluteal arteries at the hip. J Bone Joint Surg Br 2008；90：1298-1303.
5) Zlotorowicz M, Szczodry M, Czubak J, et al：Anatomy of the medial femoral circumflex artery with respect to the vascularity of the femoral head. J Bone Joint Surg Br 2011；93：1471-1474.
6) Kalhor M, Horowitz K, Gharehdaghi J, et al：Anatomic variations in femoral head circulation. Hip Int 2012；22：307-312.
7) Kaushik AP, Das A, Cui Q：Osteonecrosis of the femoral head：An update in year 2012. World J Orthop 2012；18：49-57.
8) Fukushima W, Fujioka M, Kubo T, et al：Nationwide epidemiologic survey of idiopathic osteonecrosis of the femoral head. Clin Orthop Relat Res 2010；468：2715-2724.
9) Glimcher MJ, Kenzora JE：The biology of osteonecrosis of the human femoral head and its clinical implications：II. The pathological changes in the femoral head as an organ and in the hip joint. Clin Orthop Relat Res 1979；139：283-312.
10) Manenti G, Altobelli S, Pugliese L, et al：The role of imaging in diagnosis and management of femoral head avascular necrosis. Clin Cases Miner Bone Metab 2015；12：31-38.
11) Meier R, Kraus TM, Schaeffeler C, et al：Bone marrow oedema on MR imaging indicates ARCO stage 3 disease in patients with AVN of the femoral head. Eur Radiol 2014；24：2271-2278.
12) Yeh LR, Chen CK, Huang YL, et al：Diagnostic performance of MR imaging in the assessment of subchondral fractures in avascular necrosis of the femoral head. Skeletal Radiol 2009；38：559-564.
13) Iida S, Harada Y, Shimizu K, et al：Correlation between bone marrow edema and collapse of the femoral head in steroid-induced osteonecrosis. AJR 2000；174：735-743.
14) 麻生暢哉，上谷雅孝，山口哲治：股関節．上谷雅孝・編：骨軟部疾患の画像診断．秀潤社，2010：16-51.
15) Sugano N, Atsumi T, Ohzono K, et al：The 2001 revised criteria for diagnosis, classification, and staging of idiopathic osteonecrosis of the femoral head. J Orthop Sci 2002；7：601-605.
16) Ficat RP：Idiopathic bone necrosis of the femoral head. Early diagnosis and treatment. J Bone Joint Surg Br 1985；67：3-9.
17) Steinberg ME, Steinberg DR：Classification systems for osteonecrosis：an overview. Orthop Clin North Am 2004；35：273-283.
18) Di Benedetto P, Niccoli G, Beltrame A, et al：Histopathological aspects and staging systems in non-traumatic femoral head osteonecrosis：an overview of the literature. Acta Biomed 2016；87：15-24.
19) Amanatullah DF, Strauss EJ, Di Cesare PE：Current management options for osteonecrosis of the femoral head：part II, operative management. Am J Orthop 2011；40：E216-225.
20) McGrory BJ, York SC, Iorio R, et al：Current practices of AAHKS members in the treatment of adult osteonecrosis of the femoral head. J Bone Joint Surg Am 2007；89：1194-1204.

4.2 外傷性大腿骨頭壊死症

21) Ehlinger M, Moser T, Adam P, et al：Early prediction of femoral head avascular necrosis following neck fracture. Orthop Traumatol Surg Res 2011；97：79-88.
22) 佐藤哲夫：大腿骨頚部内側骨折における骨頭栄養動脈の障害および修復血行についての検討—選択的動脈造影を用いて—．昭医会誌 1996；56：65-76.
23) Bachiller FG, Caballer AP, Portal LF：Avascular necrosis of the femoral head after femoral neck fracture. Clin Orthop Relat Res 2002；399：87-109.

24) Wang T, Sun JY, Zha GC, et al：Analysis of risk factors for femoral head necrosis after internal fixation in femoral neck fractures. Orthopedics 2014；37：1117-1123.
25) Ai ZS, Gao YS, Sun Y, et al：Logistic regression analysis of factors associated with avascular necrosis of the femoral head following femoral neck fractures in middle-aged and elderly patients. J Orthop Sci 2013；18：271-276.
26) Barquet A, Mayora G, Guimaraes JM, et al：Avascular necrosis of the femoral head following trochanteric fractures in adults：a systematic review. Injury 2014；45：1848-1858.
27) Kawasaki M, Hasegawa Y, Sakano S, et al：Prediction of osteonecrosis by magnetic resonance imaging after femoral neck fractures. Clin Orthop Relat Res 2001；385：157-164.
28) Kamano M, Narita S, Honda Y, et al：Contrast enhanced magnetic resonance imaging for femoral neck fracture. Clin Orthop Relat Res 1998；350：179-186.
29) Konishiike T, Makihata E, Tago H, et al：Acute fracture of the neck of the femur：an assessment of perfusion of the head by dynamic MRI. J Bone Joint Surg Br 1999；81：596-599.
30) Hirata T, Konishiike T, Kawai A, et al：Dynamic magnetic resonance imaging of femoral head perfusion in femoral neck fracture. Clin Orthop Relat Res 2001；393：294-301.
31) Kaushik A, Sankaran B, Varghese M：To study the role of dynamic magnetic resonance imaging in assessing the femoral head vascularity in intracapsular femoral neck fractures. Eur J Radiol 2010；75：364-375.
32) Yuan HF, Shen F, Zhang J, et al：Predictive value of single photon emission computerized tomography and computerized tomography in osteonecrosis after femoral neck fracture：a prospective study. Int Orthop 2015；39：1417-1422.
33) 越智龍弥, 中野哲雄：Late segmental collapse 発症時期とリスク因子．Hip Joint 2008；34：589-592.
34) 岩崎勝郎, 平野 徹：大腿骨頚部内側骨折の治療における骨シンチグラムの応用．整形外科Mook 1991；62：66-76.

4.3 一過性大腿骨頭萎縮症

35) Korompilias AV, Karantanas AH, Lykissas MG, et al：Bone marrow edema syndrome. Skeletal Radiol 2009；38：425-436.
36) Klontzas ME, Vassalou EE, Zibis AH, et al：MR imaging of transient osteoporosis of the hip：an update on 155 hip joints. Eur J Radiol 2015；84：431-436.
37) Ergun T, Lakadamyali H：The relationship between MRI findings and duration of symptoms in transient osteoporosis of the hip. Acta Orthop Traumatol Turc 2008；42：10-15.
38) Vande Berg BC, Lecouvet FE, Koutaissoff S, et al：Bone marrow edema of the femoral head and transient osteoporosis of the hip. Eur J Radiol 2008；67：68-77.
39) Vande Berg B, Lecouvet F, Koutaissoff S, et al：Bone marrow edema of the femoral head. JBR-BTR 2007；90：350-357.
40) Cahir JG, Toms AP：Regional migratory osteoporosis. Eur J Radiol 2008；67：2-10.
41) Trevisan C, Ortolani S, Monteleone M, et al：Regional migratory osteoporosis：a pathogenetic hypothesis based on three cases and a review of the literature. Clin Rheumatol 2002；21：418-425.
42) Yamamoto T, Kubo T, Hirasawa Y, et al：A clinicopathologic study of transient osteoporosis of the hip. Skeletal Radiol 1999；28：621-627.
43) 麻生暢哉, 上谷雅孝, 山口哲治：股関節．上谷雅孝・編：骨軟部疾患の画像診断．秀潤社, 2010：16-51.
44) Rocchietti March M, Tovaglia V, Meo A, et al：Transient osteoporosis of the hip. Hip Int 2010；20：297-300.
45) Capone A, Podda D, Ennas F, et al：Hyperbaric oxygen therapy for transient bone marrow oedema syndrome of the hip. Hip Int 2011；22：211-216.
46) d'Agostino C, Romeo P, Lavanga V, et al：Effectiveness of extracorporeal shock wave therapy in bone marrow edema syndrome of the hip. Rheumatol Int 2014；34：1513-1518.

4.4 大腿骨頭軟骨下脆弱性骨折

47) Yamamoto T：Subchondral insufficiency fractures of the femoral head. Clin Orthop Surg 2012；4：173-180.

48) Yamamoto T, Iwamoto Y, Schneider R, et al：Histopathological prevalence of subchondral insufficiency fracture of the femoral head. Ann Rheum Dis 2008；67：150-153.
49) Zhao G, Yamamoto T, Ikemura S, et al：A histopathological evaluation of a concave-shaped low-intensity band on T1-weighted MR images in a subchondral insufficiency fracture of the femoral head. Skeletal Radiol 2010；39：185-188.
50) Ikemura S, Yamamoto T, Motomura G, et al：MRI evaluation of collapsed femoral heads in patients 60 years old or older：differentiation of subchondral insufficiency fracture from osteonecrosis of the femoral head. AJR 2010；195：W63-W68.
51) Iwasaki K, Yamamoto T, Motomura G, et al：Common site of subchondral insufficiency fractures of the femoral head based on three-dimensional magnetic resonance imaging. Skeletal Radiol 2016；45：105-113.
52) Iwasaki K, Yamamoto T, Motomura G, et al：Prognostic factors associated with a subchondral insufficiency fracture of the femoral head. Br J Radiol 2012；85：214-218.
53) Hackney LA, Lee MH, Joseph GB, et al：Subchondral insufficiency fractures of the femoral head：associated imaging findings and predictors of clinical progression. Eur Radiol 2016；26：1929-1941.
54) Sonoda K, Yamamoto T, Motomura G, et al：Fat-suppressed T2-weighted MRI appearance of subchondral insufficiency fracture of the femoral head. Skeletal Radiol 2016；45：1515-1521.
55) 麻生暢哉, 上谷雅孝, 山口哲治：股関節. 上谷雅孝・編：骨軟部疾患の画像診断. 秀潤社, 2010：16-51.

各論 股関節疾患：

関節症

- **5.1** 変形性関節症 ……………………………………64
- **5.2** 臼蓋形成不全 ……………………………………70
- **5.3** 関節唇断裂 ………………………………………74
- **5.4** 大腿骨寛骨臼インピンジメント ………………79
- **5.5** 急速破壊性股関節症 ……………………………89

5.1 変形性関節症
osteoarthritis

臨床的事項

関節軟骨の変性，摩耗より関節に退行性変化をきたす一連の疾患である．荷重関節である股関節は好発部位のひとつで，両側性も多い．一次性（図5.1，図5.2）と二次性（NOTE 5.1，図5.3，図5.4）に分類されており，欧米では一次性が多いのに対して，本邦では従来の先天性股関節脱臼（現在の発育性股関節形成不全）〔7.1 発育性股関節形成不全（138頁）参照〕，臼蓋形成不全〔5.2 臼蓋形成不全（70頁）参照〕に続発する二次性が多い．

本邦においては，発症年齢は平均40〜50歳で，従来の先天性股関節脱臼（現在の発育性股関節形成不全）に続発する二次性のものはそれより5〜10歳ほど早い[1〜3]．単純X線写真による診断に基づく罹患率は，前股関節症（NOTE 5.2）を含めると全体で4.3%，男性で2.0%，女性で7.5%，前股関節症を除くと全体で1.0〜3.5%，男性で0〜1.4%，女性で2.0〜6.1%であり，女性で多い[3〜5]．

骨盤傾斜，腰椎アライメントとの関連があり，臼蓋形成不全による二次性の場合には骨盤前傾，腰椎前弯の増強を，高齢発症の場合には骨盤後傾，腰椎後弯を認めることが多い[6〜8]．臼蓋形成不全では，臼蓋による大腿骨頭被覆面積を増大させるために骨盤前傾，腰椎前弯が増強すると考えられている[6〜8]．一方，高齢者における骨盤後傾，腰椎後弯は骨頭被覆面積の低下をきたし本疾患が生じるとともに，これが一次性の原因のひとつと考えられている[6〜8]．このような股関節と脊椎の症状の関連における概念は hip-spine syndrome とよばれており，MacNab らはこれを4つに分類している[9]（NOTE 5.3）．本疾患における遺伝的因子の関与も明らかにされている[10,11]．

NOTE 5.1　二次性変形性股関節症の原因

発育性股関節形成不全，臼蓋形成不全，大腿骨頭壊死症，麻痺性疾患，外傷，ペルテス病，大腿骨頭すべり症，感染性関節炎，代謝性疾患〔先端巨大症（acromegaly），アルカプトン尿症（alkaptonuria）など〕，先天性骨系統疾患〔先天性脊椎骨端異形成症（spondyloepiphyseal dysplasia congenita），多発性骨端骨異形成症（multiple epiphyseal dysplasia）など〕

NOTE 5.2　日本整形外科学会による変形性股関節症の病期分類

前股関節症	臼蓋，骨頭の先天性・後天性形態変化があり，関節裂隙狭小化はないが，軽度の関節面不適合
初　期	わずかな関節裂隙狭小化，関節面不適合，荷重部の軟骨下骨硬化
進行期	明らかな関節裂隙狭小化，関節面不適合，辺縁の骨棘形成，軟骨下骨硬化・囊胞
末　期	広範囲な関節裂隙消失，広範囲な軟骨下骨硬化，大きな軟骨下骨囊胞，著明な骨棘形成，臼蓋底部二重像

5.1 変形性関節症

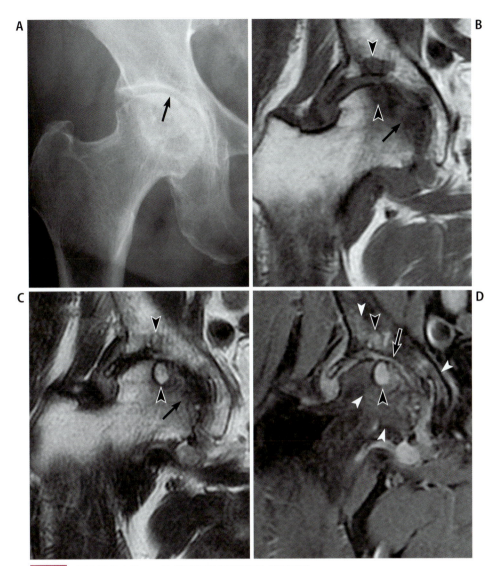

図 5.1 70 歳台女性　一次性変形性股関節症（進行期）
A：単純 X 線写真正面像，B：MRI，T1 強調冠状断像，C：T2 強調冠状断像，D：脂肪抑制プロトン密度強調冠状断像　単純 X 線写真（A）で，上内側部主体の関節裂隙狭小化（A, →），若干の骨頭の軟骨下骨硬化がみられる．MRI（B～D）では，脂肪抑制プロトン密度強調像（D）で上内側部主体の関節軟骨菲薄化が明らかで（D, →），T1・T2 強調像（B, D）で骨頭上内側部の軟骨下骨に境界不明瞭な低信号域がみられ（BC, →），臼蓋・骨頭上部の軟骨下骨嚢胞（B～D, ►），骨髄浮腫（D, ▷）も認める．

画像所見（BOX 5.1）

単純 X 線写真では，荷重部（上部）主体の関節裂隙狭小化，軟骨下骨硬化，軟骨下骨嚢胞，辺縁の骨棘形成などの一般的な変形性関節症の所見のほか，大腿骨頸部内側の骨膜性骨棘による骨皮質肥厚（buttressing）がみられる（図 5.1～図 5.4）．進行例では，広範囲に及ぶ関節裂隙消失と軟骨下骨硬化，大きな軟骨下骨嚢胞，大きな骨棘形成を認める（図 5.2）．骨棘は骨頭内側下部の下垂骨棘（capital drop），臼蓋外側縁の嘴状骨棘（roof osteophyte），臼蓋底部二重像（double floor）が特徴的である（図 5.2）．他の関節と同様に関節内遊離体

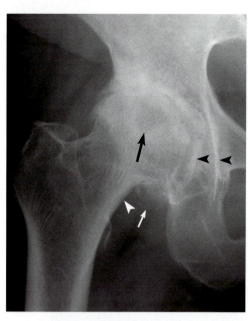

図 5.2 60 歳台男性
一次性変形性股関節症（末期）
単純 X 線写真正面像 上部主体の広範囲な関節裂隙消失，軟骨下骨硬化，辺縁の大きな骨棘形成〔骨頭内側下部の下垂骨棘（capital drop）（小矢印）や臼蓋外側縁の嘴状骨棘（roof osteophyte），臼蓋底部二重像（double floor）（▶）〕，大腿骨頸部内側の骨皮質肥厚（buttressing）（▷），骨頭の大きな軟骨下骨囊胞（大矢印）がみられる．

BOX 5.1　変形性股関節症の画像所見のポイント

単純 X 線写真：関節裂隙狭小化，軟骨下骨硬化，軟骨下骨囊胞，辺縁の骨棘形成，大腿骨頸部内側の骨膜性骨棘（buttressing），関節内遊離体
CT：股関節の骨形態・臼蓋と骨頭との位置関係・骨変化の詳細，頸部前捻角の計測，3 次元像による立体的把握，術前計画
MRI：関節唇損傷，関節軟骨損傷，上部主体の骨髄の異常信号（T1 強調像で低信号，脂肪抑制 T2 強調像・STIR 像で高信号または低信号）

（軟骨性・骨軟骨性結節）を伴うことも多く，二次性滑膜骨軟骨腫症〔11.2 滑膜骨軟骨腫症（303 頁）参照〕とよばれる[12]．純粋な軟骨性結節は描出できないが，骨軟骨性結節は石灰化・骨化結節として描出される[12]．

　CT は，股関節の骨形態や臼蓋と骨頭との位置関係，骨変化の詳細な評価，頸部前捻角の計測に有用である（図 5.4）．3 次元像はこれらの立体的把握が可能で，術前計画にも利用されている．

　MRI は，単純 X 線写真で明らかでない骨病変（特に大腿骨頭壊死症）の描出，関節唇，関節軟骨の評価のために施行される（図 5.1，図 5.3）〔5.3 関節唇断裂（74 頁）参照〕．関節軟骨の評価は両側のルーチン撮像による脂肪抑制プロトン密度強調像でもある程度は可能だが，片側の 3D 脂肪抑制/水励起グラジエントエコー T1 強調像（脂肪抑制 SPGR，水励起 FLASH など），3D 3 軸補償型グラジエントエコー像（true FISP，balanced FFE など），最近の装置で撮像可能になっている 3D 脂肪抑制プロトン密度強調像などの 3 次元像が有用である．損傷のある関節軟骨は不整，菲薄化，欠損を示す（図 5.1，図 5.3）．

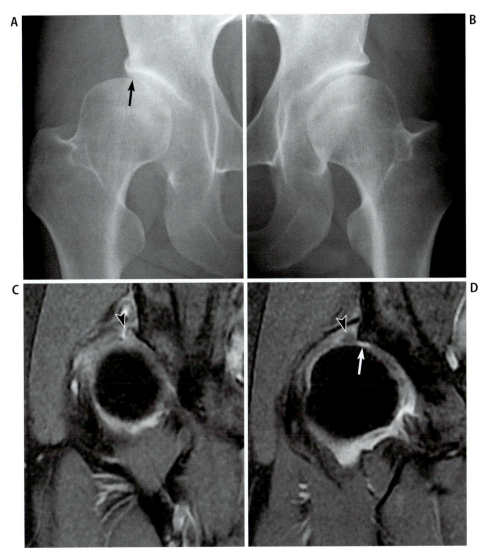

図 5.3 30 歳台女性　臼蓋形成不全による二次性変形性股関節症（右側：初期，左側：前股関節症）
A：単純 X 線写真正面像（右側），B：単純 X 線写真正面像（左側），C, D：MRI，脂肪抑制プロトン密度強調冠状断像（右側）　単純 X 線写真（A, B）で，両側の臼蓋形成不全がみられる．右側（A）は骨頭の上外側偏位，わずかな上外側部の関節裂隙狭小化（A，→）を認める．左側（B）は骨頭のわずかな上外側偏位はみられるが，関節裂隙狭小化を認めない．右側の MRI（C, D）では，上外側部の関節軟骨の限局性菲薄化がみられる（D，→）．関節唇の前上部〜上部に断裂を示す欠損や高信号域を認める（C D，▶）．

　MR 関節造影（MR arthrography）はルーチン撮像を含めた通常の MRI よりも正確に関節唇，関節軟骨を評価できる[13〜15]．関節軟骨病変の通常の MRI，MR 関節造影，CT による診断能を検討したメタ解析[14]では，通常の MRI の感度は 59％，特異度は 94％，MR 関節造影の感度は 62％，特異度は 86％で，receiver operating characteristic curve（ROC curve）解析による正診率は MR 関節造影が高いとされている．しかし，本邦では MR 関節造影は保険適応がなく，限られた施設でしか施行されていない．早期軟骨変性の評価において，T2 マッピング，delayed gadolinium enhanced magnetic resonance imaging of cartilage

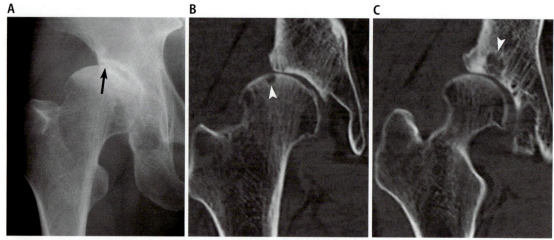

図 5.4 60 歳台女性　臼蓋形成不全による二次性変形性股関節症（進行期）
A：単純 X 線写真正面像，B，C：CT，MRP 冠状断像　単純 X 線写真（A）で，臼蓋形成不全，上部の関節裂隙狭小化（A，→），軟骨下骨硬化がみられる．CT（B，C）では，上部の関節裂隙狭小化，軟骨下骨硬化に加えて軟骨下骨囊胞もみられる（BC，►）．骨変化の詳細がわかりやすい．

(dGEMRIC) なども試みられているが[16,17]，これらの有用性はまだ確立されていない．

進行例では，関節唇損傷，関節軟骨損傷に加えて，上部軟骨下骨主体の骨髄の異常信号もみられる．これは種々の組織学的変化（骨髄浮腫，骨硬化，壊死，囊胞，線維化など）を反映しており，T1 強調像で低信号を，脂肪抑制 T2 強調像や STIR 像で高信号，または低信号を示し，境界は明瞭，または不明瞭である（図 5.1）．このなかで，骨髄浮腫（T1 強調像で低信号を，脂肪抑制 T2 強調像や STIR 像で高信号を示す境界不明瞭な領域）は疼痛の程度，単純 X 線写真での重症度，上部軟骨下の微小骨折の数との関連があると報告されている[18]（図 5.1）．

診断基準・病期分類

世界的に統一された診断基準はないが，海外における大規模疫学調査においては，米国リウマチ学会（American College of Rheumatology：ACR）による分類基準（ACR classification criteria）[19]（NOTE 5.4），Kellgren and Lawrence grade[20]，それを修正した Croft grade[21]，最小関節裂隙幅 (minimal joint space)[22] などが診断基準として用いられている．米国リウマチ学会による分類基準は大規模な研究結果からの明確な根拠に基づき作成されたもので，股関節痛，赤血球沈降速度，大腿骨頭または臼蓋の骨棘形成，関節裂隙の狭小化が項目に挙げられている[19]（NOTE 5.4）．Kellgren and Lawrence grade，Croft grade，最小関節裂隙幅は単純 X 線写真のみに基づくもので，米国リウマチ学会による分類基準とともに Kellgren and Lawrence grade，Croft grade は診断基準ではなく病期分類である[20,21]．米国リウマチ学会による分類基準は大規模な研究結果をもとに作成された割に信頼度が低く，最も信頼度が高いのは最小関節裂隙幅との報告がある[21~23]．

本邦では，日本整形外科学会により提唱された単純 X 線写真に基づき前股関節症（図 5.3），初期（図 5.3），進行期（図 5.1，図 5.4），末期（図 5.2）の 4 期に分ける病期分類（NOTE 5.2）があり，これが診断基準としての役割も果たしている．この分類は症状，機

能障害が反映されておらず，本邦特有の概念である前股関節症（NOTE 5.2）を含んでいる．また，従来の先天性股関節脱臼（現在の発育性股関節形成不全）後の遺残変形，臼蓋形成不全を異なる概念としている海外の病期分類，診断・分類基準との整合性があまりない．

治療・予後

治療は保存療法と手術療法があり，発症年齢，症状，病期などに基づいて決定される．保存療法は股関節に無理な負担をかけない，体重管理などの日常生活指導，非ステロイド性抗炎症薬による薬物療法，理学療法などがある．

手術療法は関節温存術，関節固定術，人工股関節全置換術に大別される．関節温存術は，大腿骨内反・外反骨切り術，臼蓋形成術，Chiari 骨盤骨切り術，寛骨臼回転骨切り術，寛骨臼移動術などがあり，症状緩和，病期進行予防に有効である．人工股関節全置換術は末期病変に対して行われ，quality of life（QOL），歩行能力の改善が得られる．関節固定術は適応が限られているが，関節温存術，人工股関節全置換術の適応にならない若年で片側性の末期病変における疼痛緩和に有効である．

NOTE 5.3 hip-spine syndrome の分類（文献 9 より）

simple type：股関節，脊椎の両方に症状があるが，原因はそのどちらか一方である．
complex type：股関節，脊椎の両方から起こる症状がある．原因は必ずしも理学的所見で明らかではなく，精査が必要となる．
secondary type：股関節，脊椎の両方に症状があるが，原因はその両方で互いに関連している．
misdiagnosed type：同時に起こった股関節，脊椎の疾患の認識がないために，症状の原因が誤診される．

NOTE 5.4 米国リウマチ学会（ACR）による変形性股関節症の分類基準（ACR classification criteria）（文献 19 より）

股関節痛 ＋ ①赤血球沈降速度が 20 mm/h 未満
②大腿骨頭あるいは臼蓋の骨棘形成
③関節裂隙の狭小化
の 2 項目以上

5.2 臼蓋形成不全
acetabular dysplasia

臨床的事項

臼蓋による大腿骨頭の被覆が浅く，股関節が不安定な状態である．本邦で多くみられ，女性に好発し，両側性も多い．小児期に発育性股関節形成不全〔7.1 発育性股関節形成不全（138頁）参照〕として診断されている場合もあるが，30～40歳台で変形性股関節症〔5.1 変形性関節症（64頁）参照〕として発症し発見されることも多い．

臼蓋の荷重部面積の低下により不安定性が生じ，関節唇損傷・変性，関節軟骨変性・摩耗，さらに変形性股関節症をきたしていく[24～27]．関節唇，関節軟骨の損傷，変性は荷重部である前上部より起こる[24]．関節唇が正常よりも長いことも報告されており，関節唇は骨頭を保持し股関節の安定性を保とうとするが，不安定性により断裂をきたし不安定性が増し，変形性股関節症の発症，進行をきたすと推測されている[28]．

画像所見（BOX 5.2）

臼蓋形態，臼蓋と骨頭の位置関係の評価におけるパラメータの計測は単純X線写真が基本である．正面像におけるCE角（center-edge angle），Sharp角（Sharp angle），acetabular roof obliquity（ARO），acetabular-head index（AHI）がよく用いられているが（図5.5～図5.7），これらの評価には正確な正面像が必要である．特にCE角は骨盤後傾で減少する[29]．正確な正面像では，尾骨先端は恥骨結合上縁の方に向いており，左右対称である．恥骨上面と仙尾骨関節（sacrococcygeal joint）との距離は男性で平均3.2cm，女性で平均4.7cmと報告されている[30]．

本邦においては，各パラメータの平均値は，男性でCE角＝30～32°，Sharp角＝35～39°，AHI＝82～88％，女性でCE角＝27～34°，Sharp角＝34～42°，AHI＝80～89％で，CE角は英国人，フランス人より小さい[31～34]．診断のための基準値は，CE角＜20°または＜25°（正常値：25～39°），Sharp角＞45°（正常値：35～42°）（男性），＞48°（正常値：38～45°）（女性），ARO＞15°が広く用いられている（図5.5～図5.7）．

臼蓋前部による骨頭被覆も考慮する必要があるが，これにはfalse profile像によるVCA角（ventral center anterior angle：骨頭中心と臼蓋前縁を結ぶ線と水平線に対する垂線のなす角）の計測が有用である．この診断のための基準値は＜20°とされている[35]（図5.6，図5.7）．しかし，すでに変形性股関節症〔5.1 変形性関節症（64頁）参照〕が進行した症例では，この計測意義は少ない．

CTは臼蓋形態，臼蓋と骨頭との位置関係の詳細な評価に有用で，3次元像はこれらの立体的把握に役立つ（図5.6，図5.7）．

治療・予後

治療は変形性股関節症の治療に準ずる〔5.1 変形性関節症（64頁）参照〕．

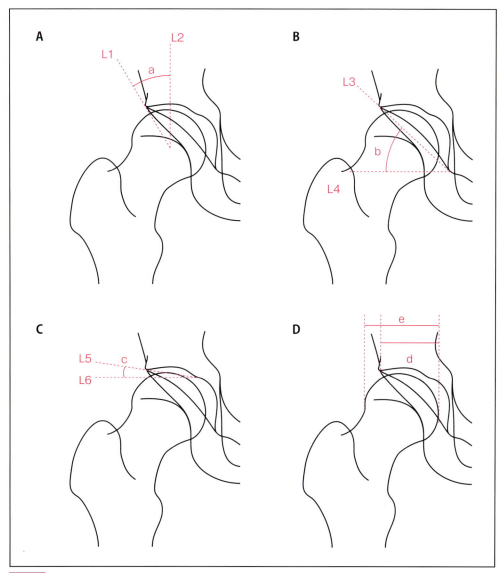

図 5.5 臼蓋形態，臼蓋と大腿骨頭の位置関係の評価におけるパラメータ

A：CE 角(center-edge angle)；骨頭中心と臼蓋外側縁を結ぶ線(**L1**)と骨盤水平線(両側涙痕下縁を結ぶ線)に対する垂線(**L2**)のなす角(**a**)．

B：Sharp 角(Sharp angle)；臼蓋外側縁と涙痕下縁を結ぶ線(**L3**)と骨盤水平線(両側涙痕下縁を結ぶ線)(**L4**)のなす角(**b**)．

C：acetabular roof obliquity(ARO)；臼蓋硬化帯の内・外側点を結ぶ線(**L5**)と骨盤水平線(両側涙痕下縁を結ぶ線)(**L6**)のなす角(**c**)．

D：acetabular-head index(AHI)；骨頭内側端から臼蓋外側縁までの距離(**d**)を大腿骨頭横径(**e**)で割った値(＝d/e)．

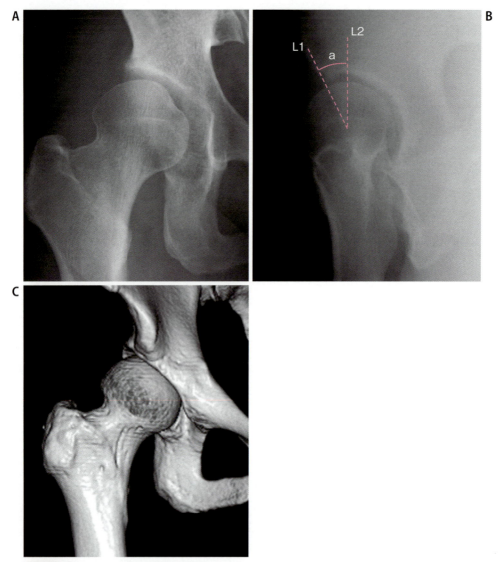

図 5.6 40 歳台女性 臼蓋形成不全
A：単純 X 線写真正面像，B：false profile 像，C：3D-CT　単純 X 線写真正面像（A）で，臼蓋形成不全がみられる．計測値は CE 角＝14°，Sharp 角＝47°，AHI＝66％，ARO＝20°である．骨頭偏位，関節裂隙狭小化はなく，変形性股関節症の所見は明らかでない．false profile 像（B）では，臼蓋前部による骨頭被覆は正常で，VCA 角［骨頭中心と臼蓋前縁を結ぶ線（L1）と水平線に対する垂線（L2）のなす角（a）］＝26°である．3D-CT（C）では，臼蓋形態，臼蓋と骨頭の位置関係を立体的に把握しやすい．

BOX 5.2　臼蓋形成不全の画像所見のポイント

単純 X 線写真：CE 角＜20°または＜25°，Sharp 角＞45°，ARO＞15°，VCA 角＜20°
CT：臼蓋形態，臼蓋と骨頭との位置関係の詳細，3 次元像による立体的把握，術前計画

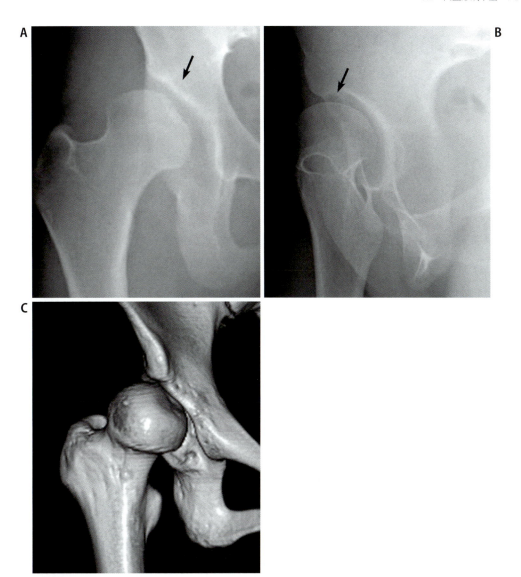

図 5.7 20歳台女性 臼蓋形成不全，変形性股関節症（初期）の合併
A：単純X線写真正面像，B：false profile像，C：3D-CT 単純X線写真正面像（A）で，高度の臼蓋形成不全，骨頭の軽度の上外側偏位がみられる．計測値はCE角＝0°，Sharp角＝53°，AHI＝54％，ARO＝36°である．関節裂隙は保たれているが，臼蓋上部の軟骨下骨嚢胞を認める（A，→）．false profile像（B）では，臼蓋前部による骨頭被覆も浅く，VCA角（A）＝10°である．臼蓋の軟骨下骨嚢胞も明瞭である（B，→）．3D-CT（C）では，臼蓋形態，臼蓋と骨頭の位置関係を立体的に把握しやすい．

5.3 関節唇断裂
labral tear

臨床的事項

股関節の関節唇（labrum）は臼蓋辺縁に存在する環状の線維軟骨（fibrocartilage）で、臼蓋骨と関節軟骨の外側辺縁へ付着しており、下部は寛骨臼横靱帯（transverse acetabular ligament）の両端へ連結している。この機能は臼蓋を深くすること、関節の適合性向上、大腿骨頭の求心位保持、ショックの吸収、荷重の伝播、動きを滑らかにすることが考えられている。

関節唇の断裂は若年者より高齢者までみられる。おもな原因は、スポーツ（特に股関節の回旋や屈曲）、脱臼を含めた外傷、臼蓋形成不全〔5.2 臼蓋形成不全（70頁）参照〕、大腿骨寛骨臼インピンジメント〔5.4 大腿骨寛骨臼インピンジメント（79頁）参照〕、大腿骨頭すべり症〔7.4 大腿骨頭すべり症（154頁）参照〕やペルテス病〔7.3 ペルテス病（146頁）参照〕による骨頭～頸部の骨形態異常、変性が挙げられる。

好発部位は前上部と後上部で、基部の臼蓋辺縁に沿った縦方向の断裂や水平方向の断裂がみられる。おもな症状は股関節痛、可動域制限、click、lockingである。関節唇断裂の周囲に関節唇/傍関節嚢胞（labral/paralabral cyst）〔8.1 滑膜嚢胞、ガングリオン、関節唇/傍関節唇嚢胞（162頁）参照〕を合併することもある。

画像所見

MRIは関節唇の評価に有用だが、関節唇の形態は種々の正常変異があることを知っておかなければならない。正常関節唇のMRIを検討したシステマティックレビュー[36]では、基部の裂隙（sublabral sulcus/recess）はどの部位にもみられ（ただし、後上部の報告は少ない）、その頻度は無症状の患者で少なくとも5%以上である、関節唇の断面は三角形を示すことが多いが、扁平、円形、涙痕状を示す場合もある、とされている（BOX 5.3、図5.8）。

sublabral sulcus/recessにおいては、関節鏡では辺縁平滑で境界明瞭、治癒傾向なし、関節唇と硝子軟骨の間に存在、probingで関節唇偏位なしが一般的な診断基準で[37〜39]、MRIでの特徴は関節鏡との対比より、深さは50%以下が多い、線状形態、他に関節唇の信号変化なし、とされている[37,38]（図5.8）。一方、17歳以下の患者ではこれらの特徴を満たすものはなく、sublabral sulcus/recessは部分的に治癒した断裂であると結論づけた報告もある[40]。sublabral sulcus/recessにおいては、一致した見解がないのが現状である。関節唇の寛骨臼横靱帯への付着部にも裂隙を認めることがあり、これも断裂と間違わないように注意が必要である。

MRIによる関節唇の評価は、両側のルーチン撮像でもある程度は可能だが、狭い撮像視野による片側撮像のほうがより詳細にできる。プロトン密度強調像、脂肪抑制プロトン密度強調像、T2*強調像が有用で、断裂のある関節唇は関節面へ及ぶ線状や不整形の高信号、変形、欠損を示す（BOX 5.4、図5.9、図5.10）。

MR関節造影はルーチン撮像を含めた通常のMRIよりも正確に関節唇を評価できる[41,42]。関節唇の形態変化はより明瞭に描出され、造影剤の断裂部への流入がみられる（BOX 5.4、

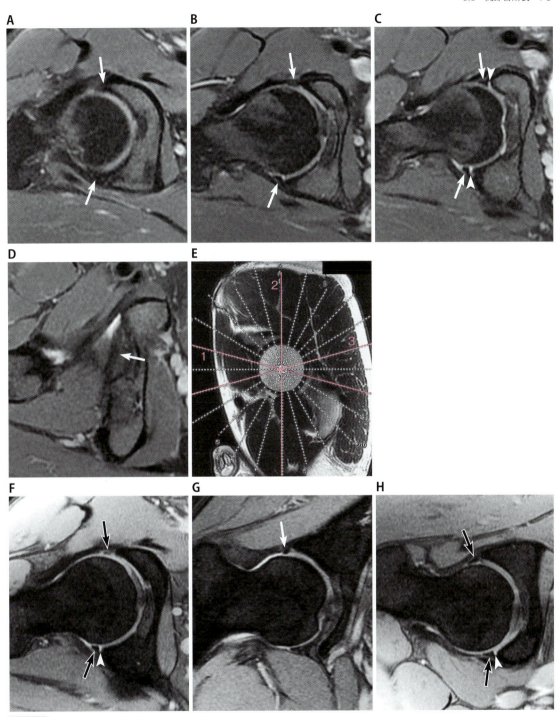

図 5.8 20 歳台男性，健常股関節

A〜D：MRI，脂肪抑制プロトン密度強調斜横断像（上から下の順），E〜H：放射状 MRI T2*強調像（E：撮像断面位置決め像，F：Eの1の断面，G：Eの2の断面，H：Eの3の断面） MRI，脂肪抑制プロトン密度強調像（A〜D），T2*強調像（F〜H）ともに，関節唇は三角形の低信号構造としてみられる（A〜C, F〜H, →）．関節唇の前下部と後下部の基部内縁側に臼蓋辺縁に沿った辺縁平滑な線状高信号がみられ（C, F, H, ▶），おそらく，sublabral sulcus/recess と考えられる．脂肪抑制プロトン密度強調斜横断像の最下部断面（D）では，寛骨臼横靭帯が描出されている（D, →）．

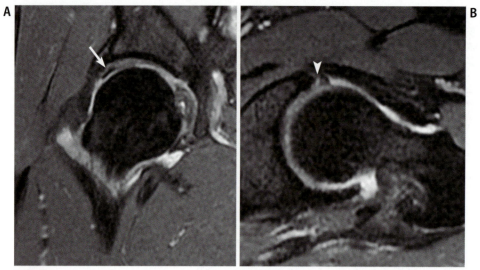

図 5.9 40 歳台男性　関節唇断裂
A：MRI，脂肪抑制プロトン密度強調冠状断像（右側），B：脂肪抑制プロトン密度強調斜横断像（左側）　右側（A）は関節唇上部に関節面へ及ぶ水平方向の線状高信号がみられる（A, →）．左側（B）も関節唇前上部の内部～内縁側は高信号を示し，この基部内縁側に臼蓋辺縁に沿った強い線状高信号を認める（B, ▶）．

BOX 5.3　正常関節唇の MRI 所見

- 基部の裂隙（sublabral sulcus/recess）はどの部位にもみられうる（後上部の報告は少ない）．
- その頻度は無症状の患者で少なくとも 5% 以上である．
- 関節唇の断面は三角形を示すことが多いが，扁平，円形，涙痕状を示す場合もある．

図 5.11）．関節唇断裂の通常の MRI，MR 関節造影による診断能を検討したメタ解析[41]では，0.5～3T MRI において，通常の MRI の感度は 66%，特異度は 79%，MR 関節造影の感度は 87%，特異度は 64% で，receiver operating characteristic curve（ROC curve）解析による正診率は MR 関節造影が高いとされている．しかし，本邦では MR 関節造影は保険適応がなく，限られた施設でしか施行されていない．

関節唇の評価に有用な断面は，冠状断像と大腿骨頸部軸に平行な斜横断像の組み合わせ（図 5.8，図 5.9），放射状 MRI（図 5.8，図 5.10），3 次元データから作成した放射状断面再構成像があるが，特に放射状 MRI，放射状断面再構成像が推奨されている[43～49]（BOX 5.4）〔3.1 股関節の撮像法（18 頁）参照〕．

関節唇の高信号は正常変異でもみられ，加齢とともに頻度が高くなるとの報告[43,50]，無症状でも関節唇断裂がみられるとの報告[51,52]もある．関節唇の高信号の臨床的意義は臨床所見も併せて解釈しなければならない．また，関節唇/関節唇囊胞の合併がある場合には，関節唇断裂と連続する囊胞がみられる〔8.1 滑膜囊胞，ガングリオン，関節唇/傍関節唇囊胞（162 頁）参照〕．

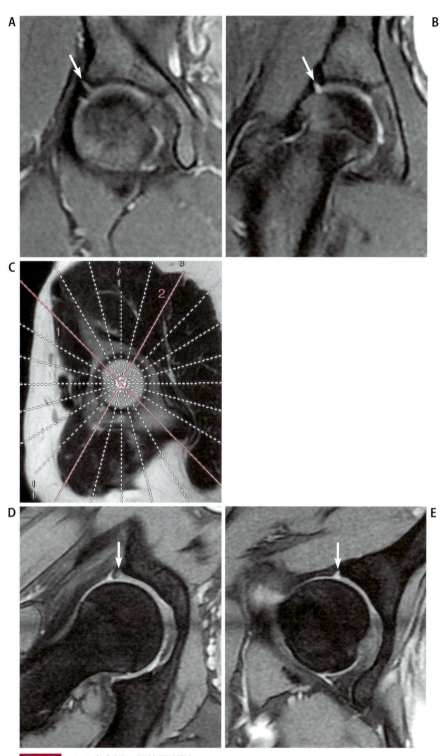

図 5.10 12歳女児 関節唇断裂

A, B：MRI，脂肪抑制プロトン密度強調冠状断像，C〜E：放射状 MRI T2*強調像（C：撮像断面位置決め像，D：Cの1の断面，E：Cの2の断面） 脂肪抑制プロトン密度強調像（A, B）では，関節唇の前上部基部に臼蓋辺縁に沿った深い線状の，後上部基部に内腔側の三角形の高信号がみられる（AB, →）．T2*強調像（D, E）では，関節唇の前上部基部に内部〜内腔側の，後上部基部に内腔側の三角形の高信号を認める（DE, →）．

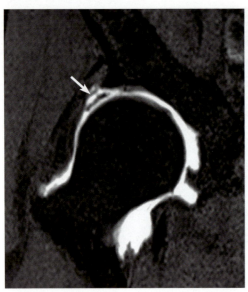

図 5.11 50 歳台男性　関節唇断裂
MR 関節造影 3D 脂肪抑制 SPGR T1 強調像の元画像（冠状断像）　関節唇上部に水平方向の線状の造影剤流入がみられる（→）.

BOX 5.4　関節唇断裂の画像所見のポイント

MRI：関節唇の関節面へ及ぶ線状・不整形高信号・変形・欠損
MR 関節造影：関節唇の形態変化の明瞭な描出，造影剤の断裂部への流入
評価に有用な断面：冠状断像と大腿骨頸部軸に平行な斜横断像の組み合わせ，放射状 MRI，3D データから作成した放射状断面再構成像

治療・予後

治療は，関節唇損傷自体は保存療法，または鏡視下手術による関節唇の修復が行われるが，基本的に臼蓋形成不全〔5.1 変形性関節症（64 頁）参照〕，大腿骨寛骨臼インピンジメント〔5.4 大腿骨寛骨臼インピンジメント（79 頁）参照〕などの基礎疾患の治療に準ず．

5.4 大腿骨寛骨臼インピンジメント
femoroacetabular impingement (FAI)

臨床的事項（NOTE 5.5）

股関節の骨形態異常により大腿骨頭〜頸部と臼蓋の衝突が生じ，股関節障害をきたす症候群である．一次性の変形性股関節症〔5.1 変形性関節症（64頁）参照〕の原因のひとつとする考えもあり，近年，本邦でも関心が高まっている．骨形態異常の原因は明らかでないが，遺伝的因子も報告されている[53]．

pincer type, cam type, combined/mixed type に分類されており，combined/mixed type が最も多い．pincer type は中年女性に多くみられる．原因は臼蓋による過剰な骨頭被覆で，屈曲・内旋・内転位の際に頸部前部と臼蓋前上部の衝突，および骨頭後部と臼蓋後部の間の剪断力が生じ，関節唇・関節軟骨損傷が起こる（図5.12, 図5.14〜図5.16）．cam type は若年男性に多くみられる．原因は骨頭〜頸部移行部の前上部突出（osseous bump）で，屈曲・内旋・内転位の際にこの骨突出と臼蓋前上部が衝突し，関節唇・関節軟骨損傷が生じる（図5.12, 図5.17, 図5.18）．combined/mixed type は pincer type と cam type の混在したものである（図5.19）．

おもな症状は座位で股関節を回旋したとき，運動中，運動後の鼠径部痛，股関節の可動域制限（屈曲・内旋制限）の自覚である．理学的所見では，可動域制限，前方インピンジメントテスト（anterior impingement test）陽性，後方インピンジメントテスト（posterior impingement test）陽性，Patrick/FABER テスト陽性などがみられる[54,55]（NOTE 5.6）．

NOTE 5.5　大腿骨寛骨臼インピンジメントの概念

股関節の形態異常により大腿骨頭〜頸部と臼蓋の衝突が生じ，股関節障害をきたす症候群である．pincer type, cam type, combined/mixed type に分類されており，原因は pincer type が臼蓋による過剰な骨頭被覆，cam type が骨頭〜頸部移行部の前上部突出（osseous bump）である．

NOTE 5.6　大腿骨寛骨臼インピンジメントの重要な理学的所見（文献54, 55より）

可動域制限
前方インピンジメントテスト（anterior impingement test）陽性：90°屈曲位にて強制内転位・内旋位により股関節痛が誘発される．
後方インピンジメントテスト（posterior impingement test）陽性：最大伸展位にて強制外旋位により股関節痛が誘発される．
Patrick/FABER テスト陽性：屈曲・外転・外旋位により疼痛が誘発される．

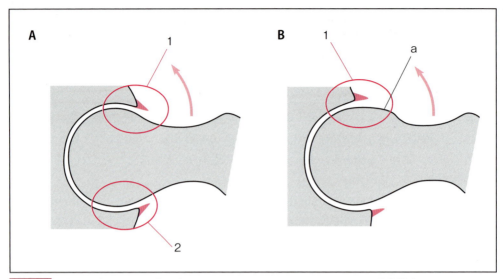

図 5.12 大腿骨寛骨臼インピンジメントの pincer type と cam type の発生機序
A：**pincer type**；屈曲・内旋・内転位で，頸部前部と臼蓋前上部の衝突による関節唇・関節軟骨損傷（**1**），および骨頭後部と臼蓋後部の間の剪断力による関節唇・関節軟骨損傷（**2**）が生じる．
B：**cam type**；屈曲・内旋・内転位で，骨頭～頸部移行部の前上部突出（osseous bump）（**a**）と臼蓋前上部が衝突し，関節唇・関節軟骨損傷（**1**）が生じる．

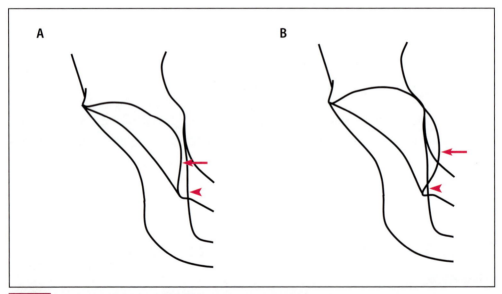

図 5.13 coxa profunda, 臼蓋底突出（文献 57 をもとに作成）
A：**正常**；acetabular fossa line（→）は腸骨坐骨線（▶）より外側に位置している．
B：**coxa profunda, 臼蓋底突出**；coxa profunda では acetabular fossa line（→）が腸骨坐骨線（▶）と接する，または重なる．臼蓋底突出では acetabular fossa line（→）が腸骨坐骨線（▶）より内側へ突出し（成人男性：＞3 mm，成人女性：＞6 mm，男児：＞3 mm，女児：＞1 mm），この線（▶）と重なる．

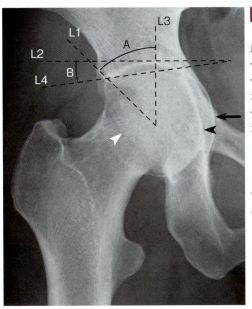

図 5.14 40 歳台男性　大腿骨寛骨臼インピンジメント（pincer type）

単純 X 線写真正面像　びまん性の関節裂隙狭小化，臼蓋による骨頭全体の過剰被覆がみられる．acetabular fossa line（→）は腸骨坐骨線（▶）より 8 mm ほど内側へ突出し，この線（▶）との重なり（coxa profunda，臼蓋底突出）を認める．骨頭中心と臼蓋硬化帯外側点を結ぶ線（L1）と骨盤水平線（L2）に対する垂線（L3）のなす角（A）＝CE 角＝46°，臼蓋硬化帯の内・外側点を結ぶ線（L4）と L2 のなす角（B）＝ARO＝−8°である．臼蓋後縁の骨頭中心より外側への張り出し（posterior wall sign）もみられる（▷）．関節リウマチなどの基礎疾患はなく，coxa profunda，臼蓋底突出は一次性と考えられた．（佐世保共済病院放射線科　野々下政昭先生のご厚意による）

画像所見（BOX 5.5）

単純 X 線写真の正面像と骨頭・頸部側面像が診断の基本になる．

pincer type においては，正面像による臼蓋の骨頭過剰被覆の評価がポイントになる．以下に重要な所見を挙げる．

① **coxa profunda，臼蓋底突出（protrusio acetabuli）**：正常では寛骨臼窩内側壁を示す線（acetabular fossa line）が坐骨腸骨線（ilioischial line：腸骨内側壁より閉鎖孔の外側壁に連続する線）より外側に位置している．coxa profunda では acetabular fossa line が腸骨坐骨線と接する，または重なる（図 5.13，図 5.14）[56]．臼蓋底突出では acetabular fossa line が腸骨坐骨線より内側へ突出し（成人男性：＞3 mm，成人女性：＞6 mm，男児：＞3 mm，女児：＞1 mm），この線と重なる[56,57]（図 5.13，図 5.14）．

② **CE 角**〔center-edge angle：骨頭中心と臼蓋外側縁を結ぶ線と骨盤水平線（両側涙痕下縁を結ぶ線）に対する垂線のなす角〕＞39°[56] または ≧40°[54]（正常値：25〜39°）（図 5.14）．

③ **acetabular roof obliquity**〔ARO：臼蓋硬化帯の内・外側点を結ぶ線と骨盤水平線（両側涙痕下縁を結線）のなす角〕≦0°[54,56]（図 5.14）．

④ **cross-over sign**（figure-8 sign）：臼蓋後捻（acetabular retroversion）を示す所見である．正常な臼蓋は前捻しており，前壁縁は後壁縁より内側に位置しているが，臼蓋後捻があると前壁縁が後壁縁と交差する[54,56]（図 5.15，図 5.19）．

⑤ **extrusion index**（臼蓋に被覆されていない骨頭横幅/骨頭横幅）＞25%[56]．

⑥ **posterior wall sign**：臼蓋後壁縁が骨頭中心より外側まで張り出す[56]（図 5.14）．

cam type においては，骨頭〜頸部移行部の osseous bump の評価がポイントになる．以下に正面像の重要な所見を挙げる．

① **pistol grip 変形**（pistol grip deformity）：骨頭〜頸部移行部の外側縁の平坦化，offset

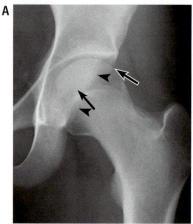
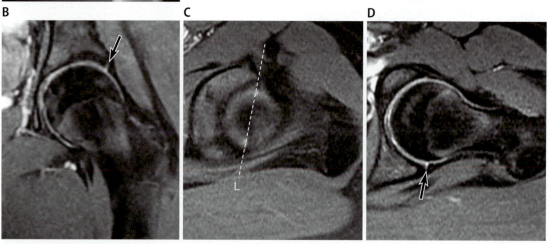

図 5.15 13 歳女児 大腿骨寛骨臼インピンジメント (pincer type)
A：単純 X 線写真正面像，B：MRI，脂肪抑制プロトン密度強調冠状断像，C, D：脂肪抑制プロトン密度強調斜横断像　単純 X 線写真 (A) で，CE 角＝34°，ARO＝7°，臼蓋後捻を示す臼蓋前壁縁 (A, →) と後壁縁 (A, ▶) の交差 (crossover sign, figure-8 configuration) がみられる．MRI，冠状断像 (B) では，関節唇上部の基部に断裂を示す臼蓋辺縁に沿った線状高信号を認める (B, →)．斜横断像 (C, D) では，臼蓋上部の後捻 (図中 L) が明らかで，関節唇後部の基部にも断裂を示す同様の線状高信号 (D, →) を認める．

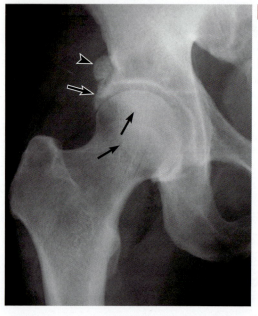

図 5.16 50 歳台男性 大腿骨寛骨臼インピンジメント (pincer type)，関節唇骨化の合併
単純 X 線写真正面像　関節唇全体に骨化がみられ (→)，この周囲にも骨過形成を認める (▶)．関節唇骨化部を含めた臼蓋による骨頭の過剰被覆がみられる．

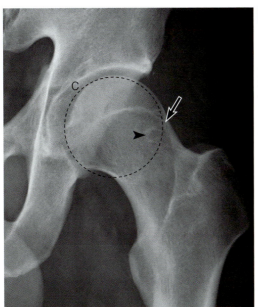

図 5.17 30 歳台男性　大腿骨寛骨臼インピンジメント（cam type），herniation pit の合併

単純 X 線写真正面像　骨頭〜頸部は pistol grip 変形を示し，骨端線（→）が骨頭を示す円（C）より外側まで伸びる（horizontal growth plate sign）．骨頭〜頸部境界に硬化縁を伴う楕円形透亮像（herniation pit）もみられる（▶）．

の減少により生じる pistol-grip と形容される変形である[54,56]（図 5.17）．

② **horizontal growth plate sign**：正常では大腿骨の骨端線は骨頭を示す円内に収まるが，cam type では骨端線が骨頭を示す円より外側まで伸びる[56]（図 5.17）．

③ **傾斜角**（頸体角：大腿骨の頸部軸と骨幹軸のなす角）＜125°[56]．

以下に骨頭・頸部側面像の重要な所見を挙げる．

④ **α 角**〔α angle：骨頭中心と骨頭を示す円より骨頭〜頸部前縁のはみ出す点（前部の骨頭〜頸部移行部の曲率変化点）を結ぶ線と骨頭中心と頸部最狭部中心を結ぶ線（頸部軸）のなす角〕＞50°[56] または ≧55°[54]（図 5.18，図 5.19）．

⑤ **head-neck offset-1**（頸部軸に平行な骨頭前縁の接線と骨頭を示す円より骨頭〜頸部前縁のはみ出す点を通る線との距離）＜8 mm[56]（図 5.18，図 5.19），**head-neck offset-2**（頸部軸に平行な骨頭前縁の接線と頸部最狭部前縁の接線との距離）＜7.2 mm[58]．

⑥ **head-neck offset ratio**（offset/骨頭径）：head-neck offset ratio-1（offset-1/骨頭径）＜0.18[56]（図 5.18，図 5.19），head-neck offset ratio-2（offset-2/骨頭径）＜0.14[54]．

単純 X 線写真の所見を検討したシステマティックレビュー[59] によると，診断に用いられた所見は pincer type では cross-over sign が 72％，coxa profunda が 31％，posterior wall sign が 22％，臼蓋底突出が 19％，CE 角が 16％，cam type では α 角が 88％，head-neck offset ratio が 22％，pistol grip 変形が 16％で，pincer type では cross-over sign が，cam type では α 角が最も重要視されている．通常臼蓋は前捻しているために，CE 角は骨盤後傾で減少する[60]．cross-over sign は骨盤の前傾増強，左右回旋で偽陽性が生じる[61,62]．これらの評価には注意が必要である．正確な正面像では，尾骨先端は恥骨結合上縁のほうに向いており，左右対称である．恥骨上面と仙尾骨関節（sacrococcygeal joint）との距離は男性で平均 3.2 cm，女性で平均 4.7 cm と報告されている[61]．臼蓋後捻の有無は CT，MRI の横断像や斜横断像でも確認したほうがよい[54]（図 5.15）．α 角は CT，MRI でも計測できる．

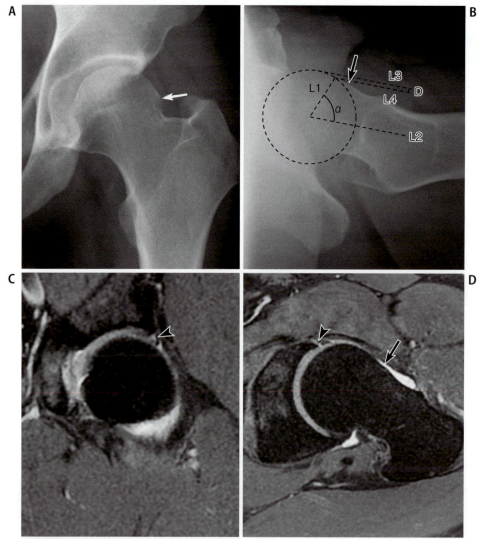

図 5.18 30歳台男性 大腿骨寛骨臼インピンジメント（cam type）
A：単純X線写真正面像，B：軸位像，C：MRI, 脂肪抑制プロトン密度強調冠状断像，D：脂肪抑制プロトン密度強調斜横断像　単純X線写真正面像（A）で，CE角＝34°，ARO＝4°で，骨頭〜頸部境界外側の突出（osseous bump）がみられる（A, →）．軸位像（B）では，骨頭〜頸部境界前部の osseous bump を認める（B, →）．骨頭中心と骨頭を示す円より骨頭〜頸部前縁のはみ出す点を結ぶ線（L1）と骨頭中心と頸部最狭部中心を結ぶ線（L2）のなす角（α）＝α角＝68°，骨頭前縁を通る L2 と平行な線（L3）と骨頭を示す円より骨頭〜頸部前縁のはみ出す点を通る L2 と平行な線（L4）の距離（D）＝head-neck offset-1＝3 mm，head-neck offset ratio-1（offset-1/大腿骨頭幅）＝0.05 である．MRI, 冠状断像（C）では，関節唇上部に断裂を示す内部〜内縁側の高信号がみられる（C, ▶）．斜横断像（D）では，骨頭〜頸部境界前部の osseous bump（D, →）と関節唇前部の断裂を示す線状高信号（D, ▶）を認める．MRI 上の計測では，α角＝66°，head-neck offset-1＝2.9 mm，head-neck offset ratio-1＝0.05 である．

骨頭中心を通る頸部軸と平行な斜横断像，または頸部軸を中心とした放射状 MRI や 3 次元データより作成した放射状断面再構成像のなかで α 角が最も大きな断面で，骨頭・頸部側面像と同様の方法で計測する[61〜66]（図 5.18）．

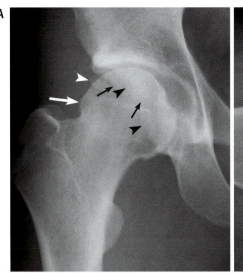
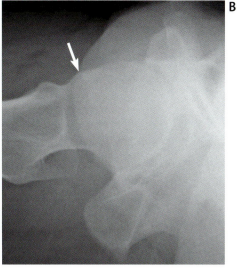

図5.19 20歳台男性
大腿骨寛骨臼インピンジメント（combined/mixed type），os acetabuliの合併
A：単純X線写真正面像，B：軸位像　単純X線写真正面像（A）で，上部の関節裂隙狭小化と臼蓋軟骨下骨硬化がみられる．CE角＝37°，ARO＝4°で，臼蓋後捻を示す臼蓋前壁縁（A, 小矢印）と後壁縁（A, ▶）の交差（cross-over sign, figure-8 configuration），骨頭〜頸部境界外側のosseous bump（A, 大矢印）を認める．臼蓋前上壁外側の副骨（os acetabuli）もみられる（A, ▷）．軸位像（B）では，骨頭〜頸部境界前部のosseous bumpがみられ（B, 大矢印），α角＝65°，head-neck offset-1＝2 mm，head-neck offset ratio-1＝0.04である．

　副所見として，herniation pit（骨頭〜頸部移行部〜頸部の前外側部の硬化縁で囲まれた卵円形透亮像）（図5.17），os acetabuli（臼蓋外側辺縁の副骨）（図5.19），関節唇骨化（図5.16）を認めることがあり，これらと本疾患との関連も考えられている[54,56]．ただし，herniation pitに関しては，本疾患との関連を否定する報告もある[67]．

　CTは，股関節の骨形態の詳細な評価に有用で，3次元像はその立体的把握に役立つ．α角を含めた各パラメータの計測にも用いられる[68]．MRIは関節唇，関節軟骨の評価のために施行される（図5.15，図5.18）〔5.1 変形性関節症（64頁），5.3 関節唇断裂（74頁）参照〕．MR関節造影はルーチン撮像を含めた通常のMRIよりも関節唇，関節軟骨の正確な評価ができる[69,70]．しかし，本邦では保険適応がなく，限られた施設でしか施行されていない．関節唇の評価に有用な断面は，冠状断像と大腿骨頸部軸に平行な斜横断像の組み合わせ，放射状MRI，3次元データから作成した放射状断面再構成像があるが，特に放射状MRI，放射状断面再構成像が推奨されている[54,65,66,71〜73]〔3.1 股関節の撮像法（18頁），5.3 関節唇断裂（74頁）参照〕．

　pincer typeは深い臼蓋，前上部と後上部の関節唇・関節軟骨損傷が，cam typeでは骨頭〜頸部境界のosseous bump，α角増大，前上部の関節唇・関節軟骨損傷がみられる[65,66]（図5.15，図5.18）．その他，osseous bump〜その近傍の骨髄浮腫・嚢胞（herniation pit），臼蓋辺縁の軟骨下骨の骨髄浮腫・嚢胞，滑膜肥厚，関節包肥厚，坐骨大腿靭帯肥厚，関節唇損傷に伴う関節唇/傍関節唇嚢胞〔8.1 滑膜嚢胞，ガングリオン，関節唇/傍関節唇嚢胞（162頁）参照〕なども認める[64]．ただし，無症状の場合にも本疾患の股関節の骨形態異常は高頻度

| BOX 5.5 | 大腿骨寛骨臼インピンジメントの画像所見のポイント |

単純X線写真：
　pincer type；
　　正面像；coxa profunda，臼蓋底突出，CE角＞39°または≧40°＊，ARO≦0°＊，cross-over sign＊（figure-8 configuration），extrusion index＞25％，posterior wall sign
　cam type；
　　正面像；pistol grip変形＊，horizontal growth plate sign，傾斜角（頸体角）＜125°
　　大腿骨頭・頸部側面像；CE角＞50°または≧55°＊（CT, MRIによる計測も可），head-neck offset-1＜8 mm，head-neck offset-2＜7.2 mm，head-neck offset ratio-1＜0.18，head-neck offset ratio-2＜0.14＊
　その他；herniation pit＊，os acetabuli，関節唇骨化
CT：股関節の骨形態異常の詳細，3次元像による立体的把握，各パラメータの計測
MRI：
　pincer type；深い臼蓋，前上部と後上部の関節唇・関節軟骨損傷
　cam type；骨頭～頸部境界のosseous bump，α角増大＊，前上部の関節唇・関節軟骨損傷
　その他；osseous bumpの骨髄浮腫・囊胞（herniation pit＊），臼蓋軟骨下骨の骨髄浮腫・囊胞，滑膜肥厚，関節包肥厚，坐骨大腿靱帯肥厚，関節唇/傍関節唇囊胞

＊は日本股関節学会の診断指針にて提示

にみられる[74,75]．診断は画像所見と臨床所見を併せて行わなければならない．

診断基準

本邦において，2014年に日本股関節学会により診断指針が提唱された[54]（NOTE 5.7）．画像診断の項目として，pincer typeはCE角，ARC，cross-over signが，cam typeはα角，head-neck offset ratio，pistol grip変形，herniation pitが挙げられている[54]（NOTE 5.7）．pincer typeではCE角を基盤にした基準が示されているが，本邦では臼蓋形成不全〔5.2 臼蓋形成不全（70頁）参照〕の頻度が高いためかもしれない．herniation pitに関しては，上記したように大腿骨寛骨臼インピンジメントとの関連を否定する報告もあり[67]，これを診断項目に含めるかどうかはもう少し検討が必要と思われる．

　臼蓋形成不全を筆頭に，既知の股関節疾患，股関節手術の既往が除外されること，臨床症状のないものを含めないことも明記されている[54]（NOTE 5.7）．しかし，大腿骨頭すべり症〔7.4 大腿骨頭すべり症（154頁）参照〕などの小児疾患に続発するものを除外するのは，もともとこうした疾患から本疾患の概念が生じてきたことを考えると，問題があるのかもしれない．

| NOTE 5.7 | 日本股関節学会による
大腿骨寛骨臼インピンジメントの診断指針（文献54より） |

画像所見

pincer type のインピンジメントを示唆する所見

  ①CE 角 40°以上

  ②CE 角 30°以上かつ Acetabular roof obliquity（ARO）0°以下

  ③CE 角 25°以上かつ cross-over sign 陽性

 ＊正確なX線正面像による評価を要する．特に cross-over sign は偽陽性が生じやすいことから，③においては CT・MRI で寛骨臼の retroversion の存在を確認することを推奨する．

cam type のインピンジメントを示唆する所見

  CE 角 25°以上

  主項目：α角（55°以上）

  副項目：Head neck offset ratio（本文中の head-neck offset ratio-2）（0.14 未満），Pistol grip 変形，Herniation pit

  （主項目を含む2項目以上の所見を要する）

 ＊単純X線写真，CT，MRI のいずれによる評価も可．

身体所見（参考所見）

- 前方インピンジメントテスト陽性（股関節屈曲・内旋での疼痛を評価）
- 股関節屈曲内旋角度の低下（股関節 90°屈曲位にて内旋角度の健側との差を比較）
- 最も陽性率が高く頻用される所見は前方インピンジメントテストである．
- Patrick テスト（FABER テスト）も参考所見として用いられるが，他の股関節疾患や仙腸関節疾患でも高率に認められる．また，上記の身体所見も他の股関節疾患で陽性となりうることに留意する必要がある．

診断の目安

上記の画像診断を満たし，臨床症状（股関節痛）を有する症例を臨床的に FAI と判断する．

除外項目

以下の疾患のなかには二次性に大腿骨～寛骨臼間のインピンジメントをきたしうるものもあるが，それらについては本診断基準をそのまま適用することはできない．

 既知の股関節疾患

  炎症性疾患（関節リウマチ，強直性脊椎炎，反応性関節炎，SLE など），石灰沈着症，異常骨化，骨腫瘍，痛風性関節炎，ヘモクロマトーシス，大腿骨頭壊死症，股関節周囲骨折の既往，感染や内固定材料に起因した関節軟骨損傷，明らかな関節症性変化を有する変形性股関節症，小児期より発生した股関節疾患（発育性股関節形成不全，大腿骨頭すべり症，ペルテス病，骨端異形成症など）

 股関節手術の既往

治療・予後

治療法は，本邦ではまだ十分な見解の一致がないが，3か月程度は非ステロイド性抗炎症薬による薬物療法，理学療法などの保存療法が施行され，効果不良の場合に手術療法が選択されることが多い．

手術療法は鏡視下手術が主流で，関節唇・関節軟骨損傷の修復，pincer type に対する臼蓋形成術（臼蓋辺縁突出部の切除），cam type に対する大腿骨の骨軟骨形成術/骨形成術（osseous bump の切除）が行われる[76]．欧米では脱臼肢位での手術，pincer type に対する periacetabular osteotomy などの open surgery，鏡視下手術と open surgery の組み合わせも施行されている[77,78]．

ただし，すでに変形性関節症〔5.1 変形性関節症（64頁）参照〕をきたしている場合，臼蓋形成不全〔5.2 臼蓋形成不全（70頁）参照〕，ボーダーライン臼蓋形成不全（CE角が15〜25°）を伴う場合に手術療法を行うと，変形性股関節症が進行することがあり，手術療法の適応は慎重に判断しなければならない．

5.5 急速破壊性股関節症
rapidly destructive coxarthrosis/coxarthropathy

臨床的事項

明確な定義はなく，急速に進行する股関節破壊をきたす疾患の総称とされている．臨床的特徴は，Postelらの挙げた事項を中心にまとめると以下の通りである[79〜85] (BOX 5.6)．①高齢女性に多い（図5.20）．②多くは片側性で，10〜20%は両側性にみられる．③多くは正常股関節より発症する．④半年〜1年で急速に股関節破壊が進行する（図5.20）．⑤変形性股関節症の経過中に生じる場合もある．⑥強い疼痛のために歩行能力が著しく障害されるが，関節可動域は比較的温存される．⑦炎症所見は乏しい．

病因は大腿骨頭壊死症〔4.1 特発性大腿骨頭壊死症（40頁）参照〕や変形性股関節症〔5.1 変形性関節症（64頁）参照〕の特殊型，大腿骨頭軟骨下脆弱性骨折〔4.4 大腿骨頭軟骨下脆弱性骨折（56頁）参照〕，その他の疾患とさまざまな説があるが[80,86〜88]，明らかでない．

急速な股関節破壊の機序はプロスタグランジン，MMP-2・3，インターロイキン-1βなどの過剰発現による骨吸収亢進が報告されている[89,90]．組織学的には，圧潰した大腿骨頭の軟骨下の散在する骨壊死，新生血管増生を伴う肉芽，骨芽細胞と破骨細胞による骨修復像，遊離骨軟骨片，骨軟骨片を取り込んだ滑膜肥厚（detritic synovitis）などがみられる[80〜82]．臼蓋にも骨壊死，肉芽，骨修復像を認める．特徴的な所見として，骨軟骨破壊産物を中心に含む肉芽腫性病変が報告されている[82]．これは破骨細胞などによる吸収，処理が追いつかないことを示す所見と考えられている．一方，大腿骨頭軟骨下脆弱性骨折の組織学的検討でも，この所見は全例でみられたとの報告がある[88]．この組織学的類似性は，本疾患と大腿骨頭軟骨下脆弱性骨折との関連性を示すものかもしれない．

BOX 5.6　急速破壊性股関節症の臨床的特徴

①高齢女性に多い．
②多くは片側性で，10〜20%は両側性にみられる．
③多くは正常股関節より発症する．
④半年〜1年で急速に股関節破壊が進行する．
⑤変形性股関節症の経過中に生じる場合もある．
⑥強い疼痛のために歩行能力が著しく障害されるが，関節可動域は比較的温存される．
⑦炎症所見は乏しい．

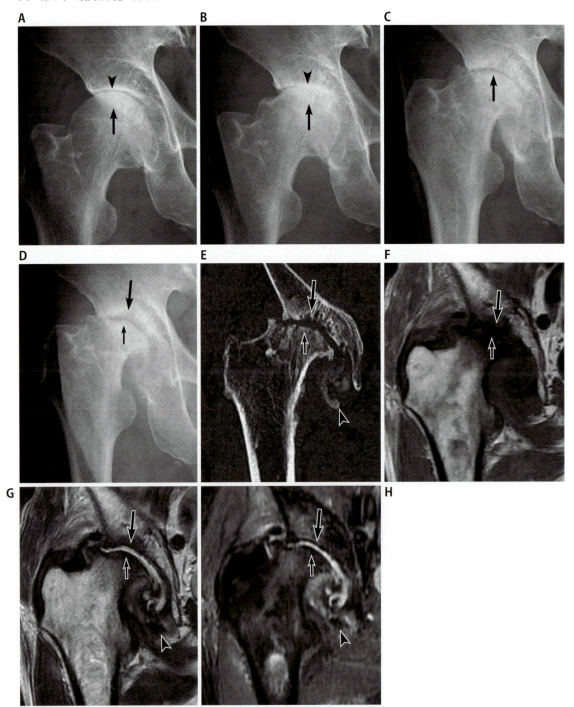

図 5.20 70歳台女性　急速破壊性股関節症

A〜D：単純X線写真正面像（A：初回，B：3か月半後，C：8か月後，D：11か月後），E：CT（9か月後），F〜H：MRI（9か月後，F：T1強調冠状断像，G：T2強調冠状断像，H：STIR冠状断像）　初回の単純X線写真（A）では，上部の関節裂隙狭小化（A，►），骨頭上部のわずかな圧潰（A，→）がみられる．3か月半後（B）には上部の関節裂隙消失（B，►）と骨頭上部の圧潰進行，骨硬化像（B，→）を，8か月後（C）には大部分の骨頭消失（C，→）と臼蓋の軟骨下骨硬化を，さらに11か月後（D）には完全な骨頭消失（D，小矢印）と臼蓋の軟骨下骨破壊（D，大矢印）を認める．9か月後のCT（E）では，骨頭消失（E，小矢印），臼蓋軟骨下骨破壊（E，大矢印），これらの周囲の骨硬化像が明らかで，内側下部に多数の骨片を認める（E，►）．MRI（F〜H）でも同様の骨頭消失（F〜H，小矢印），臼蓋軟骨下骨破壊（F〜H，大矢印）がみられ，骨破壊周囲にT1・T2強調像（FG）で骨硬化像に相当する低信号域を，STIR像（H）では骨髄浮腫を認める．骨片はT2強調像，STIR像で低信号結節としてみられる（GH，►）．

| BOX 5.7 | 急速破壊性股関節症の画像所見のポイント |

単純 X 線写真：早期は所見が乏しい，次第に急速に進行する関節裂隙狭小化，骨頭破壊・圧潰・消失，臼蓋破壊，亜脱臼・脱臼
CT：股関節の骨破壊の詳細，3 次元像による立体的把握
MRI：骨頭・臼蓋の骨髄浮腫，骨頭扁平化，嚢胞様の軟骨下骨欠損，骨頭の軟骨下骨の線状低信号（骨折線），関節液貯留

画像所見（BOX 5.7）

単純 X 線写真では，早期には骨粗鬆症以外に異常を認めないことが多く，診断困難である[79~81,88]．次第に関節裂隙狭小化，骨頭破壊・圧潰の出現，進行がみられ，骨頭消失，臼蓋破壊をきたすが，これらの変化は半年～1 年で急速に進行する[79~81,84,85,88]（図 5.20）．通常は関節裂隙狭小化から起こるが，骨頭破壊・圧潰が先行することもある．骨棘などの骨増殖性変化はないか，あってもわずかである[79~81,84,85,88]（図 5.20）．骨頭は求心位に留まる場合（図 5.20）と臼蓋破壊が辺縁へ及び，亜脱臼・脱臼をきたす場合がある[79,80,88]．変形性股関節症の経過中に生じる場合は，関節裂隙狭小化，骨棘，軟骨下骨硬化・軟骨下骨嚢胞などの通常の変形性股関節症の所見に加えて，ある時点より急速な股関節破壊が生じる．

CT は股関節の骨破壊の詳細な評価に有用で（図 5.20），3 次元像はその立体的把握に役立つ．

MRI では，骨頭～頸部や臼蓋の骨髄浮腫，骨頭の扁平化，嚢胞様の軟骨下骨欠損，骨頭の軟骨下骨の線状低信号，関節液貯留がみられる[84,85]．骨頭の軟骨下骨の線状低信号は骨折線を反映する早期の特徴的所見であり，33％でみられると報告されている[84,85]．進行例では，単純 X 線写真と同様の高度の股関節破壊がみられ，所見が非特異的になる（図 5.20）．

鑑別診断は高度の股関節破壊をきたす多くの疾患が挙がるが，それぞれのポイントを知っておけば鑑別は可能である（NOTE 5.8）．

治療・予後

治療は人工股関節全置換術による手術療法のみである．

> **NOTE 5.8** 急速破壊性股関節症の鑑別診断

大腿骨頭壊死症：急速に進行する骨頭破壊はみられるが，関節裂隙，臼蓋は比較的保たれている．

変形性股関節症：股関節破壊は急速ではなく，年単位で進行する．骨棘などの骨増殖性変化がみられる．

関節リウマチ：進行例では股関節破壊がみられるが，関節病変は手・足関節を含めて多関節に及ぶ．分類基準がある．

神経病性関節症（neuropathic arthropathy, Charcot joint）：急速に進行する股関節破壊はみられるが，破壊の程度に対して疼痛の程度は弱い．梅毒（syphilis），脊髄空洞症（syringomyelia）などの基礎疾患を認める．

ピロリン酸関節症：変形性股関節症と類似した所見，股関節破壊に加えて，関節軟骨や関節唇の石灰化もみられる．

感染性関節炎：急速に進行する股関節破壊に加えて，股関節の熱感，腫脹，炎症所見もみられる．

■ 文　献

5.1 変形性関節症

1) 林　靖人, 村瀬鎮雄, 勝又壮一ほか：股関節症の疫学. Hip Joint 2001；27：194-197.
2) 小林千益, 寺山和雄, 丸山正昭ほか：変形性股関節症 一次性股関節症の自然経過. 整形外科 1994；45：814-818.
3) 斎藤　昭, 菊地臣一：変形性股関節症の疫学—1,601例の病院受診者に対する調査. 臨整外 2000；35：47-51.
4) Yoshimura N, Campbell L, Hashimoto T, et al：Acetabular dysplasia and hip osteoarthritis in Britain and Japan. Br J Rheumatol 1998；37：1193-1197.
5) Inoue K, Wicart P, Kawasaki T, et al：Prevalence of hip osteoarthritis and acetabular dysplasia in French and Japanese adults. Rheumatology 2000；39：745-748.
6) 中村泰裕, 船山完一, 北　純ほか：Hip-spine syndrome. 腰椎・骨盤・股関節の姿肢位と変形性股関節症. Hip Joint 2001；27：145-150.
7) 岡崎成弘, 岡野邦彦, 土井口祐一ほか：骨盤傾斜と股関節症. 臼蓋形成不全を有する患者における骨盤傾斜の検討. Hip Joint 2005；31：196-199.
8) Yoshimoto H, Sato S, Masuda T, et al：Spinopelvic alignment in patients with osteoarthrosis of the hip：a radiographic comparison to patients with low back pain. Spine 2005；30：1650-1657.
9) Offierski CM, MacNab I：Hip-spine syndrome. Spine 1983；8：316-321.
10) Chitnavis J, Sinsheimer JS, Clipsham K, et al：Genetic influences in end-stage osteoarthritis：sibling risks of hip and knee replacement for idiopathic osteoarthritis. J Bone Joint Surg Br 1997；79-B：660-664.
11) Mototani H, Mabuchi A, Saito S, et al：A functional single nucleotide polymorphism in the core promoter region of CALM1 is associated with hip osteoarthritis in Japanese. Hum Mol Genet 2005；14：1009-1017.
12) Crotty JM, Monu JU, Pope TL Jr, et al：Synovial osteochondromatosis. Radiol Clin North Am 1996；34：327-342.
13) Smith TO, Hilton G, Toms AP, et al：The diagnostic accuracy of acetabular labral tears using magnetic resonance imaging and magnetic resonance arthrography：a meta-analysis. Eur Radiol 2011；21：863-874.
14) Smith TO, Simpson M, Ejindu V, et al：The diagnostic test accuracy of magnetic resonance imaging, magnetic resonance arthrography and computer tomography in the detection of chondral lesions of the hip. Eur J Orthop Surg Traumatol 2013；23：335-344.
15) Naraghi A, White LM：MRI of labral and chondral lesions of the hip. AJR 2015；205：479-490.
16) Nishii T, Tanaka H, Sugano N, et al：Evaluation of cartilage matrix disorders by T2 relaxation time in patients with hip dysplasia. Osteoarthritis Cartilage 2008；16：227-233.
17) Zilkens C, Tiderius CJ, Krauspe R, et al：Current knowledge and importance of dGEMRIC techniques in diagnosis of hip joint diseases. Skeletal Radiol 2015；44：1073-1083.
18) Taljanovic MS, Graham Ar, Benjamin JB, et al：Bone marrow edema pattern in advanced hip osteoarthritis：quantitative assessment with magnetic resonance imaging and correlation with clinical examination, radiographic findings, and histopathology. Skeletal Radiol 2008；37：423-431.
19) Altman R, Alarcón G, Appelrouth D, et al：The American College of Rheumatology criteria for the classification and reporting of osteoarthritis of the hip. Arthritis Rheum 1991；34：505-514.
20) Kellgren JH, Lawrence JS：Radiological assessment of osteo-arthrosis. Ann Rheum Dis 1957；16：494-502.
21) Croft P, Cooper C, Wickham C, et al：Defining osteoarthritis of the hip for epidemiologic studies. Am J Epidemiol 1990；132：514-522.
22) Reijman M, Hazes JM, Koes BM, et al：Validity, reliability, and applicability of seven definitions of hip osteoarthritis used in epidemiological studies：a systematic appraisal. Ann Rheum Dis 2004；63：226-232.
23) Jacobsen S, Sonne-Holm S, Søballe K, et al：Radiographic case definitions and prevalence of osteoarthrosis of the hip：a survey of 4,151 subjects in the Osteoarthritis Substudy of the Copenhagen City Heart Study. Acta Orthop Scand 2004；75：713-720.

5.2 臼蓋形成不全

24) Noguchi Y, Miura H, Takasugi S, et al : Cartilage and labrum degeneration in the dysplastic hip generally originates in the anterosuperior weight-bearing area : an arthroscopic observation. Arthroscopy 1999 ; 15 : 496-506.
25) Peelle MW, Della-Rocca GJ, Maloney WJ, et al : Acetabular and femoral radiographic abnormalities associated with labral tears. Clin Orthop Relat Res 2005 ; 441 : 327-333.
26) Klaue K, Durnin CW, Ganz R : The acetabular rim syndrome. A clinical presentation of dysplasia of the hip. J Bone Joint Surg Br 1991 ; 73 : 423-429.
27) Jacobsen S, Sonne-Holm S, Soballe K, et al : Hip dysplasia and osteoarthrosis : a survey of 4151 subjects from the Osteoarthrosis Substudy of the Copenhagen City Heart Study. Acta Orthop 2005 ; 76 : 149-158.
28) 石濱拓央：臼蓋形成不全股における関節唇形態の研究．岡山医会誌 2004；115：203-210．
29) 幸 博和，原 俊彦，上ノ町重和ほか：骨盤後傾に伴う股関節の荷重部傾斜角と CE 角の変化について—MPR 像を用いた検討．整外と災外 2008；57：332-336．
30) Siebenrock KA, Kalbermatten DF, Ganz R : Effect of pelvic tilt on acetabular retroversion : a study of pelves from cadavers. Clin Orthop Relat Res 2003 ; 407 : 241-248.
31) 中村 茂：日本人股関節の臼蓋・骨頭指数—400 股の計測値．整形外科 1994；45：769-772．
32) 藤井玄二，桜井 実，船山完一ほか：日本人成人股関節の臼蓋・骨頭指数．整形外科 1994；45：773-780．
33) Yoshimura N, Campbell L, Hashimoto T, et al : Acetabular dysplasia and hip osteoarthritis in Britain and Japan. Br J Rheumatol 1998 ; 37 : 1193-1197.
34) Inoue K, Wicart P, Kawasaki T, et al : Prevalence of hip osteoarthritis and acetabular dysplasia in French and Japanese adults. Rheumatology 2000 ; 39 : 745-748.
35) Tönnis D : General radiography of hip joint. In : Congenital Dysplasia and Dislocation of the Hip. Berlin, Heidelberg : Springer-Verlag, 1987 : 100-142.

5.3 関節唇断裂

36) Kwee RM, Kavanagh EC, Adriaensen ME : Normal anatomical variants of the labrum of the hip at magnetic resonance imaging : a systematic review. Eur Radiol 2013 ; 23 : 1694-1710.
37) Saddik D, Troupis J, Tirman P, et al : Prevalence and location of acetabular sublabral sulci at hip arthroscopy with retrospective MRI review. AJR 2006 ; 187 : W507-511.
38) Studler U, Kalberer F, Leunig M, et al : MR arthrography of the hip : differentiation between an anterior sublabral recess as a normal variant and a labral tear. Radiology 2008 ; 249 : 947-954.
39) Kim KW, Baek JH, Ha YC : Prevalence and locations of acetabular labral sulcus in patients undergoing arthroplasty for hip fracture. Arthroscopy 2012 ; 28 : 1373-1380.
40) Magerkurth O, Jacobson JA, Morag Y, et al : Prevalence of the acetabular sublabral sulcus at MR arthrography in patients under 17 years of age : does it exist? Skeletal Radiol 2015 ; 44 : 953-961.
41) Smith TO, Hilton G, Toms AP, et al : The diagnostic accuracy of acetabular labral tears using magnetic resonance imaging and magnetic resonance arthrography : a meta-analysis. Eur Radiol 2011 ; 21 : 863-874.
42) Naraghi A, White LM : MRI of labral and chondral lesions of the hip. AJR 2015 ; 205 : 479-490.
43) Abe I, Harada Y, Oinuma K, et al : Acetabular labrum : abnormal findings at MR imaging in asymptomatic hips. Radiology 2000 ; 216 : 576-581.
44) Kassarjian A, Yoon LS, Belzile E, et al : Triad of MR arthrographic findings in patients with cam-type femoroacetabular impingement. Radiology 2005 ; 236 : 588-592.
45) Chan YS, Lien LC, Hsu HL, et al : Evaluating hip labral tears using magnetic resonance arthrography : a prospective study comparing hip arthroscopy and magnetic resonance arthrography diagnosis. Arthroscopy 2005 ; 21 : 1250, e1-8.
46) Pfirrmann CW, Mengiardi B, Dora C, et al : Cam and pincer femoroacetabular impingement : characteristic MR arthrographic findings in 50 patients. Radiology 2006 ; 240 : 778-785.
47) Petchprapa CN, Dunham KS, Lattanzi R, et al : Demystifying radial imaging of the hip. RadioGraphics 2013 ; 33 : E97-E112.
48) Klenke FM, Hoffmann DB, Cross BJ, et al : Validation of a standardized mapping system of the hip joint for radial MRA sequencing. Skeletal Radiol 2015 ; 44 : 339-343.

49) FAI 診断指針：日本股関節学会．Hip Joint 2015；41：1-6.
50) Lecouvet FE, Vande Berg BC, Malghem J, et al：MR imaging of the acetabular labrum：variations in 200 asymptomatic hips. AJR 1996；167：1025-1028.
51) Schmitz MR, Campbell SE, Fajardo RS, et al：Identification of acetabular labral pathological changes in asymptomatic volunteers using optimized, noncontrast 1.5-T magnetic resonance imaging. Am J Sports Med 2012；40：1337-1341.
52) Lee AJ, Armour P, Thind D, et al：The prevalence of acetabular labral tears and associated pathology in a young asymptomatic population. Bone Joint J 2015；97-B：623-627.

5.4 大腿骨寛骨臼インピンジメント

53) Pollard TCB, Villar RN, Norton MR, et al：Genetic influences in the aetiology of femoroacetabular impingement：a sibling study. J Bone Joint Surg Br 2010；92-B：209-216.
54) FAI 診断指針：日本股関節学会．Hip Joint 2015；41：1-6.
55) Tijssen M, van Cingel R, Willemsen L, et al：Diagnostics of femoroacetabular impingement and labral pathology of the hip：a systematic review of the accuracy and validity of physical tests. Arthroscopy 2012；28：860-871.
56) Tannast M, Siebenrock KA, Anderson SE：Femoroacetabular impingement：radiographic diagnosis—what the radiologist should know. AJR 2007；188：1540-1552.
57) Resnick D, Manolagas SC, Fallon MD：Chapter 3, Anatomy of indidual joints. In：Resnick D, Kransdorf MJ（ed）：Bone and Joint Imaging, 3rd ed. Philadelphia：Elservier Saunders, 2005：24-47.
58) Wenger DE, Kendell KR, Miner MR, et a：Acetabular labral tears rarely occur in the absence of bony abnormalities. Clin Orthop Relat Res 2004；426：145-150.
59) Yamasaki T, Yasunaga Y, Shoji T, et al：Inclusion and exclusion criteria in the diagnosis of femoroacetabular impingement. Arthroscopy 2015；31：1403-1415.
60) 幸 博和, 原 俊彦, 上ノ町重和ほか：骨盤後傾に伴う股関節の荷重部傾斜角とCE角の変化について─MPR像を用いた検討. 整外と災外 2008；57：332-336.
61) Siebenrock KA, Kalbermatten DF, Ganz R：Effect of pelvic tilt on acetabular retroversion：a study of pelves from cadavers. Clin Orthop Relat Res 2003；407：241-248.
62) Tannast M, Zheng G, Anderegg C, et al：Tilt and rotation correction of acetabular version on pelvic radiographs. Clin Orthop Relat Res 2005；438：182-190.
63) Khan O, Witt J：Evaluation of the magnitude and location of cam deformity using three dimensional CT analysis. Bone Joint J 2014；96-B：1167-1171.
64) Bredella MA, Stoller DW：MR imaging of femoroacetabular impingement. Magn Reson Imaging Clin N Am 2005；13：6536-6564.
65) Kassarjian A, Yoon LS, Belzile E, et al：Triad of MR arthrographic findings in patients with cam-type femoroacetabular impingement. Radiology 2005；236：588-592.
66) Pfirrmann CW, Mengiardi B, Dora C, et al：Cam and pincer femoroacetabular impingement：characteristic MR arthrographic findings in 50 patients. Radiology 2006；240：778-785.
67) Kim JA, Park JS, Jim W, et al：Herniation pits in the femoral neck：a radiographic indicator of femoroacetabular impingement? Skeletal Radiol 2011；40：167-172.
68) Monazzam S, Bomar JD, Dwek JR, et al：Development and prevalence of femoroacetabular impingement-associated morphology in a paediatric and adolescent population：a CT study of 225 patients. Bone Joint J 2013；95-B：598-604.
69) Smith TO, Hilton G, Toms AP, et al：The diagnostic accuracy of acetabular labral tears using magnetic resonance imaging and magnetic resonance arthrography：a meta-analysis. Eur Radiol 2011；21：863-874.
70) Naraghi A, White LM：MRI of labral and chondral lesions of the hip. AJR 2015；205：479-490.
71) Chan YS, Lien LC, Hsu HL, et al：Evaluating hip labral tears using magnetic resonance arthrography：a prospective study comparing hip arthroscopy and magnetic resonance arthrography diagnosis. Arthroscopy 2005；21：1250, e1-e8.
72) Petchprapa CN, Dunham KS, Lattanzi R, et al：Demystifying radial imaging of the hip. RadioGraphics 2013；33：E97-E112.
73) Klenke FM, Hoffmann DB, Cross BJ, et al：Validation of a standardized mapping system of the hip

joint for radial MRA sequencing. Skeletal Radiol 2015 ; 44 : 339-343.
74) Laborie LB, Lehmann TG, Engesæter IØ, et al : Prevalence of radiological findings thought to be associated with femoroacetabular impingement in population-based cohort of 2018 healthy young adults. Radiology 2011 ; 260 : 494-502.
75) Frank JM, Harris JD, Erickson BJ, et al : Prevalence of femoroacetabular impingement imaging findings in asymptomatic volunteers : a systematic review. Arthroscopy 2015 ; 31 : 1199-1204.
76) Jackson TJ, Stake CE, Trenga AP : Arthroscopic technique for treatment of femoroacetabular impingement. Arthroscopy Techniques 2013 ; 2 : e55-e59.
77) Naal FD, Miozzari HH, Wyss TF, et al : Surgical hip dislocation for the treatment of femoroacetabular impingement in high-level athletes. Am J Sports Med 2011 ; 39 : 544-550.
78) Siebenrock KA, Schaller C, Tannast M, et al : Anteverting periacetabular osteotomy for symptomatic acetabular retroversion : results at ten years. J Bone Joint Surg Am 2014 ; 96-A : 1785-1792.

5.5 急速破壊性股関節症

79) Postel M, Kerboull M : Total prosthetic replacement in rapidly destructive arthrosis of the hip joint. Clin Orthop Relat Res 1970 ; 72 : 138-144.
80) 戸次鎮史：急速破壊型股関節症の病態：病理組織学的検討を中心として．日整会誌 1991 ; 65 : 720-630.
81) 大園健二, 菅野伸彦：急速破壊型股関節症（RDC）の病態と経過．整形外科 1994 ; 45 : 819-824.
82) 平林幸大, 斎藤次之, 山岡圭太ほか：急性，亜急性経過による急速破壊型股関節症に関する病理組織学的検討．昭和学士会誌 2013 ; 73 : 22-28.
83) Mitrovic DR, Riera H : Synovial, articular cartilage and bone changes in rapidly destructive arthropathy (osteoarthritis) of the hip. Rheumatol Int 1992 ; 12 : 17-22.
84) Boutry N, Paul C, Leroy X, et al : Rapidly destructive osteoarthritis of the hip : MR imaging findings. AJR 2002 ; 179 : 657-663.
85) Watanabe W, Itoi E, Yamada S : Early MRI findings of rapidly destructive coxarthrosis. Skeletal Radiol 2002 ; 31 : 35-38.
86) Yamamoto T, Bullough PG : The role of subchondral insufficiency fracture in rapid destruction of the hip joint : a preliminary report. Arthritis Rheum 2000 ; 43 : 2423-2427.
87) Yamamoto T, Takabatake K, Iwamoto Y : Subchondral insufficiency fracture of the femoral head resulting in rapid destruction of the hip joint : a sequential radiographic study. AJR 2002 ; 178 : 435-437.
88) 山本卓明, 中島康晴, 首藤敏秀ほか：急速破壊型股関節症の病態に迫る：初期病変としても軟骨下脆弱性骨折の可能性．日整会誌 2005 ; 79 : 786-792.
89) Komiya S, Inoue A, Sasaguri Y, et al : Rapidly destructive arthropathy of the hip : studies on bone resorptive factors in joint fluid with a theory of pathogenesis. Clin Orthop Relate Res 1992 ; 284 : 273-282.
90) Masuhara K, Nakai T, Yamaguchi K, et al : Significant increases in serum and plasma concentrations of matrix metalloproteinases 3 and 9 in patients with rapidly destructive osteoarthritis of the hip. Arthritis Rheum 2002 ; 46 : 2625-2631.

各論 股関節疾患：

感染症, 膠原病, 代謝性疾患など

- 6.1 化膿性関節炎 ……………………………… 98
- 6.2 結核性関節炎 ……………………………… 102
- 6.3 関節リウマチ ……………………………… 106
- 6.4 強直性脊椎炎 ……………………………… 112
- 6.5 ピロリン酸カルシウム結晶沈着症 ……… 117
- 6.6 アミロイド関節症 ………………………… 123
- 6.7 人工股関節合併症 ………………………… 128

6.1 化膿性関節炎
pyogenic arthritis

臨床的事項

一般細菌による股関節の感染症である．起炎菌として最も頻度の高いものは黄色ブドウ球菌（*staphylococcus aureus*）で，そのなかでも特にメチシリン耐性黄色ブドウ球菌（methicillin-resistant *Staphylococcus aureus*：MRSA）が重要である[1]．成人に起こることもあるが，その大半は股関節の術後の合併症として生じる．多くは新生児・乳児に発生し，しばしば診断が困難で遅延しがちであり，重篤な機能障害をまねく[1,2]．本項では，乳幼児の化膿性股関節炎について解説する．

一般的に，起炎菌が関節内に至る経路にはさまざまなものがある[3]（NOTE 6.1）．股関節の場合，多くは肺炎，中耳炎，臍帯炎などからの血行性感染によるが，臨床的に特記すべきは穿刺手技による直接感染で，特に新生児では，大腿静脈からの採血手技を契機に感染が引き起こされることがある．血行性感染の場合，初感染巣は大腿骨頸部の骨幹端に形成されるが，股関節では関節包が骨幹端に付着しているので，骨幹端の骨髄炎が直接関節内に波及しうる．さらに，乳幼児期には骨幹端と骨頭骨端を繋ぐ transphyseal vessel が残存しているので，骨幹端の感染は容易に骨頭骨端を経由して関節内に進展する．したがって，この時期の骨髄炎と関節炎は同一疾患と解釈すべきである[2]．

全身症状として，発熱，食欲不振，下痢，不機嫌などの非特異的所見を伴う．局所症状は自動運動・他動運動制限がみられ，進行すると股関節周囲の腫脹，熱感，発赤などの非特異的な炎症徴候を認めるようになる．また，"オムツ交換時の激しい啼泣"も重要な所見である．

血液検査では，白血球増多，赤沈亢進，CRP 高値を示す．

画像所見（BOX 6.1）

通常は，単関節炎として発症する．病巣は滑膜に初発し，この浮腫や増生，および滑液産生増多がみられる．細菌や白血球から放出される酵素により関節軟骨が破壊され，さらに進行すると骨破壊も生じる．関節液（≒膿）の貯留により関節内圧が上昇すると，循環障害により骨壊死が惹起される．終末期には，骨頭骨端核が消失し臼蓋も破壊され，病的脱臼を生じ，最後に線維化ならびに骨性強直（fibrous ankylosis, bony ankylosis）をきたす．これらの組織学的過程とそれに対応する画像所見を NOTE 6.2 に示す[3]．

関節軟骨の破壊がまだ惹起されない初期の段階で診断を確定するのは困難だが，幸いにしてこの時期に確定診断が得られ適正な抗菌薬投与がなされれば予後は良好で，機能障害を残すことなく治癒可能である．しかし，そうでない場合，骨頭骨端の破壊による成長障害や骨頭壊死，変形性股関節症〔5.1 変形性関節症（64頁）参照〕，著しい骨性強直などの障害を残す．したがって，画像診断において最も重要なことは，穿刺可能な関節液貯留があるかどうかを見極めることにつきる．

単純X線写真では，正面像で teardrop distance（NOTE 6.3）を計測するのが最も汎用される手法で，対側より 1〜2 mm 以上大きければ，有意な開大ありとする．また，骨萎縮や軟部組織の腫脹も早期所見として重要で，左右差に着目して判断する（図 6.1）．しかし，

NOTE 6.1　化膿性股関節炎における起炎菌が関節へ至る経路

1）血行性波及
2）近傍の骨髄炎からの直接波及
3）周囲軟部の感染巣からの直接波及
4）外傷や穿刺手技による直接波及
5）術後感染

NOTE 6.2　化膿性股関節炎の組織学的変化と対応する画像所見（文献3より，改変）

	病理所見	画像所見
初　期	滑膜の浮腫・増生，関節液増加　局所充血	軟部腫脹，関節裂隙開大，関節周囲骨粗鬆症
進行期	炎症性肉芽形成，関節軟骨破壊	関節裂隙狭小化
終末期	骨破壊，線維化・強直	骨侵食，骨性強直

NOTE 6.3　teardrop distance

股関節の単純X線写真正面像における臼蓋涙痕外側縁と大腿骨近位骨幹端内側縁の距離である．関節液が貯留すると関節裂隙が拡大し，この距離は増大する．

正確な正面像でないと判断に迷うことも少なくない．

　超音波検査，またはMRIによる関節液の直接描出は診断のキーポイントになる．超音波検査では，プローブを関節の腹側または外側で体軸と平行にあてた状態で，関節包が腹側に凸な形態を示す，または滑膜と大腿骨骨幹端の距離（ultrasonic joint space）が対側より1～2 mm以上の開大がある場合に，関節液増加があるとする（図6.2）．また，滑膜の肥厚や関節液の輝度上昇も本疾患を示唆する（図6.2）．

　MRIでは，貯留した関節液はT2強調像やSTIR像で著明な高信号を示す．肥厚した滑膜はT1強調像で低信号，T2強調像では高信号を示し，関節液と区別しにくいことも多いが，造影MRIでは増強効果を示し，明瞭に描出される（図6.2）．関節周囲の骨髄や軟部組織にも炎症波及による浮腫，増強効果を認める．ダイナミック造影MRIでは，骨頭骨端核の増強効果低下・遅延を認める[4]．

　上記した画像所見がひとつでもあれば，直ちに関節液の穿刺・培養をしなければならない．関節液の混濁や白血球増多を認めれば，臨床的に膿の存在が明らかになる．起炎菌が同定できれば診断が確定するが，同定できないことも多い．

　鑑別診断として重要なものに，単純性股関節炎〔7.2 単純性股関節炎（144頁）参照〕がある．小児の股関節痛の原因の代表的なもので，臨床的にしばしば本疾患と紛らわしい．両者の鑑

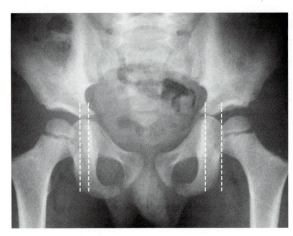

図 6.1　2 歳男児　化膿性股関節炎
単純 X 線写真正面像　左股関節（患側）の teardrop distance（破線間距離）は，右側（健側）より拡大している．関節液貯留が示唆される．（岡崎市民病院総合診療科　小山雅司先生のご厚意により，文献 2 より転載）

| **BOX 6.1** | **乳幼児の化膿性股関節炎の画像所見のポイント** |

単純 X 線写真：teardrop distance 開大（関節液貯留）
超音波検査：関節包が腹側に凸・滑膜と大腿骨骨幹端の距離（ultrasonic joint space）開大（関節液貯留），滑膜肥厚
MRI：関節液貯留，滑膜肥厚・増強効果，周囲の骨髄・軟部組織の浮腫・増強効果，ダイナミック造影 MRI で骨頭骨端核の増強効果低下・遅延

別のための臨床的指標として，Caird の予測因子がある[5]（NOTE 6.4）．画像上は，いずれの疾患においても関節液は増加し，滑膜は肥厚し，造影 MRI でその増強効果がみられる．しかし，単純性股関節炎では MRI での骨侵食像，骨髄の異常信号域・造影効果，ダイナミック造影 MRI での骨頭骨端核の増強効果低下・遅延を認めず，これらの特徴は本疾患との鑑別に役立つ[4]．

いずれにせよ，本疾患にかぎらず関節の感染症の診断プロセスにおいて，画像診断は補助的な役割をもつのみであり，確定診断には関節液の穿刺が不可欠であることを繰り返し強調しておきたい．特に，単純 X 線写真で骨に異常を認める場合はすでに手遅れといっても過言ではない．臨床的に本疾患を疑ったとき，"骨に異常はないから大丈夫ですよ"というのは禁句である．

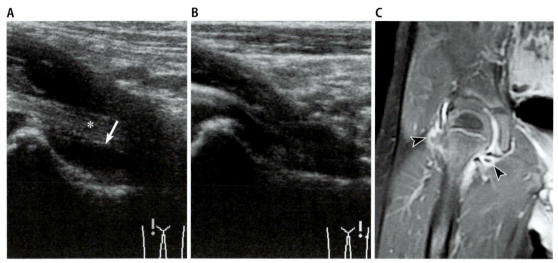

図 6.2 2 歳男児 化膿性股関節炎
A, B：超音波検査矢状断像〔A：右側（患側），B：左側（健側）〕，C：MRI，脂肪抑制造影 T1 強調冠状断像　右側（患側）の超音波検査（A）では，大腿骨前面の無エコー域が腹側（前方）に凸の形態を示す（A, →）．関節液増加を反映する所見である．左側（健側）（B）と比べて，滑膜が肥厚している（A, ＊）．造影 MRI（C）では，肥厚した滑膜に増強効果がみられる（C, ▶）．（岡崎市民病院総合診療科 小山雅司先生のご厚意により，文献 2 より転載）

> **NOTE 6.4**　単純性股関節炎と化膿性股関節炎の鑑別：
> Caird による 5 項目の予測因子
>
> ①体温＞38.5℃
> ②患肢荷重不可
> ③赤沈（1 時間値）＞40
> ④白血球＞12000 [/μL]
> ⑤CRP＞2.0 [mg/dL]
> このうち 3 項目が陽性なら 80％，4 項目を満たせば 90％で化膿性股関節炎と診断される．

治療・予後

可及的速やかに関節腔を切開し，排膿と洗浄を行う．その後数日間はドレーンを留置し，洗浄を続ける．さらに，血液検査で炎症反応が正常化するまで抗菌薬を全身投与する．脱水に対する補液，局所の安静と下肢の持続牽引も行われる．

　治療が不適切な場合には，大腿骨の近位骨端線が障害され，患肢の成長障害が生じる．この結果，患肢の短縮，股関節の亜脱臼による拘縮，骨頭変形に起因する変形性股関節症〔5.1 変形性関節症（64 頁）参照〕をきたす．関節の破壊や高度の変形をきたした場合には，股関節固定術や人工股関節全置換術が必要となることがある．

6.2 結核性関節炎
tuberculous arthritis

臨床的事項

結核は代表的な再興感染症（NOTE 6.5）のひとつで，本邦では新患登録者数は漸減しているものの，2014年の統計で年間1万9000人以上が登録されている．この数字は他の先進諸国と比較すると異様に高く，米国の5.5倍，ドイツの3倍である[6]．全結核患者のなかで，骨・関節結核は1〜3％程度とされている[7]．しかし，総罹患者数は決して少なくないので，日常診療では時に遭遇し，これが診断の端緒となることもある．骨・関節結核は，脊椎椎間板炎，関節炎，骨髄炎の3つに分類される．

結核性関節炎は，血行性感染，または近傍の骨髄炎からの直接波及に起因し，通常，単関節炎として生じる．股関節は膝関節とともに好発部位のひとつで，股関節炎は骨・関節結核の15〜20％を占める[8]．以前は小児に多いとされたが，現在では成人で発症する例が多い．

全身症状として倦怠感，食欲不振，微熱を伴うが，その程度はさまざまである．股関節痛は軽微で，膝関節痛を訴えることが多い．小児では"夜泣き"がみられることもある．患肢は屈曲・内転・内旋位拘縮し，見かけ上の短縮を示す．進行すると可動域制限が著明となり，終末期には強直をきたす．

血液検査では，赤沈が亢進し，ツベルクリン反応は陽性となる．ただし，ツベルクリン反応はBCG接種や非結核性抗酸菌症（non-tuberculous mycobacteriosis）による交差反応でも陽性となるので，特異性は高くない．

NOTE 6.5　再興感染症（re-emerging infectious disease）

世界保健機関（WHO）による定義（1990年）では，"かつて存在した感染症で，公衆衛生上ほとんど問題とならなくなっていたが，近年再び増加してきた，もしくは将来的に再び問題となる可能性がある感染症"の総称である．代表的疾患は結核のほか，マラリア，デング熱などが挙げられる．

類似の概念として新興感染症（emerging infectious disease）がある．WHOによる定義（1990年）では，"かつては知られていなかった，1970年以降に新しく認識された感染症で，局地的に，あるいは国際的に公衆衛生上の問題となる感染症"をさす．代表例は，AIDS，エボラ出血熱などがある．

画像所見（BOX 6.2）

単純X線写真上の古典的所見として，Phemister の3徴（① 緩徐な関節裂隙狭小化，② 関節辺縁優位の骨侵食像，③ 関節周囲の骨粗鬆症）が有名である（図 6.3）．特に，肉芽組織の増殖により関節非荷重部・辺縁に骨侵食像が生じることは，荷重部の関節軟骨破壊が先行する化膿性関節炎と対照的とされるが，現在では典型例に遭遇することはまれである[9]．

　MRI では，早期より関節液貯留，滑膜肥厚がみられる．関節液は乾酪壊死物質やフィブリンの析出，デブリを伴うために，T2 強調像で低〜高信号の混在した不均一な信号を示す（図 6.3）．滑膜肥厚も線維化や出血，乾酪壊死などを反映して，T2 強調像で不均一な信号を示し，造影 MRI で均一，または不均一な増強効果を認める（図 6.3）．しばしば，米粒体（rice body）（NOTE 6.6）とよばれる多数の粒状の関節内遊離体（loose body）がみられる（図 6.3）．特徴的な所見だが，関節リウマチ〔6.3 関節リウマチ（106頁）参照〕などの他の慢性関節炎でも認めることがある．関節軟骨や関節辺縁・関節面の骨の侵食，骨髄浮腫，周囲の軟部組織への進展もみられ，これらも増強効果を示す（図 6.3）．関節周囲の膿瘍形成が多いのも特徴である．壁は薄く，T2 強調像で低信号で，増強効果を示す[10]（図 6.3）．

　滑液包や腱鞘も結核に侵されやすい部位で，股関節においては転子/大殿筋滑液包（trochanteric/subgluteus minimus bursa）が好発部位である（図 6.4）．大転子（greater trochanter）へ波及すると（大転子結核），骨破壊や石灰化をきたし，骨腫瘍と紛らわしいことがある[11]（図 6.4）．

　鑑別診断として重要なものは，化膿性関節炎〔6.1 化膿性関節炎（98頁）参照〕と関節リウマチ〔6.3 関節リウマチ（106頁）参照〕である．関節リウマチでは，典型的には両側性関節炎をきたすが，初期には単関節炎を示すことがある．本疾患と比較して，化膿性関節炎では膿瘍壁が厚く不整になり，骨髄浮腫の範囲が広くなる傾向が，関節リウマチでは肥厚した滑膜の増強効果が不均一になる傾向がある[10]．これらの違いは鑑別の一助となる．

NOTE 6.6　米粒体（rice body）

肉眼的には，径数 mm 大の表面平滑な灰白色の粒である．組織学的には，中心に好酸性物質があり，フィブリンやコラーゲンで囲まれている．発生原因は，① 滑膜の微小梗塞，それによる脱落があり，それにフィブリンが沈着する，② 析出したフィブリンが塊になる，の2つの説があるが，内部に細胞成分は含まれておらず，② が有力かもしれない．MRI では，T1・T2 強調像ともに筋肉と比較して等〜低信号を示す．

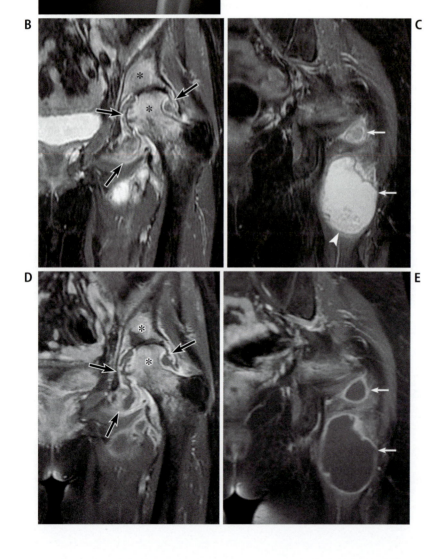

図 6.3 60 歳台女性　結核性股関節炎

A：単純 X 線写真正面像，B, C：MRI, STIR 冠状断像，D, E：脂肪抑制造影 T1 強調冠状断像　単純 X 線写真（A）で，上部の関節裂隙狭小化，関節辺縁優位の骨侵食像（A, →）がみられる．MRI, STIR 像（B）では，大腿骨・臼蓋側ともに関節軟骨や関節辺縁・関節面の骨の侵食，骨髄浮腫（B, ＊），および関節腔の内・外側部の不均一な高信号域（B, →）がみられる．背側の断面（C）では，股関節の背側と尾側で関節包と連続する液体貯留があり（C, 小矢印），低信号の粒状構造（米粒体）を含んでいる（C, ▶）．造影 MRI（D）では，大腿骨・臼蓋の骨髄浮腫領域の増強効果（D, ＊），および滑膜肥厚に相当する増強効果（D, →）がみられる．背側の断面（E）では，関節包から連続する液体貯留にも辺縁の薄い増強効果を認める（E, 小矢印）．

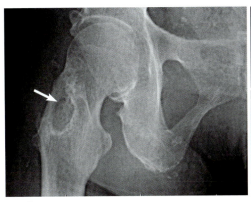
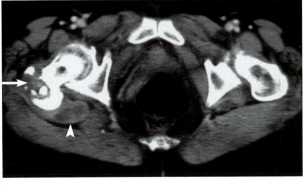

図 6.4 60 歳台女性 大転子結核と結核性転子/大殿筋滑液包炎
A：単純 X 線写真正面像，B：造影 CT　単純 X 線写真（A）で，大転子が破壊されている（A, →）．造影 CT（B）では，破壊された大転子（B, →）の背側に囊胞性病変（B, ▶）がみられ，辺縁が造影されている．（文献 11 より）

BOX 6.2　結核性股関節炎の画像所見のポイント

単純 X 線写真：Phemister の 3 徴（①緩徐な関節裂隙狭小化，②関節辺縁優位の骨侵食像，③関節周囲骨粗鬆症：古典的所見だがまれ）

MRI：米粒体やデブリを伴う関節液貯留（T2 強調像で不均一な信号），滑膜肥厚（T2 強調像で不均一な信号）・増強効果，関節軟骨や関節辺縁・関節面の骨の侵食，薄く均一な壁をもつ膿瘍形成，転子/大殿筋滑液包などの滑液包炎

治療・予後

抗結核薬の投与とともに局所の安静・牽引につとめる．手術療法は病巣の郭清，および股関節固定術が行われる．股関節固定術から相当の期間（20～30 年）が経過し，結核の病巣が消失している場合は，人工股関節全置換術も検討される[8]．

6.3 関節リウマチ
rheumatoid arthritis（RA）

臨床的事項

多関節炎を主徴とする全身性疾患である．好発部位は手足の小関節だが，股関節や膝関節などの大関節に生じることもある．本邦における有病率は約1.0%（患者数120万人）と推定されている[12]．好発年齢は30〜40歳台，男女比は約1：3である[13]．

組織学的には，滑膜の異常増殖とそれに伴う骨・軟骨の破壊が本体である．正常な滑膜は滑膜表層細胞（synovial lining cell）と結合組織から構成される．滑膜表層細胞は通常1〜3層であるが，本疾患ではこれらが重層化して6〜10層に及び，絨毛状の形態をなす．さらに，間質には毛細血管や細静脈が増生してうっ血・充血するとともに，リンパ球，形質細胞，マクロファージ，好中球などの炎症細胞浸潤を認める．このように増殖した滑膜はパンヌス（pannus）と称される．

活性化したマクロファージからは腫瘍壊死因子-α（tumor necrosis factor-α：TNF-α）やインターロイキン-1（interleukin-1：IL-1）などの炎症性サイトカインが産生される．これらは細胞のアポトーシスを抑制し，その結果，滑膜の異常増殖の一因となる．また，滑膜表層細胞からマトリックスメタロプロテアーゼ（matrix metalloprotease：MMP）の分泌を刺激し，軟骨の細胞外基質が分解される．さらに，炎症性サイトカインは骨芽細胞（osteoblast）に作用して破骨細胞分化誘導因子（receptor activator of nuclear factor κB ligand：RANKL）の発現を誘導し，その結果，破骨細胞（osteoclast）が活性化され，骨の吸収と破壊が進行する．

パンヌスによる骨侵食が最初に生じるのは，関節辺縁の軟骨に覆われていない部位（bare area）で，進行すると，より広範な骨破壊がみられる．滑膜は滑液包や腱鞘にも存在し，進行例ではこれらの部位にも炎症が波及し，腱の伸長や断裂を認める．

一般的な関節症状は，朝のこわばり（morning stiffness），疼痛，腫脹，可動域制限，動揺性である．股関節病変では，自発痛や圧痛，下肢短縮，歩行障害，および関節可動域（特に内旋・伸展・外転）制限がみられる．滑液包炎による股関節前面や大転子周囲の腫脹を認めることもある[14]．関節外症状は，37℃台の発熱，皮下のリウマトイド結節（rheumatoid nodule），上強膜炎，アミロイドーシス（6.6 アミロイド関節症（123頁）参照），間質性肺炎などが挙げられる．

血液検査では，赤沈が亢進し，CRPが陽性となる．白血球は正常，または軽度増加する．貧血の合併も多い．約8割でリウマトイド因子（rheumatoid factor：RF）が陽性となる．ただし，RFはほかの膠原病や肝疾患などでも高率に陽性化するので特異度は低く，注意を要する．一方，環状シトルリン化ペプチド（cyclic citrullinated peptide：CCP）に対する抗体（抗CCP抗体）は，感度はRFより劣るものの特異度が約90%と高い．

NOTE 6.7　関節リウマチ（RA）の分類基準 (文献 15〜17 より，一部改変)

1) **1987 年の米国リウマチ学会（American College of Rheumatology：ACR）による分類基準**

● 次の 7 項目のうち 4 つを満たせば RA と診断する．

① 少なくとも 1 時間以上持続する朝のこわばり

② 少なくとも，3 関節領域以上の同時腫脹，または同時関節液貯留

　（関節領域とは，左右近位指節間関節（proximal interphalangeal：PIP），中手指節関節（metacarpophalangeal：MCP），手関節，肘関節，膝関節，足関節および中足趾節関節（metatarsophalangeal：MTP）の 14 領域をいう）

③ 手関節，または MCP 関節，または PIP 関節領域の腫脹

④ 対称性関節炎

⑤ リウマトイド結節

⑥ 血清リウマトイド因子（rheumatoid factor：RF）高値

⑦ 手指，手関節に骨びらん（侵食）または骨脱灰を伴う典型的 X 線所見

2) **2010 年の米国リウマチ学会（ACR）と欧州リウマチ学会（The European League Against Rheumatism：EULAR）による分類基準**

● 他の疾患で説明できない少なくともひとつ以上の関節の腫脹（滑膜炎）があり，下記に示すスコアの合計が 6 点以上であれば RA と診断する．

A) 腫脹または圧痛のある関節数

大関節が 1 か所	0
大関節が 2〜10 か所	1
小関節が 1〜3 か所	2
小関節が 4〜10 か所	3
小関節を含み 11 か所以上	5

B) 自己抗体

RF，抗 cyclic citrullinated peptide（CCP）抗体ともに陰性	0
RF，抗 CCP 抗体いずれかが弱陽性	2
RF，抗 CCP 抗体いずれかが強陽性	3

C) 炎症反応

C 反応性蛋白（CRP），血沈ともに正常	0
CRP，血沈いずれかが異常高値	1

D) 罹病期間

6 週未満	0
6 週以上	1

（注釈）

1) 関節リウマチ（RA）に伴う典型的な骨びらんがあり，かつて上記分類を満たしたことがあれば RA としてよい

2) 鑑別診断として全身性エリテマトーデス，乾癬性関節炎，痛風などがあり，鑑別困難な場合は専門医に意見を求めるべき

（次頁につづく）

3) 5点以下の場合はRAに分類できないが，将来的にRAとして分類可能となる場合があるので必要に応じ再度評価する
4) 遠位指節間関節（distal interphalangeal：DIP），第1手根中手関節（carpometacarpal：CM），第1 MTP関節は評価対象外とする
5) 大関節とは，肩・肘・股・膝・足関節をいう
6) 小関節とは，MCP，PIP，第2〜5 MTP，および手関節をいう
7) 上記以外の関節（顎・肩鎖・胸鎖関節など）を含めてもよい
8) RF：正常上限以下を陰性，正常上限の3倍未満を弱陽性，正常上限の3倍以上を強陽性とする（定性検査での陽性は弱陽性としてスコア化する）
9) 陽性・陰性の判定は各施設における基準を使用する
10) 罹病期間：評価時点で有症状の関節について患者申告による

診断基準

分類基準としていくつか提唱されている．1987年に米国リウマチ学会（American College of Rheumatology：ACR）により提唱された分類基準（1987 ACR classification criteria）は，項目として，関節症状やRF，手の単純X線写真の所見による7項目が挙げられている[15,16]（NOTE 6.7）．2010年にACRと欧州リウマチ学会（The European League Against Rheumatism：EULAR）により共同改訂された分類基準（2010 ACR/EULAR classification criteria）は早期診断のための新しい基準であり，項目として，腫脹または圧痛のある関節数，自己抗体，炎症反応，罹病期間が挙げられている[15,17]（NOTE 6.7）．

画像所見 （BOX 6.3）

通常，両側対称性に異常がみられる（図6.5，図6.8）．単純X線写真では，初期にみられる所見は関節裂隙狭小化で，多くの場合，大腿骨頭が頸部の軸に沿って近位側へ偏位する（axial migration）．進行例では，骨頭が骨盤内へ突出したような形態をとる．骨頭が腸骨坐骨線（ilio-ischial line）よりも男性では3 mm以上，女性では6 mm以上骨盤内へ嵌入した状態は臼蓋底突出（protrusio acetabuli）と称され，RAに特徴的である（図6.5，図6.6）．これらの所見は，軟骨下骨嚢胞，骨頭・臼蓋圧潰，関節周囲骨粗鬆症を伴う[14]．まれに，変形性股関節症〔5.1 変形性関節症（64頁）参照〕と同様に，骨頭が上方へ偏位することがある．病変が長期に及ぶと軟骨下骨硬化を伴うことがあり，線維性強直に至るが，骨性強直をきたすことはまれである（図6.6）．なお，治療のためにステロイド投与を受けた症例では，しばしば大腿骨頭壊死症〔4.1 特発性大腿骨頭壊死症（40頁）参照〕を合併することがある．

MRIでは，単純X線写真で所見が明らかになる以前より滑膜肥厚や関節液貯留がみられ（図6.7），造影MRIで滑膜肥厚は増強効果を示す．関節軟骨，関節辺縁や関節面の骨の侵食も認める（図6.7）．初期病巣は手などの小関節にみられることが大半で，早期から股関節が侵されることはまれであり，日常臨床で股関節のMRIが撮像される機会は少ない．股関節病変で鑑別が問題となるものをNOTE 6.8に示した．

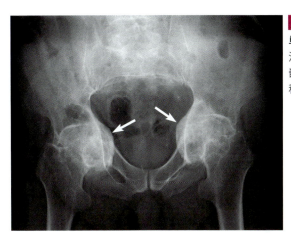

図 6.5 60歳台男性　関節リウマチによる股関節病変
単純 X 線写真正面像　両側股関節ともに関節裂隙はほぼ消失し，骨頭は頸部軸に沿って上内側へ偏位し，骨盤内へ嵌入している（臼蓋底突出：→）．これらの所見は左右対称である．

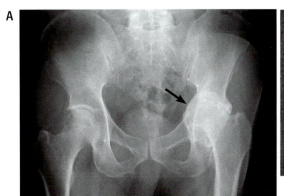
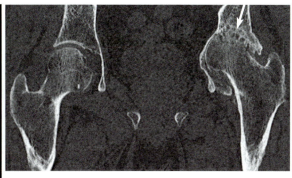

図 6.6 60歳台男性　関節リウマチによる股関節病変
A：単純 X 線写真正面像，B：CT, MPR 冠状断像　単純 X 線写真（A）で，左股関節に関節裂隙消失，臼蓋底突出（A, →）がみられる．CT（B）では，軟骨下骨囊胞，二次性変形性関節症による骨過形成を認め，骨性強直をきたしている（B, →）．

NOTE 6.8　関節リウマチによる股関節病変の鑑別診断
変形性股関節症
化膿性関節炎
結核性関節炎
色素性絨毛結節性滑膜炎
一過性大腿骨頭萎縮症

仙腸関節の病変はまれで，これは強直性脊椎炎に代表される脊椎関節炎（spondyloarthritis：SpA）とは対照的である．長期に経過した症例の約3割において，仙腸関節に何らかの異常所見がみられるが（図 6.8），通常無症状である．関節裂隙は軽度狭小化し，腸骨側優位

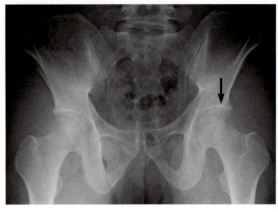
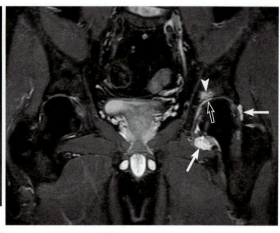

図 6.7 30 歳台男性　関節リウマチによる股関節病変
A：単純 X 線写真正面像，B：MRI, STIR 冠状断像　単純 X 線写真（A）で，左股関節に上部の関節裂隙狭小化がみられる（A, →）．MRI（B）では，同関節に頸部周囲の滑膜肥厚と関節液貯留を反映した高信号域を認める（B, →）．上内側部の関節軟骨菲薄化（B, 小矢印）と臼蓋の関節面骨侵食（B, ▶）もみられる．

BOX 6.3　関節リウマチによる股関節病変の画像所見のポイント

単純 X 線写真：関節裂隙狭小化，骨頭の近位側への偏位（進行例では臼蓋底突出），軟骨下骨囊胞，関節周囲骨粗鬆症，進行例では線維性強直，所見は左右対称，ステロイド投与に起因する骨頭壊死
MRI：滑膜肥厚・増強効果，関節液貯留，関節軟骨や関節辺縁・関節面の骨の侵食
早期から股関節が侵されることは少ない．
仙腸関節・恥骨結合病変はまれ（⇔強直性脊椎炎）

に境界明瞭な骨侵食像を認める．骨硬化像はないか，あっても軽度である．男性よりも女性で異常を認める頻度が高く，両側性（図 6.8），片側性のいずれもありうる．

　恥骨結合（pubic symphysis）の病変もまれで，これも SpA と対照的である．慢性期の症例でときに関節面骨侵食や関節裂隙狭小化を認めることがあるが，いずれも軽度で（図 6.8），無症状である．よく遭遇する合併症として恥骨結合近傍の脆弱性骨折〔9.4 骨盤ストレス骨折（224 頁）参照〕があり，これは退行期骨粗鬆症と同様の機序で生じる．

治療・予後

治療目標は，臨床症状の改善のみならず，関節破壊の抑制を介して身体機能障害の防止と長期生命予後の改善を目指すことにある．適切な患者指導，薬物療法，手術療法およびリハビリテーションの 4 つが治療の柱となる．

　薬物療法は従来型疾患修飾性抗リウマチ薬（conventional synthetic disease-modifying

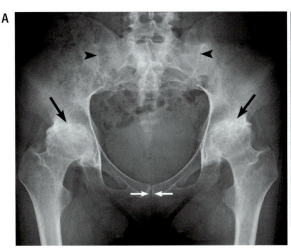 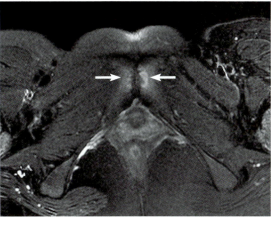

図 6.8 20 歳台女性　関節リウマチによる股関節・仙腸関節・恥骨結合病変
A：単純 X 線写真正面像，B：MRI，脂肪抑制 T2 強調横断像　単純 X 線写真(A)で，両側股関節に関節裂隙消失，軟骨下骨囊胞，軟骨下骨硬化がみられる(A, 大矢印)．両側仙腸関節は骨性強直をきたしている(A, ►)．恥骨結合にも軟骨下骨硬化を認める(A, 小矢印)．MRI(B)では，恥骨結合に関節面不整，軟骨下骨髄浮腫(B, →)を認める．これらの所見は左右対称である．

> **NOTE 6.9**　疾患修飾性抗リウマチ薬（DMARDs）
>
> 関節リウマチの免疫機構を修飾することにより関節破壊を抑制する作用を有する薬剤の総称．その由来により synthetic DMARDs（sDMARDs）と biological DMARDs（bDMARDs）の 2 種類に大別され，さらにそれぞれ 2 つに分けられ，conventional synthetic DMARDs（csDMARDs）と targeted synthetic DMARDs（tsDMARDs），biological originator DMARDs（boDMARDs）と biosimilar DMARDs（bsDMARDs）の 4 種類に分類される．代表的な csDMARDs は免疫抑制薬であるメトトレキサート（MTX）があり，これは有効性が極めて高く，現在のリウマチ治療の標準薬となっている．この他，免疫調節薬である金化合物（金剤：金チオリンゴ酸ナトリウム，オーラノフィン），SH 基剤（D-ペニシラミン，ブシラミン），サラゾスルファピリジンが含まれる．一方，bDMARDs にはインフリキシマブ，アダリムマブ，トシリズマブなどがある．

antirheumatic drug：csDMARDs）（**NOTE 6.9**），生物学的製剤（biological disease-modifying antirheumatic drug：bDMARDs），副腎皮質ステロイドの 3 種類を組み合わせて用いる（http://minds4.jcqhc.or.jp/minds/Rheumatoid_arthritis/med0064/illu02_01.html）．

　進行例では手術が考慮される．股関節の破壊が進行した症例においては，人工股関節全置換術の適応となる．その臨床成績は良好で，除痛効果に優れ，股関節機能は安定して維持され，長期間の耐用性も期待できる．

6.4 強直性脊椎炎
ankylosing spondylitis（AS）

臨床的事項

脊椎関節炎（spondyloarthritis：SpA）（NOTE 6.10）のひとつだが，最も頻度が高く，約60％を占める[18]．脊椎関節炎は，以前に血清反応陰性脊椎関節症（seronegative spondyloarthropathy）とよばれていた疾患群で，強直性脊椎炎，乾癬性関節炎（psoriatic arthritis），反応性関節炎（reactive arthritis），腸炎関連関節炎（inflammatory bowel disease-associated arthritis），分類不能型脊椎関節炎（undifferentiated spondyloarthritis）が含まれる[18〜21]（NOTE 6.11）．いずれも血清リウマトイド因子（rheumatoid factor：RF）や抗環状シトルリン化ペプチド（cyclic citrullinated peptide：CCP）抗体が陰性で，ほぼ共通した臨床所見，血液生化学所見，画像所見を示す．HLA-B27陽性者で発症頻度が高く，家族発生も多い[18,19]．SAPHO症候群（NOTE 6.12）も脊椎関節炎に含まれる疾患との見解もあるが，一般的なコンセンサスは得られていない[19]．

脊椎関節炎の病変の主体は，関節リウマチが関節腔内の滑膜炎であるのに対し，腱や靱帯の骨付着部（enthesis）の炎症（enthesitis）である[21〜25]（NOTE 6.13）．骨の辺縁に生じた炎症が線維軟骨（fibrocartilage）や軟骨下骨に及び，炎症の沈静化に伴い骨化し，最終的には骨性強直（bony ankylosis）をきたす．ソーセージ様の軟部組織腫脹を伴う指趾炎（dactylitis）をきたすこともある[25]．関節外症状は，眼病変（虹彩炎・ぶどう膜炎），腸炎などがある．

強直性脊椎炎では，仙腸関節や脊椎（体軸系）の病変がほぼ必発する．近年では，おもに体軸系を侵し炎症性腰痛をきたす脊椎関節炎は体軸性脊椎関節炎（axial spondyloarthritis：axial SpA）と総称される[21]．体軸性脊椎関節炎の診断において，仙腸関節炎の有無は重要である〔8.8 非感染性仙腸関節炎（195頁）参照〕．

通常，16〜35歳に症状が発現する[26]．男女比は2〜9：1で，男性に多い[18]．初発症状は腰背部や殿部の疼痛（炎症性腰痛），こわばりが多い．脊椎では椎間関節，椎体隅角・終板などが侵され，次第に靱帯骨棘（syndesmophyte）や椎間関節の骨性癒合が生じ，可動域制限をきたす[19]．仙腸関節以外の大関節では，特に股関節，肩関節に好発する[27,28]．

股関節病変は約1/3の症例で認める．付着部炎，滑膜炎（synovitis），骨炎（ostitis），骨髄病変，滑液包炎（bursitis）などがみられ，進行すると関節変形による機能障害をきたす．若年発症，脊椎・仙腸関節病変が重度である症例で発生しやすい[27]．疼痛は活動性の滑膜炎や付着部炎により生じることが多く，おもな症状は鼠径部痛や運動時の疼痛である[27]．

その他の脊椎関節炎では，股関節病変の頻度は低い．

NOTE 6.10 The European Spondyloarthropathy Study Group（ESSG）による脊椎関節炎の分類基準（ESSG classification criteria）
（文献21より，一部改変）

1. 炎症所見を伴う腰背部痛
2. 滑膜炎（非対称性・おもに下肢関節）
3. 以下の1項目以上
    A. 家族歴
    B. 乾癬
    C. 炎症性腸疾患
    D. 付着部炎
    E. 左右交互の殿部痛
    F. 仙腸関節炎
    G. 尿道炎・子宮頸管炎・急性下痢（関節炎発症の1か月以内）

上記1または2を満たし，かつ3の1項目以上を満たす．

NOTE 6.11 脊椎関節炎の鑑別のポイント

	強直性脊椎炎	乾癬性関節炎	反応性関節炎	腸炎関連関節炎
性差	男＞女	男≦女	男＞女	男＝女
発症年齢	15〜35歳	あらゆる年齢	20歳前後	あらゆる年齢
好発部位	脊椎・仙腸関節 股や肩などの大関節	指趾のDIP，PIP関節	足趾・踵骨（アキレス腱・足底筋膜付着部）	膝・足関節
股関節病変	多い	少ない	少ない	少ない
その他	仙腸関節炎がほぼ必発	乾癬 指全体の腫脹（ソーセージ指）	尿道炎・結膜炎	潰瘍性大腸炎・Crohn病などの腸粘膜病変

NOTE 6.12 SAPHO症候群の特徴

滑膜炎（Synovitis）：体軸系（脊椎・仙腸関節など），末梢の関節炎
痤瘡（Acne）：重症痤瘡（集積性痤瘡・汗腺膿瘍など）
膿疱症（Pustulosis）：掌蹠膿疱症（手・足に発生）
骨化症（Hyperostosis）：骨びらん・骨新生の混在，進行すると骨化（骨の肥厚・腫大）
骨炎（Osteitis）：無菌性（非感染性）の骨炎（鎖骨・上位肋骨などの前胸部に好発）

NOTE 6.13 腱・靱帯付着部(enthesis)・付着部炎(enthesitis)・付着部骨棘(enthesophyte)・付着部症(enthesopathy) （文献23より，一部改変）

腱や靱帯，関節包などの骨付着部は"enthesis"とよばれ，この部位の炎症が付着部炎である．enthesisは線維性（fibrous enthesis）と線維軟骨性（fibrocartilagenous enthesis）の2種類に分類される．前者は腱や靱帯が膜性骨化（membranous ossification）をきたす骨幹端や骨幹に付着するもの，後者は内軟骨性骨化（endochondral ossification）をきたす二次骨端（apophysis）や骨端に付着するものである．前者では腱，靱帯が骨に広く付着し，後者では腱，靱帯が線維軟骨に狭い範囲で付着する．以前は腱・靱帯付着部の単独の構造と考えられていたが，現在は関節滑膜や骨，骨膜，滑液包などの周囲組織と一連の構造物と考えられており，"enthesis organ"と称される．

付着部炎は，腱・靱帯の炎症のみならず，滑膜炎，骨膜炎（periostitis），滑液包炎，軟骨下骨の炎症なども引き起こす．腱・靱帯付着部骨棘は腱，靱帯の変性や骨増殖により靱帯付着部で骨化をきたしたもので，退行性変化などでもみられる．付着部症は炎症，変性，損傷などを含む付着部のあらゆる病変において用いられる．

画像所見 (BOX 6.4)

股関節病変は本疾患を特徴づける重要な所見のひとつである[27,28]．単純X線写真では，両側性が93％，両側対称性が73％で，びまん性の関節裂隙狭小化は50％に，辺縁の骨棘は58％にみられる[28]（図6.9）．早期には骨頭の外側縁に骨棘がみられ，関節辺縁である頸部を取り囲むように進展していく[28,29]．次いで，びまん性の関節裂隙狭小化が生じる．骨頭は上内側へ偏位し，最終的に臼蓋底突出（protrusio acetabuli）をきたす．進行例では軟骨下骨硬化，軟骨下骨嚢胞もみられ（図6.9），骨性強直（bony ankylosis）をきたすこともある[28]．これらの変化は不可逆性である．単純X線写真での股関節病変の重症度や進行度の評価には，Bath ankylosing spondylitis radiology hip (BASRI-hip) indexが広く用いられている[30,31]（NOTE 6.14）．

股関節を侵す疾患はいろいろあるが，各疾患の画像所見の特徴を知っておけば，鑑別は可能である（NOTE 6.15）．びまん性の関節裂隙狭小化と骨棘形成の組み合わせは強直性脊椎炎に特徴的ではあるが，カルシウムピロリン酸結晶沈着症〔6.5 ピロリン酸カルシウム結晶沈着症（117頁）参照〕やPaget病〔10.8 骨Paget病（260頁）参照〕，まれに変形性股関節症〔5.1 変形性関節症（64頁）参照〕でもみられることがある．股関節の異常所見に加えて，仙腸関節の骨侵食像や骨硬化像，骨性癒合などの仙腸関節炎の所見を両側性に認める場合には，強直性脊椎炎を考えるべきである[29]．

MRIは，特に活動性病変の同定に有用である[27,31]．急性期（活動期）には，付着部炎の所見，滑膜炎による滑膜肥厚や関節液貯留，軟骨下骨髄浮腫がみられる．これらは脂肪抑制T2強調像やSTIR像で高信号を示し，造影MRIで関節液以外は増強効果を示す[31]（図6.10）．慢性期には，軟骨下骨侵食，関節周囲の骨髄の脂肪髄増加がみられ，骨性強直があると臼蓋と骨頭の骨髄が連続する[31]．

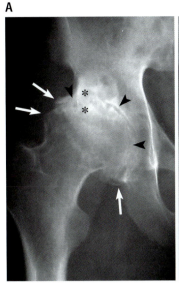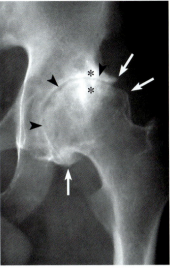

図 6.9 30 歳台男性
強直性脊椎炎による
股関節病変

単純 X 線写真正面像（A：右側，B：左側）
両側ともにびまん性の関節裂隙狭小化（AB，▶），軟骨下骨囊胞・骨硬化（AB，＊），辺縁の骨棘（AB，→）がみられる．骨粗鬆化はほとんど認めない．これらの所見は左右対称である．（長崎大学大学院医歯薬学総合研究科放射線診断治療学 上谷雅孝教授のご厚意による）

NOTE 6.14 Bath ankylosing spondylitis radiology hip (BASRI-hip) index

scale 0. 正常
1. 疑い：限局性の関節裂隙狭小化
2. 軽度：びまん性の関節裂隙狭小化（2 mm 以上）
3. 中等度：びまん性の関節裂隙狭小化（2 mm 以下），2 cm 以下の範囲の関節裂隙消失
4. 重度：関節の変形，2 cm 以上の範囲の関節裂隙消失

BOX 6.4 強直性脊椎炎による股関節病変の画像所見のポイント

単純 X 線写真：ほとんどは両側性，多くは両側対称性，びまん性の関節裂隙狭小化，骨頭-頸部移行部を取り巻く骨棘，軟骨下骨硬化，軟骨下骨囊胞，臼蓋底突出，ときに骨性強直

MRI：
　急性期（活動期）；付着部炎（付着部の異常信号・増強効果），滑膜炎（関節液貯留，滑膜肥厚・増強効果），軟骨下骨髄浮腫・増強効果
　慢性期；軟骨下骨侵食，関節周囲の骨髄の脂肪髄増加，ときに骨性強直（臼蓋と骨頭の骨髄連続）

治療・予後

治療は関節リウマチに準ずる．非ステロイド性抗炎症薬，ステロイド剤（プレドニゾロンなど），免疫抑制剤（サラゾスルファピリジン，メトトレキサートなど），腫瘍壊死因子（tumor necrosis factor：TNF）阻害薬（インフリキシマブなど）を用いる．特にTNF阻害薬は活動期の疼痛を緩和させ，関節の機能障害を防止する効果がある[20]．

　予後はさまざまだが，高度の機能障害をきたし人工関節置換術などの関節形成術が必要となる場合もある．その頻度は特に若年発症の症例で高い[27]．

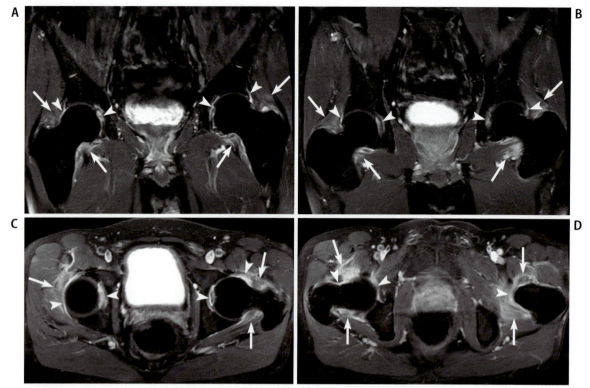

図 6.10 40 歳台男性　強直性脊椎炎による股関節病変

A, B：MRI，造影脂肪抑制 T1 強調冠状断像，C, D：横断像　両側股関節周囲の腱や靱帯付着部に増強効果がみられ，付着部炎の所見である（→）．両側股関節内にも増強効果がみられ，円靱帯の炎症や滑膜炎による滑膜肥厚を反映する（▶）．

NOTE 6.15　強直性脊椎炎による股関節病変の鑑別診断 （文献 28 より，一部改変）

疾患	分布	骨頭偏位	骨棘形成	その他
強直性脊椎炎	両側対称性	軸位方向	骨頭-頸部移行部を取り巻く	囊胞，骨性強直，臼蓋底陥凹
関節リウマチ	両側対称性	軸位方向	まれ	関節周囲の骨粗鬆化，骨侵食，臼蓋底陥凹
変形性股関節症	一側性または両側性	おもに上外側（一部で内側）	臼蓋・大腿骨の外内側部	骨硬化，囊胞，頸部内側の骨皮質肥厚（buttressing）
ピロリン酸関節症	両側性，対称性または非対称性	軸位方向	臼蓋・大腿骨の外内側部	骨硬化，囊胞，骨頭圧潰・分節化，軟骨石灰化

6.5 ピロリン酸カルシウム結晶沈着症
calcium pyrophosphate dihydrate (CPPD) crystal deposition disease

臨床的事項

ピロリン酸カルシウム（calcium pyrophosphate dihydrate：CPPD）結晶が沈着する病態を包括した疾患である．軟骨石灰化症（chondrocalcinosis）の名称も用いられるが，これは画像や病理所見で石灰化が関節の硝子軟骨（hyaline cartilage），線維軟骨（fibrocartilage）などに生じた病変をさす．これらの石灰化のほとんどがCPPD結晶沈着であるため，この名称でもよばれる[32,33]．CPPD結晶は補正偏光顕微鏡下で弱い正の複屈折性，または非複屈折性を示す単斜，または三斜晶系結晶である．

高齢者に好発し加齢とともに増加する．若年者には少ないが，副甲状腺機能亢進症（hyperparathyroidism），ヘモクロマトーシス（hemochromatosis），低マグネシウム血症，低リン血症などの代謝性疾患に合併することが多く，家族性のものもある[34〜36]．

無症候性病変（図6.11）の頻度は，65〜75歳では約10〜15%，85歳以上では約30〜50%である[33,35]．関節痛や関節炎をきたす病態には，偽痛風（pseudogout）（図6.12），結節性偽痛風（tophaceous pseudogout）（図6.13），ピロリン酸関節症（pyrophosphate arthropathy）（図6.14）などがある．欧州リウマチ学会（European League Against Rheumatism recommendations：EULAR）が推奨するCPPD結晶沈着症の臨床分類では，無症候性，変形性関節症を伴うもの，急性関節炎（いわゆる偽痛風発作），慢性炎症性関節炎の4型に分けられる[37]．

画像所見 （BOX 6.5）

ほとんどが関節や関節周囲に生じ，おもに硝子軟骨，線維軟骨，滑膜，関節包が侵される．特に好発する部位は，膝関節，手関節，脊椎（軸椎歯突起周囲や椎間板），肘関節，顎関節などだが，股関節，仙腸関節，恥骨結合にもよくみられる[32,33]（図6.11〜図6.14）．多関節や両側対称性に生じることが多い（図6.11，図6.14）．腱，靱帯，滑液包にも発生することがあり，股関節周囲や骨盤では内転筋腱（adductor tendon），大腿直筋腱（rectus femoris tendon），ハムストリングス筋腱（hamstring tendon）に好発する[32,33]．

単純X線写真は，関節内，関節周囲の石灰化の同定に有用である[38]．関節軟骨の石灰化は軟骨下骨に沿う薄い線状石灰化として（図6.11，図6.14），関節滑膜の石灰化は関節辺縁の雲状石灰化として（図6.14），関節包の石灰化は関節辺縁を取り囲む淡いまたは不整な線状石灰化として描出される[32,33]．関節内石灰化が広範囲に及ぶと，滑膜骨軟骨腫症〔11.2 滑膜骨軟骨腫症（303頁）参照〕と類似することがある[32,33]（NOTE 6.16）．線維軟骨の石灰化は，股関節では関節唇（labrum）に生じ臼蓋外側縁に沿う三角形状石灰化として，恥骨結合では円板（disc）に生じ関節裂隙の線状石灰化として（図6.11），描出される[32,33,36]．仙腸関節，恥骨結合では，関節面骨侵食，軟骨下骨硬化，軟骨下骨嚢胞を伴うこともある[32,33]．

腱や靱帯の石灰化は，骨の付着部から遠位側へ伸びる線状・点状石灰化としてみられる．石灰沈着性腱炎〔ハイドロキシアパタイト結晶沈着症（hydroxyapatite crystal deposition disease）〕〔8.6 石灰沈着性腱炎（184頁）参照〕との鑑別が必要だが，この石灰化はより均一ま

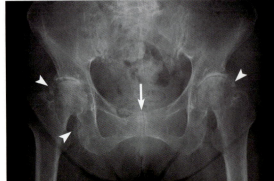
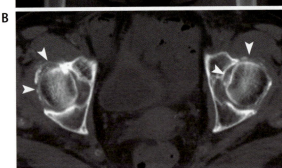
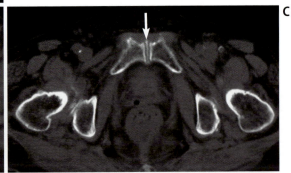

図6.11 90歳台女性
CPPD結晶沈着症（軟骨石灰化症）
A：単純X線写真正面像，B, C：CT　単純X線写真（A）で，両側股関節の辺縁に淡い石灰化（A, ▶）が，恥骨結合の関節裂隙に線状石灰化（A, →）がみられる．CT（B, C）では，石灰化はより明瞭で，股関節の石灰化はほとんどが骨頭表面（軟骨下骨）に沿う線状形態を示し（B, ▶），主体は関節軟骨の石灰化と考えられる．恥骨結合の線状石灰化は円板の石灰化であることが明らかである（C, →）．

BOX 6.5　CPPD結晶沈着症による股関節・骨盤病変の画像所見のポイント

1) 軟骨石灰化症

　単純X線写真，CT：関節内・関節周囲の石灰化
　　関節軟骨；軟骨下骨に沿う薄い線状石灰化
　　関節滑膜；関節辺縁の雲状石灰化
　　関節包；関節辺縁を取り囲む淡いまたは不整な線状石灰化
　　臼蓋関節唇；臼蓋外側縁に沿う三角形状石灰化
　　恥骨結合の円板；関節裂隙の線状石灰化
　　腱・靱帯；骨付着部から遠位側へ伸びる線状・点状石灰化
　MRI：石灰化が低信号（T2*強調像で最も明瞭）

2) 偽痛風

　軟骨石灰化症の画像所見に加えて
　MRI：滑膜肥厚，関節液貯留，周囲の軟部組織浮腫・腫脹

3) 結節性偽痛風

　単純X線写真，CT：関節外・特に関節周囲軟部組織の結節状・腫瘤状石灰化（内部は微細・顆粒状），骨侵食像

4) ピロリン酸関節症

　単純X線写真，CT：
　　上外側部優位またはびまん性の均一な関節裂隙狭小化（それぞれ変形性股関節症，関節リウマチと類似）
　　骨棘形成の頻度が低い，軟骨下骨嚢胞が大きく数が多い（変形性股関節症との鑑別点）
　　骨・関節破壊（神経病性関節症，大腿骨頭壊死症や感染性関節炎に続発した関節破壊と類似）

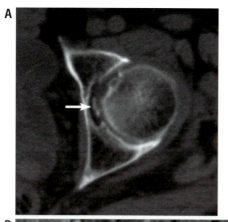
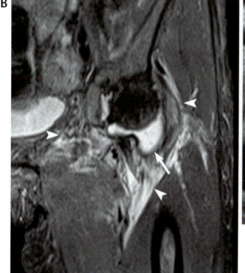
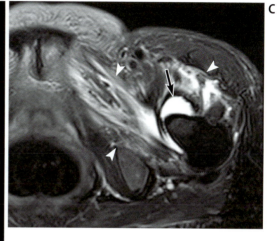

図6.12 70歳台女性　CPPD結晶沈着症（偽痛風）
A：CT，B：MRI, STIR冠状断像，C：脂肪抑制T2強調冠状断像　CT（A）で，寛骨臼窩に線状石灰化がみられる（A, →）．MRI（B, C）では，関節液貯留（BC, 大矢印），関節周囲の軟部組織浮腫（BC, ▶）を認める．

たは雲状，高濃度，結節状を示し，本疾患の石灰化とは性状が異なる[33,38]．軟骨石灰化はまれで，これも鑑別に役立つ[33]（NOTE 6.16）．

　CTでは，単純X線写真よりも石灰化の描出が明瞭で，単純X線写真で同定できない石灰化の描出も可能である（図6.11〜図6.14）．

　MRIでは，石灰化は低信号を示す．描出困難なこともよくあるが，T2*強調像で最も明瞭である[39,40]．

　偽痛風は痛風に似た激痛や発赤腫脹が生じる急性関節炎である．関節腔に流入したCPPD結晶がマクロファージに貪食され，サイトカインが放出されることにより炎症が生じる．有症状の症例の約10〜20％を占める[33]．通常は単関節炎として生じ，一過性で自然緩解をきたすが，反復性のこともある．膝関節に多いが，股関節にもよくみられる．MRIでは，関節

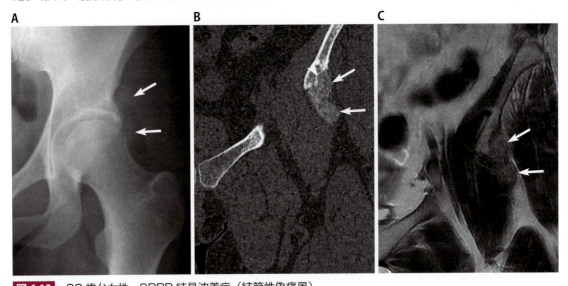

図 6.13 30歳台女性　CPPD 結晶沈着症（結節性偽痛風）
A：単純 X 線写真正面像，B：CT, MPR 冠状断像，C：MRI, T2 強調冠状断像　単純 X 線写真（A）で，股関節外側に上下に細長い結節状石灰化がみられる（A, →）．CT（B）では，石灰化はより明瞭で，内部は微細・顆粒状を示し（B, →），隣接する臼蓋の骨侵食像を伴うことがわかる（B, ▶）．MRI（C）では，石灰化は筋肉より若干高い信号を示す（C, →）．

の滑膜肥厚，関節液貯留，周囲の軟部組織の炎症波及による浮腫・腫脹がみられる（図6.12）[41]．臨床的に化膿性関節炎〔6.1 化膿性関節炎（98頁）参照〕との鑑別が重要だが，画像による関節内石灰化の描出や関節液の CPPD 結晶の証明が診断のポイントになる（図6.12）．

関節外，特に関節周囲の軟部組織に結節状・腫瘤状石灰化をきたすこともあり，結節性偽痛風とよばれる[32,33]．手指，肘関節や顎関節の周囲に生じることが多いが，股関節周囲にもみられる[42,43]．単純 X 線写真，CT では，石灰化の内部が微細・顆粒状であることが特徴で[32,33]，隣接して骨侵食像を認めることもある[32,42]（図6.13）．結節性痛風（tophaceous gout），腫瘤状石灰化症〔11.3 腫瘤状石灰化症（307頁）参照〕，長期透析患者に生じる異所性骨化などに類似し，石灰化・骨化をきたす軟部腫瘍との鑑別も必要である（NOTE 6.16）．

ピロリン酸関節症は膝関節に好発するが，股関節にもよくみられる．単純 X 線写真，CT では，上部優位の関節裂隙狭小化がみられ，変形性股関節症〔5.1 変形性関節症（64頁）参照〕と類似することもあるが，骨棘形成の頻度が低いこと，軟骨下骨嚢胞がより大きく多いことなどが鑑別点となる[33]（図6.14）．関節リウマチ〔6.3 関節リウマチ（106頁）参照〕などの炎症性関節炎と類似した均一な関節裂隙狭小化をきたすこともある[36]．骨・関節の破壊が著明で，神経病性関節症〔neurogenic arthropathy, Charcot 関節（Charcot joint）〕，大腿骨頭壊死症〔6.1 特発性大腿骨頭壊死症（40頁）参照〕，感染性関節炎による関節破壊と類似することもある[32,33,36]．単純 X 線写真上，明らかな石灰化を認めず，診断困難な場合もある（NOTE 6.17）．

6.5 ピロリン酸カルシウム結晶沈着症 121

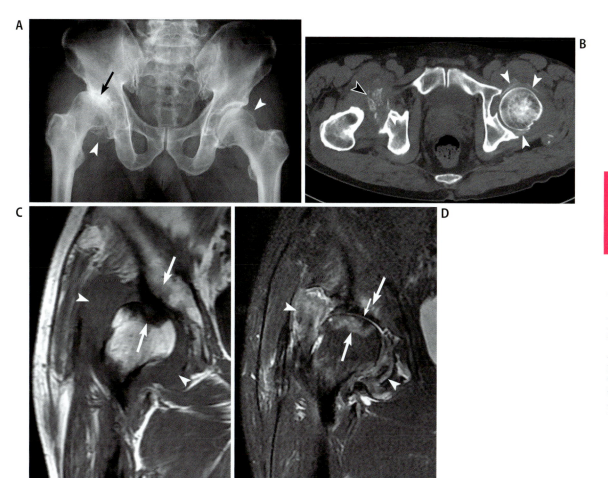

図6.14 70歳台男性 CPPD結晶沈着症（ピロリン酸関節症）
A：単純X線写真正面像，B：CT，C：MRI, T1強調冠状断像（右側），D：脂肪抑制T2強調冠状断像（右側）
単純X線写真（A）で，両側股関節の辺縁に淡い石灰化がみられる（A, ▷）．右側では，上部の関節裂隙狭小化（A, →），軟骨下骨硬化もみられるが，骨棘形成を認めない．CT（B）では，右側で関節下部の不均一な石灰化（B, ▶）が，左側で骨頭表面（軟骨下骨）に沿う線状石灰化（B, ▷）が描出されており，それぞれ関節滑膜，関節軟骨の石灰化と考えられる．右側のMRI（C, D）では，T1強調像で低信号を，脂肪抑制T2強調像（D）で不均一な高信号を示す高度の滑膜肥厚がみられ（CD, ▷），上部の関節軟骨欠損（D, 小矢印），軟骨下の骨硬化や骨髄浮腫を示す信号（CD, 大矢印）を伴っている．

NOTE 6.16 CPPD結晶沈着症の鑑別診断 (文献32, 33, 36より, 一部改変)

滑膜性骨軟骨腫症
カルシウムハイドロキシアパタイト結晶沈着症
腫瘍状石灰化症
長期透析患者に生じる異所性骨化
離断性骨軟骨炎 (osteochondritis dissecans)
感染性関節炎 (特に結核性)
進行性全身性強皮症 (progressive systemic sclerosis：PSS)
石灰化・骨化をきたす軟部腫瘍

NOTE 6.17 ピロリン酸関節症の鑑別診断

神経病性関節症 (Charcot関節)
感染性関節炎
痛風性関節炎 (gouty arthritis)
関節リウマチ
変形性関節症

治療・予後

現在CPPD結晶の沈着や溶解などの治療法はなく，急性発作に対する保存療法が中心となる[34,35,44]．非ステロイド性抗炎症薬による治療が基本で，ステロイドも使用される．痛風に用いられるコルヒチンが使用されることもある[34,35,44]．関節液増加に対しては，穿刺吸引が行われ，ステロイドの関節内注入が著効する．

結節性偽痛風では，特に有症状例は手術療法が施行される．

CPPD結晶関節症に対しては，変形性股関節症の治療に準ずる〔5.1 変形性関節症（64頁）参照〕．

6.6 アミロイド関節症
amyloid arthropathy

臨床的事項

アミロイドーシス（amyloidosis）は原発性と続発性に分類される．原発性の多くは多発性骨髄腫（multiple myeloma）に関連して生じるが，関節リウマチ〔6.3 関節リウマチ（106頁）参照〕，長期人工透析などに合併する続発性のものが多い[45,46]．

アミロイドはコンゴーレッド染色で橙色に染色され，偏光顕微鏡下で橙色，黄緑色の複屈折を示すタンパク質である．長期透析患者では，従来まで使用されてきた透析膜では除去されない β_2-microglobulin（β_2-MG）を前駆タンパク質とするアミロイドが全身の種々の臓器に沈着する[45〜47]．通常は透析歴10年以上で症状がみられる．

滑膜，腱，靱帯，骨髄などにも親和性を有しており，これらの組織へ沈着し，さまざまな骨・関節症をきたす．特に靱帯や関節包の骨付着部に多くみられる．通常は多関節に起こり，両側対称性のことが多い[48]（図6.15，図6.16，図6.18）．好発部位は肩関節，股関節，膝関節，手関節である[48,49]．脊椎，特に頸椎・腰椎に発生する破壊性脊椎関節症（destructive spondyloarthropathy）もおもにアミロイド沈着が関与している[50]．手根管（carpal tunnel）内に沈着することで生じる手根管症候群（carpal tunnel syndrome）は，長期透析患者で手術が必要とされる病態として最も頻度が高い[49]．そのほか，手指の屈筋腱や腱鞘滑膜への沈着によって生じる弾発指（ばね指：trigger finger）や腱の断裂なども生じる[49]．

画像所見（BOX 6.6）

単純X線写真では，関節内や関節周囲（滑膜，靱帯，腱など）へのアミロイド沈着を反映する関節周囲の軟部組織腫脹，骨粗鬆症，関節辺縁の関節軟骨に覆われていない骨（bare area）優位の囊胞状骨侵食がみられる[48〜52]（図6.15，図6.17）．骨侵食の好発部位は大腿骨頭下〜頸部外側部や臼蓋の前外側部，大腿骨頭窩（fovea capitis femoris）〔円靱帯（round ligament）付着部〕である[50]（図6.15，図6.17）．境界明瞭，ときに多房性で，薄い硬化縁を伴うことが多く，通常は多発性に生じる[48〜52]（図6.15，図6.17）．その数，大きさは透析期間が長くなるにつれて，増加，増大を示す[51,52]．関節裂隙は保たれることが多く，骨棘，軟骨下骨硬化はみられない[48]．骨侵食に伴う骨の脆弱化により病的骨折をきたすこともあり，骨頭下〜頸部で好発する[53,54]（図6.17）．

CTでは，関節内，関節周囲の沈着部が均一な軟部組織濃度を示す病変としてみられ，腫瘤状を示すこともある（図6.15，図6.16）．骨侵食，病的骨折は単純X写真よりも明瞭に描出される（図6.15，図6.17）．

MRIでは，関節内，関節周囲の沈着部が最も明瞭に描出される[55,56]．アミロイドはコラーゲン類似の無構造の蛋白線維の塊であるために，T1・T2強調像で低信号を示す[55,56]（図6.15〜図6.18）．T2*強調像では軽度の高信号を示し，低信号を示すヘモジデリンや石灰化との鑑別が可能である[56]（図6.15）．T2強調像では沈着の分布状態や滑膜炎による修飾が加わり，中等度信号や高信号の混在した不均一な信号になることもある．腱，靱腱への沈着は，低信号のままでの腫大，肥厚を示す（図6.16）．関節周囲の滑液包に沈着し，滑液包炎

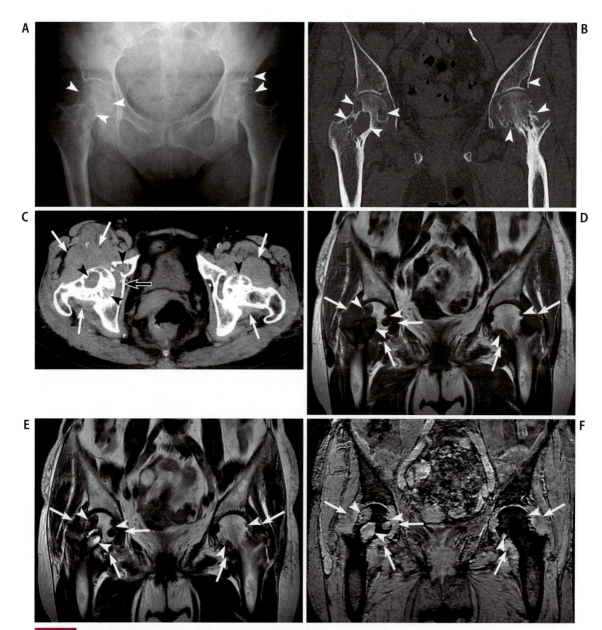

図 6.15 60 歳台女性　透析に伴うアミロイド股関節症

A：単純 X 線写真正面像，B：CT, MPR 冠状断像(骨条件)，C：CT(軟部条件)，D：MRI, T1 強調冠状断像，E：T2 強調冠状断像，F：T2*強調冠状断像　単純 X 線写真(A)で，両側股関節に辺縁優位の硬化縁を伴う囊胞状骨侵食がみられ，右大腿骨頭辺縁〜頸部で強い(A, ▶)．関節裂隙は保たれており，骨棘や軟骨下骨硬化を認めない．骨条件の CT (B)では，囊胞状骨侵食が明瞭に描出されている(B, ▶)．軟部条件の CT(C)では，両側関節内〜前部関節周囲に均一な軟部組織濃度の病変がみられ，関節周囲病変は腫瘤状を示す(C, →)．骨侵食部もこれと等濃度である(C, ▶)．MRI (D〜F)では，関節内〜関節周囲病変(D〜F, →)，骨侵食部(D〜F, ▶)ともに T1 強調像(D)で低信号を，T2 強調像(E)で大部分が低信号，一部が高信号を示し，T2*強調像(F)では全体が筋肉に近い信号で，低信号域を認めない．

6.6 アミロイド関節症

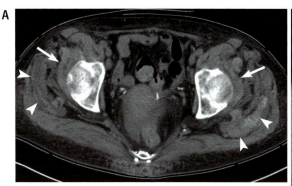
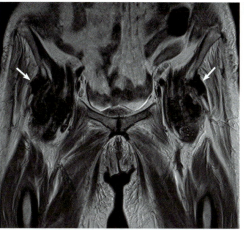
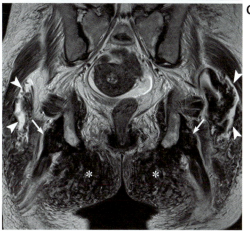

図 6.16 60歳台女性
透析に伴うアミロイド股関節症

A：CT, B, C：MRI, T2強調冠状断像　CT（A）で，両側股関節の関節内に軟部組織濃度の病変がみられる（A, →）．右側の大殿筋，腸脛靱帯と股関節の間，左側の大殿筋と股関節の間に低〜やや高濃度の扁平な腫瘤状病変がみられ（A, ▶），転子/大殿筋滑液包炎に相当する．MRI, T2強調冠状断像（B, C）では，両側の大腿直筋腱，ハムストリング腱は低信号のままで腫大している（BC, 小矢印）．両側の転子/大殿筋滑液包炎は，壁が厚く不整で低信号を示す囊胞性病変としてみられる（C, ▶）．殿部の皮下脂肪にも低信号域を認める（C, ＊）．

| NOTE 6.18 | アミロイド股関節症の鑑別疾患 |

色素性絨毛結節性滑膜炎：単関節性で，T2*強調像にてヘモジデリンによる低信号がみられる．

滑膜骨軟骨腫症：単関節性で，多数の石灰化・骨化結節がみられる．軟骨成分がT2強調像で高信号を示す．

関節リウマチ：多関節性で，びまん性の均一な関節裂隙狭小化がみられる．米粒体を伴うことがある．

結核性関節炎：通常単関節性で，関節裂隙は保たれやすい．関節液，肥厚滑膜はT2強調像で低・高信号が混在し，不均一である．米粒体を伴うことがある．

血友病性関節症（hemophilic arthropathy）：多くは多関節性で，関節裂隙は保たれやすい．T2*強調像でヘモジデリンによる低信号がみられる．

痛風性関節炎（gouty arthritis）：通常は多関節性で，足・指に好発する．"overhanging edge"とよばれる骨侵食像がみられる．

偽痛風性関節炎：通常は多関節性で，ほとんどが石灰化を伴う．

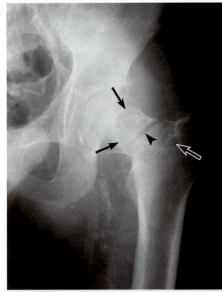
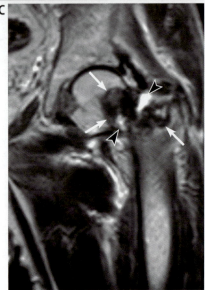
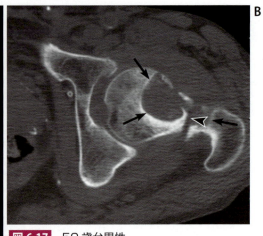

図6.17 50歳台男性
骨折を合併したアミロイド股関節症
A：単純X線写真正面像，B：CT，C：MRI，T2強調冠状断像　単純X線写真（A），CT（B）で，大腿骨頸部に薄い硬化縁を伴う大きな囊胞状骨侵食像がみられる（AB, →）．このほぼ中央で骨折をきたしている（AB, ▶）．MRI（C）では，骨侵食部は低信号を示す（C, →）．骨折部は液体貯留や肉芽を反映して，高信号に描出されている（C, ▶）．

BOX 6.6　アミロイド股関節症の画像所見のポイント

単純X線写真：関節周囲の軟部組織腫脹・骨粗鬆症，関節辺縁優位の囊胞状骨侵食（境界明瞭・ときに多房性・薄い骨硬化縁・多発性），関節裂隙は保たれやすい，ときに病的骨折

CT：関節内・関節周囲の軟部組織濃度病変（ときに腫瘤状），囊胞状骨侵食・病的骨折の詳細

MRI：関節内・関節周囲の異常信号病変（T1・T2強調像で低信号，T2*強調像で軽度高信号，ときに腫瘤状），腱・靱帯肥厚・腫大，滑液包炎（T2強調像で壁が低信号で厚く不整な囊胞性病変）

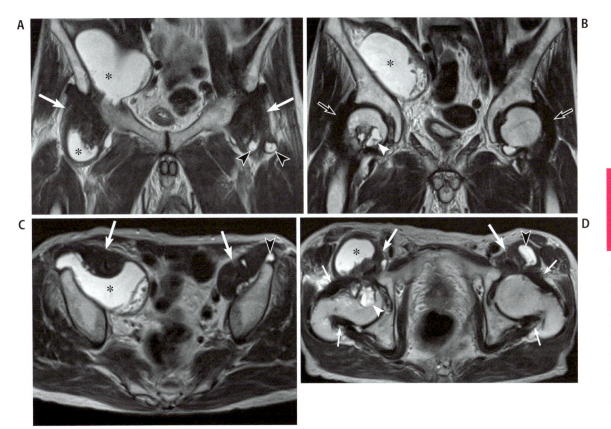

図 6.18 60 歳台男性　アミロイド股関節症
A, B：MRI, T2 強調冠状断像，C, D：T2 強調横断像　右股関節の前方〜前上方に囊胞性病変がみられ（A〜D，＊），アミロイド沈着により腫大した腸腰筋（ACD，大矢印）に沿って進展している．内部に結節状・隔壁状の低信号を含んでいる．左股関節の前方にも同様の小さな囊胞性病変を認める（ACD，▶）．腸恥/腸腰筋滑液包炎の所見である．両側股関節にも低信号の病変がみられる（BD，小矢印）．右大腿骨頸部には囊胞状骨侵食がみられる（BD，▷）．

〔8.2 滑液包・滑液包炎（166 頁）参照〕をきたすこともある[55]．T2 強調像で壁が低信号で厚く不整な囊胞性病変としてみられる[50]（図 6.16，図 6.18）．殿部皮下脂肪に沈着し，境界不明瞭な低信号域として認めることもある[57]（図 6.16）．

鑑別診断は関節近傍の骨の囊胞状変化を示すいろいろな疾患が挙げられる（NOTE 6.18）．

治療・予後

透析アミロイドーシスの全般的な治療として，透析液の清浄化，血液濾過透析，β_2-MG 吸着カラム併用などの血液浄化療法の改善が主体となる．近年，これらの透析療法の改善により，頻度や重症化する症例が減少傾向にある[46,47]．β_2-MG 吸着カラム使用は重症例が適応となる．これらの治療でも増悪する症例には手術療法が必要となる[47]．

6.7 人工股関節合併症
complication of hip arthroplasty

臨床的事項

人工股関節置換術は，変形性股関節症〔5.1 変形性関節症（64頁）参照〕を筆頭にいろいろな股関節疾患に対して，全世界で毎年約150万人に施行されている[58]．人工関節の耐用年数は近年では15～20年程度であり，60歳代以上を対象に置換術を施行することが望ましいとされている．

現在の人工股関節は，臼蓋側がカップとライナー，大腿骨側がヘッドとステムで構成されている（図6.19）．カップとステムは強度と骨親和性に優れる金属で，おもにチタンが用いられる．関節面では低摩擦性が求められ，ライナーは超高分子ポリエチレン，ヘッドはコバルトクロムなどが多い．つまり関節面はポリエチレンと金属の組み合わせが現在のスタンダードである[59]．インプラントの固定にはセメントを用いる方法（セメント固定）と用いない方法（セメントレス固定）がある．現在では臼蓋カップはセメントレス固定，大腿骨ステムはセメント固定またはセメントレス固定が施行されることが多い[60]．

画像所見 （BOX 6.7）

人工股関節の合併症には，さまざまなものがある[58,61~68]（NOTE 6.19）．

緩み（loosening）は，摩耗粉（ライナーとヘッドの間の摩擦により生じる超高分子ポリエチレンと金属の粉）に対する異物反応で起こる骨融解（osteolysis），および機械的ストレスが原因で発生する[62]．骨融解は，セメント固定ではセメントと骨の間に，セメントレス固定ではインプラントと骨の間に，摩耗粉を含んだ関節液が流入し起こる．インプラント，セメントより遠位まで及ぶこともある．単純X線写真，CTでは，セメント固定の場合はセメント周囲の，セメントレス固定の場合はインプラント周囲の透亮帯（≧2 mm）がみられる[61]（図6.20，図6.21）．インプラントの偏位を認めることもある．ストレス撮影では，インプラントの動揺がみられる．骨皮質肥厚，骨膜反応を伴うこともある[61,63]．

メタローシス（metallosis：金属症）は，体内の合金が摩耗して溶出する金属元素に対する異物反応の総称である．近年では，人工関節で生じるメタローシスや周囲の軟部組織の偽腫瘍（pseudotumor）などを含めた金属粉による異物反応を，adverse local tissue reaction（ALTR）や adverse reaction to metal debris（ARMD）と総称することが多い[64,65]．進行性の骨融解，滑膜肥厚，関節液貯留，偽腫瘍，滑液包炎，軟部組織障害などをきたす．組織学的には，金属粉を貪食した単球やリンパ球などが血管周囲などに浸潤する所見がみられ[64,65]，無菌性リンパ球性血管炎関連病変（aseptic lymphocyte-dominated vasculitis-associated lesion：ALVAL）とよばれる．単純X線写真では，骨融解，関節周囲の濃度上昇（cloud sign）や泡沫状の濃度上昇（bubble sign）などがみられる．関節腔の輪郭が金属粉により描出される所見（metal-line sign）を認めることもあり，特異的所見である[66,67]（図6.22）．MRIでは，アーチファクト（NOTE 6.20）を免れた部位が関節内や周囲に低信号域としてみられる[64,67]（図6.22）．

人工関節破損の原因は感染性と機械的破損などの非感染性に分類され，後者の頻度が高

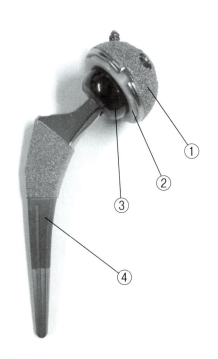

図 6.19 人工股関節
①**カップ**；臼蓋に埋め込む部位，②**ライナー**；関節面の裏打ち，③**ヘッド**；骨頭の部位，④**ステム**；大腿骨に埋め込む部位

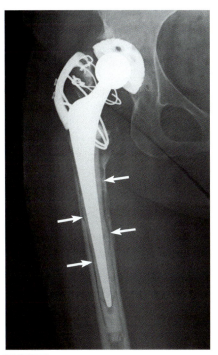

図 6.20 60歳台女性　大腿骨ステムの緩み
単純X線写真正面像　大腿骨ステムを固定するセメント周囲に，緩みを示す透亮帯がみられる（→）．

NOTE 6.19　人工股関節の合併症

緩み
骨融解
人工関節破損
脱臼
人工関節周囲骨折（傍インプラント骨折）
感染
血腫
金属摩耗粉による局所反応
adverse reaction to metal debris（ARMD），adverse local tissue reaction（ALTR），無菌性リンパ球性血管炎関連病変 aseptic lymphocyte-dominated vasculitis-associated lesion（ALVAL）
・滑膜炎
・メタローシス
・滑液包炎
・偽腫瘍　など
異所性骨化
筋や腱などの軟部組織損傷　など

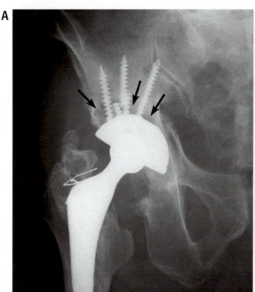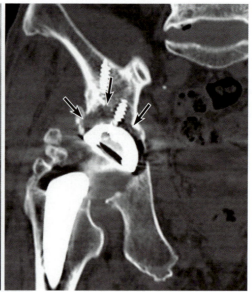

図 6.21 40 歳台男性　臼蓋カップの緩み
A：単純 X 線写真正面像，B：CT, MPR 冠状断像　単純 X 線写真（A）で，セメントレス人工関節の臼蓋カップ周囲に透亮帯がみられる（A, →）．CT（B）では，臼蓋カップ周囲の透亮帯が明瞭である（B, →）．

BOX 6.7　人工股関節合併症の画像所見のポイント

緩み，骨融解：
　単純 X 線写真，CT；セメント固定でセメント周囲の・セメントレス固定でインプラント周囲の透亮帯（≧2mm），インプラントの偏位
　ストレス撮影；インプラントの動揺
メタローシス：
　単純 X 線写真；インプラント周囲主体の骨融解，金属粉による関節腔輪郭の描出（metal-line sign）
人工関節破損：多くは骨とインプラントの境界
人工関節周囲骨折：大部分は大腿骨ステムの周囲
滑液包炎：
　MRI；T2 強調像で不均一な信号（低信号の厚い壁を伴う囊胞性病変，低信号の偽腫瘍）

い．機械的破損は，ほとんどが骨とインプラントの境界で生じる．セメントの破損は，単純 X 線写真でセメントの内部や辺縁部の透亮像として描出される．金属やセラミックの破損は，関節内に偏位した破損部や金属デブリが単純 X 線写真，CT で同定できる．ポリエチレンなどの X 線透過性素材の破損は描出できないことも多いが，関節造影で偏位した破損部が陰影欠損としてみられる．

　人工骨頭の脱臼や金属カップの偏位・脱転は頻度が低いが，重要な合併症である[61]（図 6.23）．術後早期では，インプラントの設置異常が原因となることが多い[62]．

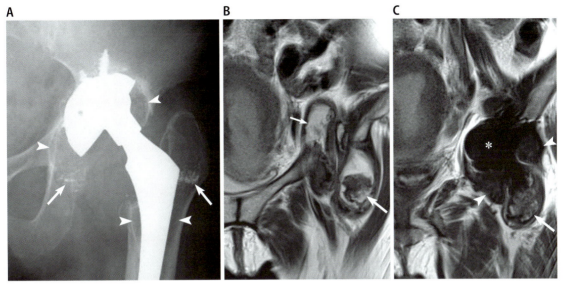

図 6.22 50歳台女性　メタローシス
A：単純X線写真正面像，B, C：MRI, T2強調冠状断像　単純X線写真(A)で，人工関節は上内側に偏位し，この周囲に骨融解がみられる(A, ▶)．人工関節周囲の金属粉も認める(A, →)．MRI(B, C)では，拡大した関節腔内に低信号成分がみられる(BC, 大矢印)．腸腰筋/腸恥滑液包にも液体貯留がみられ，低信号成分を伴っている(B, 小矢印)．滑液包炎の所見である．関節周囲には金属アーチファクト(C, ＊)から免れた低信号域を認める(C, ▶)．

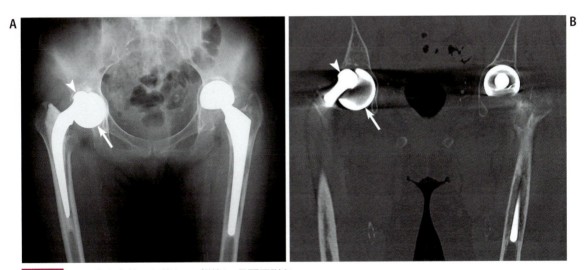

図 6.23 40歳台女性　臼蓋カップ脱転，骨頭亜脱臼
A：単純X線写真正面像，B：CT, MPR冠状断像　両側人工股関節全置換後だが，右側では臼蓋カップが内側下方に脱転している(→)．人工骨頭は上方外側への亜脱臼をきたしている(▶)．これらの変化はCTのほうがわかりやすい．

　人工関節周囲骨折（periprosthetic fracture）は，緩み，骨融解，骨粗鬆化などが基盤となり発生し，微小外傷に伴う脆弱性骨折が多い．多くは大腿骨ステムの辺縁に生じる[58,62]．MRIで骨折線の描出は難しいことが多いが，骨髄や周囲の軟部組織の浮腫が描出される．
　機械的ストレスや摩耗粉で生じる滑膜炎により関節包が破綻し，滑液包内に液体が進展し，腸腰筋/腸恥滑液包炎（iliopsoas/iliopectineal bursitis），転子/大殿筋滑液包炎（tro-

> **NOTE 6.20** MRI 撮像時の金属による磁化率アーチファクトの低減法（文献 69 より）
>
> 人工関節置換後の MRI 撮像時には金属によるアーチファクト〔磁化率アーチファクト（magnetic susceptibility artifact）〕が問題となる．これを低減するには，① グラジエントエコー（GRE）法よりスピンエコー（spin echo：SE）法を使用する，② 受信バンド幅を広くする，③ ボクセルサイズを小さくする，④ 薄いスライスを用いる，⑤ エコー間隔を短くする，⑥ 位相エンコード方向（phase-read out）を変える，などの方法がある．
>
> 化学シフト（chemical shift）法を用いた脂肪抑制像では金属アーチファクトにより十分な脂肪抑制効果が得られないことが多いが，STIR（short inversion-time inversion recovery）法を用いるとアーチファクトが低減され脂肪抑制効果が得られやすい．また，高磁場装置より 0.5 T 程度の低磁場装置のほうがアーチファクトは低減する．

chanteric/subgluteus maximus bursitis）をきたすこともある．MRI では，T2 強調像にて不均一な信号を示すことが多く，低信号の厚い壁を伴う囊胞性病変や偽腫瘍形成（psendotumor）を示す低信号腫瘤としてみられる[64,65]（図 6.22）．

治療・予後

治療法や予後は合併症の種類や程度，臨床症状などで異なる．再置換術の適応となる合併症は，緩み，高度の骨融解，人工関節の破損，感染，反復性の脱臼，人工関節周囲骨折などである．

■ 文　献

6.1 化膿性関節炎

1) 松野丈夫：股関節の感染症．中村利孝，松野丈夫，井樋栄二ほか編：標準整形外科学，第11版．医学書院，2011：585-586．
2) 小山雅司：化膿性股関節炎．福田国彦，杉本英治，上谷雅孝ほか編：関節のMRI，第2版．メディカル・サイエンス・インターナショナル，2013：526-529．
3) 藤本 肇：関節の感染症．臨床画像 2002；18：296-303．
4) Kim EY, Kwack KS, Cho JH, et al：Usefulness of dynamic contrast-enhanced MRI in differentiating between septic arthritis and transient synovitis in the hip joint. AJR 2012；198：428-433.
5) Caird MS, Flynn JM, Leung YL, et al：Factors distinguishing septic arthritis from transient synovitis of the hip in children. A prospective study. J Bone Joint Surg Am 2006；88：1251-1257.

6.2 結核性関節炎

6) 厚生労働省：平成26年結核登録者情報調査年報集計結果（概況）《http://www.mhlw.go.jp/bunya/kenkou/kekkaku-kansenshou03/14.html》
7) Burrill J, Williams CJ, Bain G, et al：Tuberculosis：a radiologic review. RadioGraphics 2007；27：1255-1273.
8) Saraf SK, Tuli SM：Tuberculosis of hip：A current concept review. Indian J Orthop 2015；49：1-9.
9) 藤本 肇：骨軟部の肉芽腫性疾患．臨床画像 2012；28：1085-1093．
10) 神島 保，野島孝之：結核性関節炎．福田国彦，杉本英治，上谷雅孝ほか編：関節のMRI，第2版．メディカル・サイエンス・インターナショナル，2013：264-268．
11) 藤本 肇：関節の感染症．臨床画像 2002；18：296-303．

6.3 関節リウマチ

12) Yamanaka H, Sugiyama N, Inoue E, et al：Estimates of the prevalence of and current treatment practices for rheumatoid arthritis in Japan using reimbursement data from health insurance societies and the IORRA cohort (I). Mod Rheumatol 2014；24：33-40.
13) 杉本英治，山口岳彦：関節リウマチ．福田国彦，杉本英治，上谷雅孝ほか編：関節のMRI，第2版．メディカル・サイエンス・インターナショナル，2013：159-172．
14) Resnick D, Kransdorf MJ：Rheumatoid arthritis. Resnick D, Kransdorf MJ (ed)：Bone and joint imaging, 3rd ed. Philadelphia：Elsevier Saunders, 2005：226-254.
15) 杉本英治，神島 保：関節炎：その1　総論・関節リウマチおよび類縁疾患．藤本 肇・編：新 骨軟部 画像診断の勘ドコロ．メジカルビュー社，2015：100-121．
16) Arnett FC, Edworthy SM, Bloch DA, et al：The American Rheumatism Association 1987 revised criteria for the classification of rheumatoid arthritis. Arthritis Rheum 1988；31：315-324.
17) Aletaha D, Neogi T, Silman AJ, et al：2010 Rheumatoid arthritis classification criteria：an American College of Rheumatology/European League Against Rheumatism collaborative initiative. Arthritis Rheum 2010；62：2569-2581.

6.4 強直性脊椎炎

18) Zochling J, Smith EU：Seronegative spondyloarthritis. Best Pract Res Clin Rheumatol 2010；24：747-756.
19) Paparo F, Revelli M, Semprini A, et al：Seronegative spondyloarthropathies：what radiologists should know. Radiol Med 2014；119：156-163.
20) Rudwaleit M, Baraliakos X, Listing J, et al：Magnetic resonance imaging of the spine and the sacroiliac joints in ankylosing spondylitis and undifferentiated spondyloarthritis during treatment with etanercept. Ann Rheum Dis 2005；64：1305-1310.
21) Dougados M, van der Linden S, Juhlin R, et al：The European Spondylarthropathy Study Group preliminary criteria for the classification of spondylarthropathy. Arthritis Rheum 1991；34：1218-1227.
22) Amrami KK：Imaging of the seronegative spondyloarthopathies. Radiol Clin North Am 2012；50：841-854.
23) Yasser R, Yasser E, Hanan D, et al：Enthesitis in seronegative spondyloarthropathies with special attention to the knee joint by MRI：a step forward toward understanding disease pathogenesis.

Clin Rheumatol 2011 ; 30 : 313-322.
24) Benjamin M, McGonagle D : The anatomical basis for disease localisation in seronegative spondyloarthropathy at entheses and related sites. J Anat 2001 ; 199 : 503-526.
25) Barozzi L, Olivieri I, De Matteis M, et al : Seronegative spondylarthropathies : imaging of spondylitis, enthesitis and dactylitis. Eur J Radiol 1998 ; 27 : S12-17.
26) Yilmaz MH, Ozbayrak M, Kasapcopur O, et al : Pelvic MRI findings of juvenile-onset ankylosing spondylitis. Clin Rheumatol 2010 ; 29 : 1007-1013.
27) Vander Cruyssen B, Vastesaeger N, Collantes-Estévez E : Hip disease in ankylosing spondylitis. Curr Opin Rheumatol 2013 ; 25 : 448-454.
28) Resnick D : Ankylosing spondylitis. In : Bone and joint imaging, 2nd ed. Philadelphia : WB Saunders, 1996 ; 246-264.
29) 上谷雅孝，麻生暢哉，山口哲治：股関節，強直性脊椎炎．上谷雅孝・編：骨軟部疾患の画像診断，第2版．秀潤社，2010：42-43.
30) MacKay K, Brophy S, Mack C, et al : The development and validation of a radiographic grading system for the hip in ankylosing spondylitis : the bath ankylosing spondylitis radiology hip index. J Rheumatol 2000 ; 27 : 2866-2872.
31) Huang ZG, Zhang XZ, Hong W, et al : The application of MR imaging in the detection of hip involvement in patients with ankylosing spondylitis. Eur J Radiol 2013 ; 82 : 1487-1493.

6.5 ピロリン酸カルシウム結晶沈着症

32) Steinbach LS, Resnick D : Calcium pyrophosphate dihydrate crystal deposition disease : imaging perspectives. Curr Probl Diagn Radiol 2000 ; 29 : 209-229.
33) Steinbach LS : Calcium pyrophosphate dihydrate and calcium hydroxyapatite crystal deposition diseases : imaging perspectives. Radiol Clin North Am 2004 ; 42 : 185-205.
34) Ferrone C, Andracco R, Cimmino MA : Calcium pyrophosphate deposition disease : clinical manifestations. Reumatismo 2012 ; 63 : 246-252.
35) 益田郁子：偽痛風［ピロリン酸カルシウム（CPPD）結晶沈着症］．内分泌・糖尿病・代謝内科 2011 ; 33 : 485-492.
36) Resnick D : Calcium pyrophosphate dihydrate (CPPD) crystal deposition disease. In : Bone and joint imaging, 2nd ed. Philadelphia : W. B. Saunders, 1996 : 409-424.
37) Zhang W, Doherty M, Bardin T, et al : European League Against Rheumatism recommendations for calcium pyrophosphate deposition. Part I : terminology and diagnosis. Ann Rheum Dis 2011 ; 70 : 563-570.
38) Paparo F, Fabbro E, Ferrero G, et al : Imaging studies of crystalline arthritides. Reumatismo 2011 ; 63 : 263-275.
39) Beltran J, Marty-Delfaut E, Bencardino J, et al : Chondrocalcinosis of the hyaline cartilage of the knee : MRI manifestations. Skeletal Radiol 1998 ; 27 : 369-374.
40) Suan JC, Chhem RK, Gati JS, et al : 4 T MRI of chondrocalcinosis in combination with three-dimensional CT, radiography, and arthroscopy : a report of three cases. Skeletal Radiol 2005 ; 34 : 714-721.
41) Demertzis JL, Rubin DA : MR imaging assessment of inflammatory, crystalline-induced, and infectious arthritides. Magn Reson Imaging Clin N Am 2011 ; 19 : 339-363.
42) Sissons HA, Steiner GC, Bonar F, et al : Tumoral calcium pyrophosphate deposition disease. Skeletal Radiol 1989 ; 18 : 79-87.
43) Maugars YM, Peru LF, El Messaoudi B, et al : Pelvic pseudotumoral calcium pyrophosphate dihydrate deposition : an ultrastructural study. J Rheumatol 1994 ; 21 : 573-576.
44) Zhang W, Doherty M, Pascual E, et al : EULAR recommendations for calcium pyrophosphate deposition. Part II : management. Ann Rheum Dis 2011 ; 70 : 571-575.

6.6 アミロイド関節症

45) Resnick D : Amyloidosis. In : Bone and joint imaging, 2nd ed. Philadelphia : W. B. Saunders, 1996 : 602-606.
46) 鈴木正司：アミロイド骨・関節症，総論―透析患者におけるアミロイド骨・関節症の位置づけと発症機序をめぐって．臨床透析 1997 ; 13 : 1207-1215.

47) 山本 卓, 風間順一郎, 成田一衛：透析アミロイドーシス関連骨症の診断と治療―特集 CKD-MBD 診療ガイドラインをめぐって．腎と透析 2012；72：723-727.
48) Goldman AB, Bansal M：Amyloidosis and silicone synovitis. Radiol Clin North Am 1996；34：375-394.
49) Kurer MH, Baillod RA, Madgwick JC：A review of 83 patients on haemodialysis for at least 10 years. J Bone Joint Surg 1991；73：271-276.
50) Fukuda K, Yamamoto H：Dialysis-related amyloidosis. Semin Musculoskelet Radiol 2001；5：113-119.
51) Sargent MA, Fleming SJ, Chattopadhyay C, et al：Bone cysts and haemodialysis-related amyloidosis. Clin Radiol 1989；40：277-281.
52) Gielen JL, Holsbeeck MT, Hauglustaine D, et al：Growing bone cysts in long-term hemodialysis. Skeletal Radiol 1990；19：43-49.
53) Campistol JM, Solé M, Munoz-Gómez J, et al：Pathological fractures in patients who have amyloidosis associated with dialysis. a report of five cases. J Bone Joint Surg Am 1990；72：568-574.
54) Alshehri F：Hemodialysis induced amyloid arthropathy of hip presenting as pathological fracture-A case report and literature review. J Clin Diagn Res 2014；8：RD01-2（Epub）．
55) Escobedo EM, Hunter JC, Zink-Brody GC, et al：Magnetic resonance imaging of dialysis-related amyloidosis of the shoulder and hip. Skeletal Radiol 1996；25：41-48.
56) Karakida O, Aoki J, Kanno Y, et al：Hemodialysis-related arthropathy. a prospective MR study with SE and GRE sequences. Acta Radiol 1997；38：158-164.
57) Montagna G, Raimondi S, Moro G, et al：Clinical, radiological, and biochemical features of a bilateral buttock amyloidoma emerging after 27 years of hemodialysis. Amyloid 2009；16：115-121.

6.7 人工股関節合併症
58) Cahir JG, Toms AP, Marshall TJ, et al：CT and MRI of hip arthroplasty. Clin Radiol 2007；62：1163-1171.
59) 伊東 浩, 松野丈夫：人工股関節の開発の歴史．吉川秀樹, 中野貴由, 松岡厚子ほか編：未来型人工関節を目指して―その歴史から将来展望まで―．日本医学館, 2013：41-46.
60) 菅野伸彦：人工関節の歴史と人工関節最新デザインコンセプト．人工臓器 2011；40：52-56.
61) Weissman BN：Imaging of joint replacement. In：Resnick D：Diagnosis of Bone and Joint Disorder, 4th ed. Philadelphia：W. B. Saunders, 2002：595-644.
62) Miller TT：Imaging of hip arthroplasty. Eur J Radiol 2012；81：3802-3812.
63) Manaster BJ：From the RSNA refresher courses. Total hip arthroplasty：radiographic evaluation. RadioGraphics 1996；16：645-660.
64) Fritz J, Lurie B, Miller TT, et al：MR imaging of hip arthroplasty implants. RadioGraphics 2014；34：106-132.
65) Duggan PJ, Burke CJ, Saha S, et al：Current literature and imaging techniques of aseptic lymphocyte-dominated vasculitis-associated lesions（ALVAL）. Clin Radiol 2013；68：1089-1096.
66) Romesburg JW, Wasserman PL, Schoppe CH：Metallosis and Metal-Induced Synovitis following Total Knee Arthroplasty：Review of Radiographic and CT Findings. J Radiol Case Rep 2010；4：7-17.
67) Heffernan EJ, Alkubaidan FO, Nielsen TO, et al：The imaging appearances of metallosis. Skeletal Radiol 2008；37：59-62.
68) Bauer TW, Schils J：The pathology of total joint arthroplasty. II. Mechanisms of implant failure. Skeletal Radiol 1999；28：483-497.
69) Talbot BS, Weinberg EP：MR Imaging with metal-suppression sequences for evaluation of total joint arthroplasty. RadioGraphics 2016；36：209-225.

各論 股関節疾患：

小児疾患

- **7.1** 発育性股関節形成不全……………………138
- **7.2** 単純性股関節炎……………………144
- **7.3** ペルテス病……………………146
- **7.4** 大腿骨頭すべり症……………………154

7.1 発育性股関節形成不全
developmental dysplasia of the hip (DDH)

臨床的事項

従来は先天性股関節脱臼（congenital dislocation of the hip：CDH）とよばれ，生下時に骨頭が臼蓋から逸脱をきたした病態とされていた．近年では，関節の弛緩などの先天的要因に加え，出生後の不適切な肢位などにより，後天的に脱臼をきたすとの説が有力となり，生下時，新生児期の脱臼・亜脱臼，これらをきたす可能性のある臼蓋形成不全を総括して，発育性股関節形成不全（developmental dysplasia of the hip：DDH）の名称が用いられている[1〜3]（NOTE 7.1）．

原因は，関節弛緩性の高さ，骨盤形成などの遺伝的要因，および子宮内での異常肢位（特に単殿位），女性ホルモン，羊水過少，下肢運動を阻害するオムツの使用などの後天的要因が考えられている[1〜3]．本邦での発生率は，以前は1〜2％であったが，脱臼予防の指導などにより近年は約1/10（約0.3％）に減少した[1,2]．女児が男児の約5〜8倍と多く，左側が右側の約2.5倍多い[1〜3]．

新生児〜乳児期では開排制限，下肢長差，大腿内側皮膚溝の非対称などがみられる．脱臼状態から整復されるときや正常位置から脱臼する際に，臼蓋縁を骨頭が乗り越えることで触知されるクリックサイン（click sign）を認め，クリック音が聴取されることもある[1,2]．幼児期以降では，歩行遅延，跛行，異常姿勢（腰椎過前弯，骨盤前傾）がみられる[1,2]．

画像所見（BOX 7.1）

超音波検査は，特に骨頭骨端核の出現する4〜9か月より以前において診断に有用で，スクリーニング検査によく用いられるが，術者の熟練度などに左右される．このため，単純X線写真が診断の基本となる．

骨頭骨端核の出現以降では，脱臼は骨頭骨端核の上外側偏位としてみられる（図7.2）．骨頭骨端核の出現以前では，脱臼の有無は大腿骨骨幹と臼蓋の位置で評価される[1]．患側では，骨頭骨端核は出現が遅延し，小さいことが多い（図7.2）．乳幼児期まで脱臼が残存すると股関節の形成不全をきたし，臼蓋は浅く急峻になる[1,3]（図7.2）．

診断には以下の補助線が用いられる（図7.1，図7.2）．臼蓋にY軟骨が存在する小児期で，両側のY軟骨（NOTE 7.2）の上縁（腸骨下端）を結ぶ線がHilgenreiner線（Y軟骨線）である．骨頭骨端核は，正常ではこの線より下方に位置し，脱臼があるとこの線より上方に位置する．臼蓋外側縁を通るHilgenreiner線に対する垂線がOmbredanne線である．骨頭骨端核は，正常ではこの線より内側に位置し，脱臼があるとこの線より外側に位置する．腸骨外側縁から大腿骨頸部外側縁を結んだ曲線がCalve線，閉鎖孔上縁（恥骨の内側下縁）

NOTE 7.1　発育性股関節形成不全の概念

生下時，新生児期の脱臼・亜脱臼，これらをきたす可能性のある臼蓋形成不全を総括した疾患

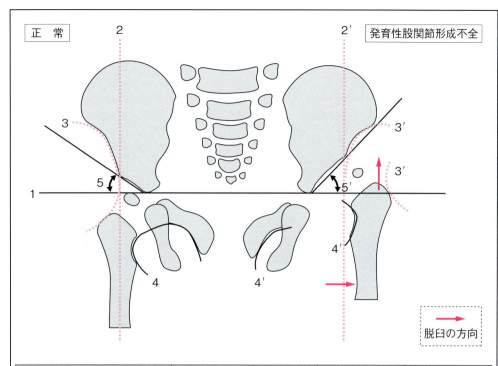

図 7.1　単純 X 線写真における発育性股関節形成不全の診断のための補助線 (文献 1,3 をもとに作成)

BOX 7.1　発育性股関節形成不全の画像所見のポイント

単純 X 線写真：骨頭骨端核の上外側偏位・骨化遅延，臼蓋形成不全（浅く急峻な臼蓋），各補助線を用いた診断（図 7.1，図 7.2 参照）

MRI：軟骨変形，骨頭扁平化，関節唇肥厚・内反・外反，寛骨臼窩脂肪組織（pulvinar）増生，円靱帯肥厚・延長，腸腰筋腱偏位に伴う関節包圧迫・嵌入，周囲の筋肉の緊張・拘縮

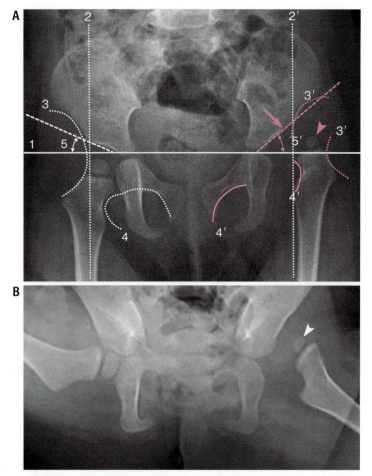

図 7.2 1歳7か月男児　発育性股関節形成不全（股関節脱臼）
A：単純X線写真正面像，B：開排位像　右股関節（健側）では，骨頭骨端核は Ombredanne 線（2）より内側に位置し，Calve 線（3），Shenton 線（4）の連続性はあり，Hilgenreiner 線（1）と臼蓋切痕のなす角（臼蓋角：5）＝22°である．左股関節（患側）では，骨頭骨端核は右側（健側）より小さく上外側へ偏位しており（AB，►），臼蓋は浅い（A，→）．骨頭骨端核は Ombredanne 線（2'）より外側に位置し，Calve 線（3'），Shenton 線（4'）の連続性はなく，臼蓋角（5'）＝40°である．開排位像（B）では，左側（患側）の開排制限がみられる．

から大腿骨頸部の内側縁を結んだ曲線が Shenton 線である．これらの曲線は，正常では連続するが，脱臼があると連続性が消失する．Hilgenreiner 線と腸骨下端から臼蓋外側縁を結んだ直線のなす角が臼蓋角（acetabular angle：α角）である．これは男児と女児で多少異なるが，正常では乳児期で 20°～35°，1歳以降で 15°～25°であり，乳児期では 30°～35°以上が臼蓋形成不全の目安となる[1,3]．

　骨頭骨端核の出現以降では，骨頭中心と臼蓋外側縁を結ぶ線と Hilgenreiner 線の垂線がなす角である CE角（center-edge angle）が臼蓋形成不全の診断に用いられる（図 7.3）．正常では 20°～25°以上で，臼蓋形成不全では 20°以下になる．Y軟骨が閉鎖する小児期以降（11～15歳以上）では，涙痕下縁と臼蓋外側縁を結ぶ線と両側涙痕下縁を結ぶ線がなす角である Sharp 角も診断に用いられる（図 7.3）．40°～45°以上の場合に，臼蓋形成不全と診断される[4]（図 7.3）．重症度の評価には，単純X線写真による Tönnis 分類（Tönnis classification）

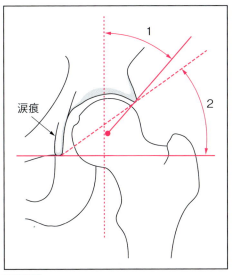

図 7.3 骨頭骨端核の出現以降における臼蓋形成不全の指標（文献4より，一部改変）
1：CE角，2：Sharp角

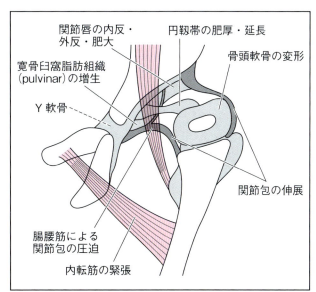

図 7.4 股関節脱臼進行例における関節内・関節周囲構造の異常（文献1より，一部改変）

NOTE 7.2　Y軟骨

臼蓋（寛骨臼）は腸骨，坐骨，恥骨より形成されている．小児ではそれぞれの骨の一次骨化中心から徐々に骨化が進む．これらの骨の接合部は軟骨であり，臼蓋の中央に存在し，Y字状の形態を示すためY軟骨とよばれる．このY軟骨の中心に二次骨化中心が出現し，骨化が進行していく．最初は腸骨と恥骨が癒合し，次いで腸骨と坐骨，最後に恥骨と坐骨が癒合する．Y軟骨の消失時期は，男児で14〜16歳（平均15歳），女児で11〜14歳（平均13歳）である．

NOTE 7.3　単純X線写真による発育性股関節形成不全の重症度分類（Tönnis分類）（文献1より）

grade 1：正常
grade 2（亜脱臼）：骨頭中心がOmbredanne線より外側にあるが，臼蓋縁より下方に位置
grade 3（脱臼）：骨頭中心が臼蓋縁レベルに位置
grade 4（高位脱臼）：骨頭中心が臼蓋縁より上方に位置

が用いられることが多い[1]（NOTE 7.3）．

　MRIでは，単純X線写真やCTで描出できない骨頭，臼蓋の軟骨の形態異常を評価できる．脱臼が継続すると関節内外に二次性変化が生じ，整復阻害因子となる[1,3〜6]（図7.4）．これらの変化には，関節唇の肥厚や内反・外反，寛骨臼窩脂肪組織（pulvinar）の増生，円靱帯（round ligament）の肥厚や延長，腸腰筋腱の変位に伴う関節包の圧迫・嵌入，内転筋群などの周囲の筋肉の緊張・拘縮などがあり，これらもMRIで描出可能である[3,5,6]（図7.5）．MRIは，治療法の選択，整復後の評価，予後予測などにおいても有用である[7,8]．

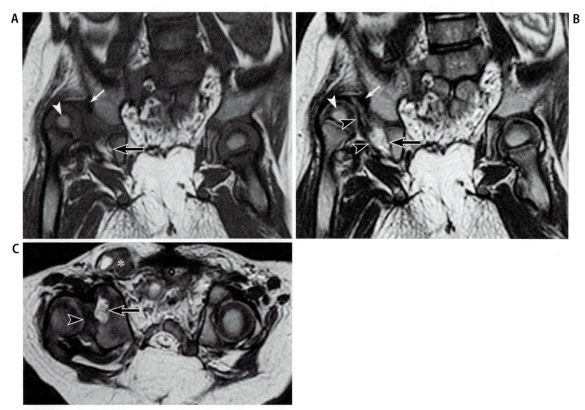

図 7.5 1 歳 5 か月女児　発育性股関節形成不全（股関節脱臼）
A：MRI, T1 強調冠状断像，B：T2 強調冠状断像，C：T2 強調横断像　右股関節（患側）では，骨頭骨端核は左側（健側）より小さく上外側へ偏位しており（AB, ▷），関節唇の肥厚と外反（AB, 小矢印），寛骨臼窩脂肪組織（pulvinar）の増生（A〜C, 大矢印），円靱帯の肥厚と延長（BC, ▶）がみられる．同側の内転筋の上方への伸展，腸腰筋の股関節側への陥入も認める．右鼠径ヘルニアも合併している（C, *）．

治療・予後（BOX 7.2）

治療は保存療法が基本である．Riemenbügel（リーメンビューゲル）法は自発運動を大きく制限せず整復率が高く，骨頭壊死発生も少ないなどの利点から広く普及している．アブミ式の吊りバンド（Riemenbügel, Pavlik harness）を股関節が屈曲 90°以上になるように装着する．装具をつけた状態で単純 X 線写真を撮影し，骨頭あるいは大腿骨近位端が Y 軟骨部に向いていれば整復されていると考えてよい．脱臼している場合，通常は 1 週間以内で整復が得られ，整復率は約 60〜80％である[1,9]．整復が不可能な症例，脱臼が高度な症例，開排制限が著明な症例などでは，牽引療法が施行される．これらの保存療法が無効の場合，手術療法（観血的整復）が施行される[1,9]．

治療後の評価法は，単純 X 線写真による CE 角，骨頭や頸部，臼蓋の変形などを指標とした Severin 分類（Severin classification）が代表的なものである[1]（NOTE 7.4）．

合併症として，骨頭壊死（ペルテス病様変化）が 10％前後で発生する[1,3,10]．特に，治療前の状態が高位脱臼や開排制限の強い症例で生じやすい[1]．乳児期での骨頭壊死の診断には，おもに単純 X 線写真による Salter 基準（Salter criteria）が用いられる[1]（NOTE 7.5）．骨頭壊死に伴う遺残変形には，おもに単純 X 線写真による Kalamchi & MacEwen 分類（Kalamchi

& MacEwen classification）が用いられ，これは重症度に相関する[11]（NOTE 7.6）．骨頭壊死の診断には MRI も有用である．整復後の造影 MRI で，骨頭の増強効果が不良の場合には骨頭虚血が示唆され，その後に骨頭壊死をきたす可能性が高い[12,13]．

BOX 7.2　発育性股関節形成不全の予後不良の因子

整復後の脱臼・亜脱臼残存，臼蓋形成不全への進行，大腿骨頭壊死の合併

NOTE 7.4　単純 X 線写真による発育性股関節形成不全の治療効果の評価分類（Severin 分類）（文献1より）

	臼蓋・大腿骨の形態	CE 角（6〜13 歳）	CE 角（14 歳以上）
group Ⅰa	正常	19°以上	25°以上
Ⅰb		15°〜19°未満	20°〜25°未満
group Ⅱa	軽度の変形	19°以上	25°以上
Ⅱb		15°〜19°未満	20°〜25°未満
group Ⅲ	亜脱臼のない臼蓋形成不全	15°未満	20°未満
group Ⅳa	亜脱臼	0°以上	0°以上
Ⅳb		0°未満	0°未満
group Ⅴ	正常臼蓋の上方に二次性臼蓋を形成		
group Ⅵ	再脱臼		

NOTE 7.5　単純 X 線写真による乳児期の大腿骨頭壊死の診断基準（Salter 基準）（文献1より）

整復1年以後の単純 X 線写真で判定
1. 骨頭骨端核の未出現
2. 骨頭骨端核の不整や成長障害
3. 大腿骨頸部の拡大
4. 骨頭の分節化や骨硬化像
5. 骨成長後の骨頭や頸部の遺残変形

いずれかが確認されると，骨頭壊死と診断

> **NOTE 7.6** 単純X線写真による大腿骨頭壊死の遺残変形の分類
> （Kalamchi & MacEwen 分類）（文献 11 より）
>
> groupⅠ：骨頭骨端核のみの障害．ほとんどの症例で変形をきたさない
> groupⅡ：成長軟骨板の外側部のみの障害．外反股をきたしやすい
> groupⅢ：成長軟骨板の中心部の障害．頸部短縮をきたしやすい
> groupⅣ：骨頭骨端核と成長軟骨板の広範な障害．骨頭変形，頸部内反，大転子過成長，大腿骨短縮，臼蓋形成不全をきたしやすい

7.2 単純性股関節炎
transient synovitis of the hip

臨床的事項

小児の急性股関節痛の代表的な原因のひとつである．好発年齢は3〜10歳で，男児に多く，右側にやや多い[14]．10歳以下の小児の股関節痛の原因では最多である．病因には外傷，感染，抗原抗体反応などが挙げられているが，明らかにされていない．組織学的には，滑膜の非特異的な炎症所見のみがみられる[14]．

通常は炎症所見が乏しく，ペルテス病〔7.3 ペルテス病（146頁）参照〕，大腿骨頭すべり症〔7.4 大腿骨頭すべり症（154頁）参照〕が鑑別診断となる．炎症所見がある場合には，化膿性関節炎〔6.1 化膿性関節炎（98頁）参照〕，若年性特発性関節炎（juvenile idiopathic arthritis）との鑑別が必要となる．特に，頻度が高い化膿性関節炎は成長障害や骨壊死，菌血症などを引き起こすことがあり，早期の抗菌薬投与やドレナージなどの治療が必要となるため，鑑別診断として最も重要である[14〜16]．臨床所見，血液検査，画像所見より総合的に診断される．

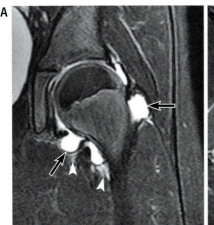 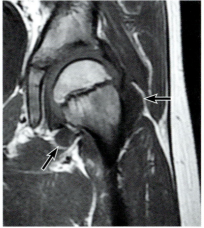

図7.6 11歳男児　単純性股関節炎
A：MRI，脂肪抑制T2強調冠状断像，B：T1強調冠状断像　股関節に関節液の増加がみられ（AB，→），この下内側部周囲のわずかな軟部組織浮腫を伴う（A，▶）．これらの所見は脂肪抑制T2強調像（A）のほうがわかりやすい．骨頭を含めて，ほかに異常はみられない．

画像所見

超音波検査，MRIでは，ほぼ全例に関節液の増加がみられ，滑膜肥厚を伴うことも多い[14,16～18]（図7.6）．超音波検査は関節液，滑膜肥厚の描出に有用で，簡便に施行できるため，診断や経過観察によく用いられる．しかし，単独では化膿性関節炎や骨髄炎との鑑別はできない[14]．

　MRIでは，関節液，滑膜肥厚はT1強調像よりT2強調像で同定しやすい（図7.6）．関節液貯留の描出される頻度は化膿性関節炎とほぼ同等である[16]．半数以上の症例で，健側にも関節液の増加がみられる[14]．滑膜肥厚は約半数で描出されるが，その頻度は化膿性関節炎より低い[14]．造影MRIでは，肥厚した滑膜は関節腔を縁取るリム状の増強効果として描出され，関節液と鑑別可能となる[16]．周囲の軟部組織に炎症波及を反映した軽度の浮腫や増強効果を認めることもあるが，これらのみられる頻度も化膿性関節炎より低く，あっても軽度である[14]（図7.6）．骨侵食像，骨髄の異常信号域・増強効果はみられず，この特徴は化膿性関節炎との重要な鑑別点となる[16]（図7.6）．ダイナミック造影MRIでは，化膿性関節炎でみられる骨頭骨端核の増強効果低下・遅延を認めず，これも鑑別に役立つ[19]．

　単純X線写真では，関節液が多い場合には骨頭骨端核の外側への偏位，teardrop distanceの開大〔6.1 化膿性関節炎のNOTE 6.3（99頁），7.3 ペルテス病のNOTE 7.7（149頁）参照〕，周囲の脂肪の偏位が描出される[17]．

治療・予後

症状は数日～2週間程度で自然寛解し，通常再発はなく，後遺症も残さない．

7.3 ペルテス病
Legg-Calvé-Perthes disease

臨床的事項

小児に生じる大腿骨頭骨端の阻血性/虚血性壊死（avascular/ischemic necrosis）で，骨端症（osteochondrosis）にも含められている〔9.6 坐骨恥骨軟骨結合のNOTE 9.8（235頁）参照〕．好発年齢は4〜8歳，男女比は5：1，両側性は10〜20％で，特に小柄で腕白な男児に好発する．両側性の場合は，通常は同時発症ではなく，異時性に起こる．

骨頭骨端の栄養動脈は発育とともに変化する．3〜10歳には骨頭骨端の大部分が内側大腿回旋動脈（medial femoral circumflex artery）の深枝（deep branch）の終枝である上支帯/外側骨端動脈（superior retinacular/lateral epiphyseal artery）で栄養されるために，この動脈の閉塞があると本疾患が生じる[20〜22]（NOTE 7.7，図7.7）．発症因子としては，上記した動脈の解剖学的な特徴，繰り返す外傷，関節液貯留による関節内圧上昇，体質や環境による血液凝固能の亢進などが推定されている．

おもな症状は疼痛と跛行だが，疼痛は股関節痛よりもむしろ膝関節，大腿部にみられることが多く，初診時に膝関節疾患と間違われることもある．骨端線閉鎖後に生じる成人の大腿骨頭壊死症と異なり，自己修復がみられる．骨頭は正常な球面に修復されることもあれば，変形を残し後遺障害として二次性変形性股関節症〔5.1 変形性関節症（64頁）参照〕をきたすこともある．変形性股関節症が生じる場合，その症状がみられるのは通常40〜50歳以降である[23]．

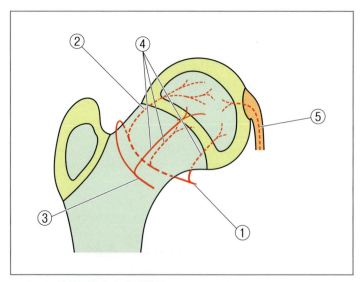

図7.7 3〜10歳の大腿骨頭骨端の栄養動脈（文献20, 21をもとに作成）

骨頭骨端の大部分は，内側大腿回旋動脈（medial femoral circumflex artery）の深枝（deep branch）（①）の終枝に相当する上支帯/外側骨端動脈（superior retinacular/lateral epiphyseal artery）（②）より栄養されている．内側大腿回旋動脈の深枝（①），外側大腿回旋動脈の上行枝（③）から分岐する他の支帯動脈（retinacular artery）（④），円靱帯動脈（artery of the round ligament）（⑤）は，栄養動脈としての関与は小さい．

画像所見（BOX 7.3）

単純 X 線写真では，初期には所見は乏しく，股関節の軟部組織腫脹，通常より小さな骨頭骨端，その外側偏位がみられる．骨頭骨端の偏位は関節軟骨肥厚，関節液貯留，滑膜肥厚を反映している（NOTE 7.8，図7.9）．2～3か月経過すると，骨頭骨端の壊死による骨硬化像，扁平化，軟骨下骨折に相当する線状透亮像（crescent sign）が明らかになる（図7.8，図7.9）．骨頭骨端の軽度の変化は正面像よりも骨頭・頸部側面像で捉えやすい（図7.8）．さらに数か月経過すると，骨頭骨端の分節化がみられる[24,25]（図7.10）．骨幹端には早期より骨濃度低下，囊胞，径増大を認める[24,25]（図7.8～図7.10）．囊胞は骨頭骨端の分節化のみられる時期に最も目立ち，径増大は経過とともに増強していく[24,25]．

MRIでは，単純X線写真と比較して，骨頭骨端の壊死の早期描出，正確な範囲評価が可能である（図7.8，図7.9）．早期には骨頭骨端の骨髄浮腫がみられ，しばしば軟骨下骨に骨折線に相当する線状信号（T1強調像で低信号，T2強調像で高信号または低信号）を認める[26]（図7.8）．次第に壊死部はT1・T2強調像ともに低信号を示す領域になり，明瞭化していく[26]（図7.9）．その後，T2強調像にて低信号域は修復機転による血管新生や肉芽を反映する高信号域の混在，それによる分節化がみられ（図7.10），縮小していく[26]．骨頭骨端の関節軟骨は早期より肥大する[26,27]（図7.9）．骨端線のW型・M型歪曲やカップ状変形，骨幹端囊胞，骨端・骨幹端間の骨性架橋（bone bridge/bar）もみられるが，これらは骨端線の虚血性損傷に関連している[26〜28]．そのほか，関節液貯留，滑膜肥厚も認める[26]（図7.8，図7.9）．

骨シンチグラフィは壊死部を cold area として描出でき，MRIと同等の検出感度があるとされているが[29]，形態変化を描出できない，撮像時間が長い，被曝がある，高価であるなどの欠点がある．従来は早期診断に有用とされていたが，近年はMRIにとって替わられている．

鑑別診断は小児の骨頭骨端不整をきたす多くの疾患が挙がるが，それぞれのポイントを知っておけば鑑別は可能である[30,31]（NOTE 7.9）．

NOTE 7.7　小児の大腿骨頭骨端の栄養動脈（文献20, 21より）

骨頭骨端の栄養動脈は円靱帯動脈（artery of the round ligament）と支帯動脈（retinacular artery）が関与しており，これらの発達程度は年齢により異なっている．円靱帯動脈は生後，乳幼児の多くで栄養動脈になっているが，3歳以後は栄養動脈としての関与が小さくなる．支帯動脈は骨頭～頸部周囲に多数みられ，前部は外側大腿回旋動脈（lateral femoral circumflex artery）の上行枝（ascending branch）より，ほかは内側大腿回旋動脈（medial femoral circumflex artery）の深枝（deep branch）より分岐している．後上部にみられる上支帯動脈（superior retinacular artery）は内側大腿回旋動脈の深枝終枝に相当し，外側骨端動脈（lateral epiphyseal artery）ともよばれ，いずれも年齢でも栄養動脈になっている．3～10歳にはほかの支帯動脈は骨頭への分枝が少なくなり，上支帯/外側骨端動脈が大部分を栄養することになる（図7.7）．生後，乳幼児では骨幹端より骨端線を貫通して骨端へ流入する動脈も栄養動脈として関与している．11歳以降は次第に骨端線閉鎖とともに骨幹端と骨端の動脈が吻合し，成人のパターン〔4.1 特発性大腿骨頭壊死症（40頁）参照〕になっていく．

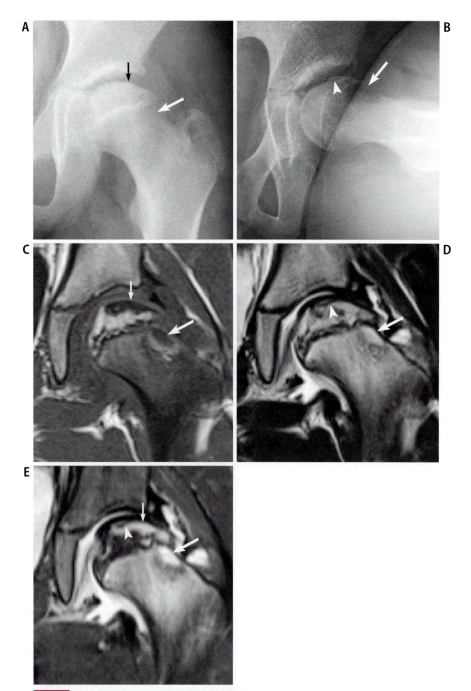

図 7.8 12 歳女児　ペルテス病（壊死期）

A：単純 X 線写真正面像，B：Lauenstein 像，C：MRI, T1 強調冠状断像，D：T2 強調冠状断像，E：STIR 冠状断像　単純 X 線写真正面像（A）で，骨頭骨端の骨硬化像，外側部主体の軽度の圧潰（A, 小矢印），および骨端外側部の骨濃度低下（A, 大矢印）がみられる．Lauenstein 像（B）では，骨頭骨端前部の軽度の圧潰，軟骨下骨の線状透亮像（crescent sign）（B, ▶），および骨幹端前部の骨濃度低下（B, 大矢印）を認める．MRI（C〜E）では，骨頭骨端上部に骨髄浮腫がみられ（CE, 小矢印），T2 強調像（D），STIR 像（E）でこの軟骨下骨に骨折線に相当する線状低信号を混在している（DE, ▶）．骨幹端の骨髄浮腫と外側部の囊胞（C〜E, 大矢印），関節液貯留も認める．

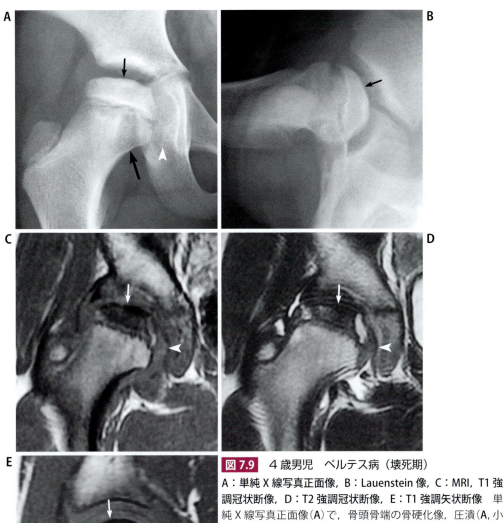

図 7.9 4 歳男児　ペルテス病（壊死期）

A：単純 X 線写真正面像，B：Lauenstein 像，C：MRI, T1 強調冠状断像，D：T2 強調冠状断像，E：T1 強調矢状断像　単純 X 線写真正面像（A）で，骨頭骨端の骨硬化像，圧潰（A, 小矢印），および骨幹端の内側優位の骨濃度低下（A, 大矢印），径増大がみられる．対側と比較した骨頭骨端の外側偏位，teardrop distance の開大（A, ►）もみられた．Lauenstein 像（B）では，骨頭骨端前部の軽度の圧潰を認める（B, 小矢印）．MRI（C〜E）では，T1・T2 強調像ともに骨頭骨端の辺縁を除いた大部分に低信号域がみられ（C〜E, 小矢印），壊死部に相当する．骨頭内側部の関節軟骨肥厚（CD, ►），関節液貯留もみられ，骨頭骨端の外側偏位は関節軟骨肥厚によるものであることがわかる．

NOTE 7.8　teardrop distance

teardrop は外側が寛骨臼窩内側壁を示す線（acetabular fossa line）により，内側が腸骨内側壁（quadrilateral surface）を示す線により形成される涙痕陰影である．teardrop distance は寛骨臼窩内側壁と骨頭骨端の距離で，対側より 1〜2 mm 以上大きい場合に，有意な開大とする．teardrop distance の開大は骨頭骨端の外側偏位を示す．ペルテス病では関節軟骨肥厚や関節液で生じるが，特異的な所見ではなく，いろいろな関節炎による関節液貯留などでもみられる〔6.1 化膿性関節炎（98 頁）参照〕．

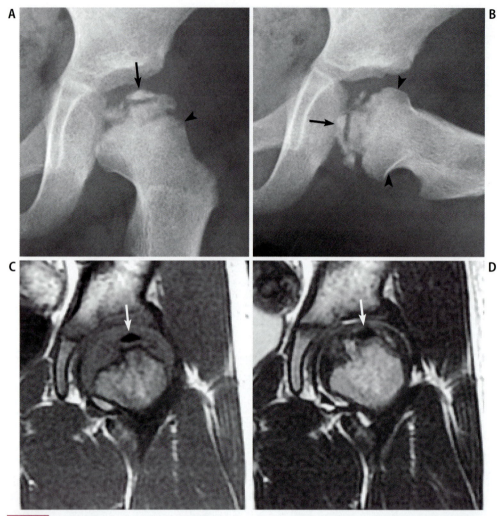

図 7.10 9歳男児　ペルテス病（分節期）

A：単純X線写真正面像，B：Lauenstein像，C：MRI, T1強調冠状断像，D：T2強調冠状断像　単純X線写真(A, B)で，骨頭骨端の骨硬化像，扁平化，分節化(AB, →)，および骨幹端の径増大(AB, ►)がみられる．MRI(C, D)では，骨頭骨端はT1強調像(C)で全体が低信号を，T2強調像(D)で低・高信号域の混在を示す(CD, →)．

BOX 7.3　ペルテス病の画像所見のポイント

単純X線写真：軟部組織腫脹，小さく外側偏位を示す骨頭骨端，骨頭骨端の軟骨下骨の線状透亮像（crescent sign；骨折線）・骨硬化像・扁平化・分節化，骨幹端嚢胞・径増大

MRI：骨頭骨端の骨髄浮腫・軟骨下骨の線状信号（骨折線）・低信号域（壊死部）・関節軟骨肥大，骨端線歪曲・カップ状変形，骨幹端嚢胞，骨端・骨幹端間骨性架橋（bone bridge/bar）

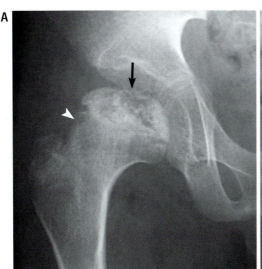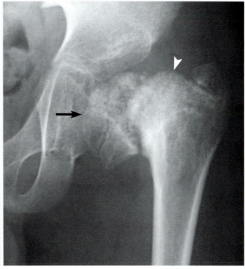

図 7.11 10 歳男児　先天性脊椎骨端異形成症
A：単純 X 線写真正面像（右側），B：正面像（左側）　単純 X 線写真（A, B）で，両側骨頭骨端の骨硬化像，骨透亮像，扁平化，変形（AB, →），および骨幹端の径増大（AB, ▶）がみられる．左側は内反股を示し，骨幹端の骨硬化像もみられる（B, ▶）．両側性のペルテス病と類似しているが，骨頭骨端の変化は両側で同程度である．低身長，単純 X 線写真での特徴的な椎体変形などもみられ，先天性脊椎骨端異形成症と診断された．（佐世保共済病院放射線科　野々下政昭先生のご好意による）

NOTE 7.9　ペルテス病の鑑別診断（文献 30, 31 より）

Meyer 異形成（Meyer dysplasia）：骨頭骨端の骨化遅延である．好発年齢はペルテス病より低く 5 歳以下である．片側性または両側性にみられ，無症状である．MRI にて骨頭骨端の信号は正常である．通常は 6 歳までに正常になる．

先天性甲状腺機能低下症/Cretin 症（congenital hypothyroidism/cretinism）：生下時より全身骨の骨成熟障害，骨端骨化遅延がみられる．現在は，ほとんどが新生児マススクリーニング検査で症状が明らかになる前に発見される．

先天性脊椎骨端異形成症（spondyloepiphyseal dysplasia congenita）（図 7.11）：II 型コラーゲンの形成異常により軟骨内骨化異常をきたす疾患である．生下時より四肢短縮，体幹短縮，低身長，全身骨の骨端骨化遅延がみられる．両側骨頭の変化は同程度で，異時性に起こる両側性のペルテス病とは異なる．軸椎歯突起低形成，環軸椎亜脱臼（atlantoaxial subluxation），椎体変形，腰椎椎体の洋梨型変形などの脊椎の特徴的な所見もあり，鑑別のポイントになる（詳細は文献 31 を参照）．

多発性骨端骨異形成症（multiple epiphyseal dysplasia）：乳幼児以降に四肢短縮，軽度の低身長，関節症状で診断される．全身骨の骨端骨化の遅延がみられる．軽症例では両側骨頭の変化のみ目立つこともあるが，両側同程度で，異時性に起こる両側性のペルテス病とは異なる．

その他：鎌状赤血球症（sickle cell anemia），Gaucher 病，感染，ランゲルハンス細胞組織球症（Langerhans cell histiocytosis），血友病（hemophilia）．

病期分類

単純X線写真によるいくつかの若干異なる分類がある．壊死期，分節期，修復期，治癒期の4期に分ける分類[32]，それを修正し（壊死期～修復期をそれぞれ早期/後期に分け）7期に分ける分類[24]，滑膜炎期，壊死期，分節期，修復期，残余期の5期に分ける分類がある．わが国でよく用いられているのは5期に分ける分類である．滑膜炎期は股関節の軟部組織腫脹，小さな骨頭骨端の外側偏位のみられる時期に，壊死期は骨頭骨端の壊死による所見（骨硬化像，扁平化，軟骨下線状透亮像）が明らかになる時期（**図7.8**，**図7.9**）に，分節期は骨頭骨端の分節化の生じる時期（**図7.10**）に相当する．

重症度も単純X線写真により評価される．Catterall 分類（Catterall classification）[33]，Herring 分類（Herring lateral pillar classification）[34]，修正 Herring 分類（modified Herring lateral pillar classification）[35] などが用いられる（**NOTE 7.10**）．

NOTE 7.10 単純X線写真によるペルテス病の重症度分類

Catterall 分類[33]：

骨壊死の範囲による分類

group 1：骨頭骨端前部の限局性

group 2：骨頭骨端前部のより広範囲

group 3：骨頭骨端の大部分

group 4：骨頭骨端全体

Herring 分類[34]：

分節期における骨頭骨端外側（lateral pillar）の高さによる分類

group A：圧潰なし

group B：圧潰あり，高さが正常の 50％以上

group C：圧潰あり，高さが正常の 50％以下

修正 Herring 分類[35]：

Herring 分類に group B/C を加えた分類

group A：圧潰なし

group B：圧潰あり，高さが正常の 50％以上

group B/C：圧潰あり，高さが正常の 50％以上で幅が狭い（2～3 cm），または高さが正常の約 50％で骨化不良，または高さが正常の 50％で骨端中部（central pillar）より陥凹

group C：圧潰あり，高さが正常の 50％以下

治療・予後

治療は保存療法と手術療法があり，発症年齢，病期，重症度（骨壊死の範囲や骨頭変形の程度）などに基づいて決定される．発症年齢が5歳未満では経過観察，理学療法による保存療法が，5～8歳では適宜，保存療法または手術療法が，9歳以降（高齢発症）や骨頭変形が高度の場合には手術療法が選択される．

保存療法は理学療法，免荷・牽引療法，装具治療などが行われる．手術療法は骨頭の球形を回復させるために骨頭を臼蓋に深く包み込むようにする手術，または骨頭の変形していない部分を関節として機能させるための手術が行われる．前者は大腿骨頸部内反骨切り術，骨盤骨切り術，その組み合わせなどがある．後者は骨頭の変形が完成し修復をあまり期待できない場合に選択され，大腿骨頸部外反骨切り術，大腿骨頭回転骨切り術などがある．

続発性の変形性股関節症の発症においては，最も重要な因子は骨頭が球面か非球面かであるとされており[22]，骨頭形態の球面の保持，修復が治療のポイントになる．治療効果の最終評価は15歳以降，特に18歳頃の単純X線写真をもとに，Stulberg分類（Stulberg classification）[36]（NOTE 7.11），修正Stulberg分類（modified Stulberg classification）などを用いて行われる．予後不良因子は，女児発症，高齢発症，広範囲骨壊死，骨頭骨端外側突出，強い骨幹端変化（特に大きな嚢胞），骨端線損傷が挙げられる[26～28,37]（BOX 7.4）．

BOX 7.4　ペルテス病の予後不良の因子

女児発症，高齢発症，広範囲骨壊死，骨頭骨端外側突出，強い骨幹端変化（特に大きな嚢胞），骨端線損傷．

NOTE 7.11　単純X線写真によるペルテス病の治療効果の評価分類（Stulberg分類）（文献36）

骨頭球面性を重視した分類，classⅠとclassⅡは骨頭球面，classⅢ～Ⅴは骨頭非球面
classⅠ：正常
classⅡ：骨頭は球面で，大腿骨頸部短縮，または異常な臼蓋傾斜
classⅢ：骨頭は卵型，マッシュルーム型，傘型で，扁平でない
classⅣ：骨頭，臼蓋ともに扁平で，関節適合良好
classⅤ：骨頭は扁平，大腿骨頸部と臼蓋は正常で，関節適合不良

7.4 大腿骨頭すべり症
slipped capital femoral epiphysis

臨床的事項

大腿骨の近位骨端線（physis），おもに肥大軟骨細胞層（hypertrophic chondrocyte layer）に断裂が生じ，骨頭骨端の転位をきたす疾患である．通常，骨頭骨端は後内側下方へ転位するが，骨端線離開のみがあり骨頭転位のない亜型もあり，これは pre-slip 型とよばれる．好発年齢は 10〜14 歳，男女比は 3：1，両側性は 20〜40％ で，特に色白の肥満体型の男児に好発する．二次性徴発現が遅延することが多く，内分泌学的異常の関与が推定されているが，実際に内分泌疾患，内分泌ホルモンの異常値を示すことは少ない．

おもな症状は股関節痛，跛行だが，しばしば大腿部痛，膝関節痛を認め，そのために診断が遅れる場合がある[38]．立ち上がる際や歩行時に患肢が外旋位になることが多く，股関節の内転位，内旋位で疼痛が増強する．理学的所見では Drehmann 徴候が特徴的である（NOTE 7.12）．

症状の発症，経過より，突然の激痛で発症する急性型，軽度の疼痛が徐々に増悪する慢性型，慢性型の経過中に急性型になる慢性急性型に分類される．骨端線の安定性を重視し，受診時に歩行可能である安定型，激痛のために歩行不能となる不安定型に分ける分類もある[39]．安定型は骨端線の軟骨周囲環（perichondral ring）の破綻や大きな転位はなく，疼痛は強くなく，徐々に進行する（図 7.13）．不安定型は軟骨周囲環の破綻があり，転位が大きく激痛を生じる（図 7.12）．

NOTE 7.12 大腿骨頭すべり症の重要な理学的所見，単純 X 線写真の徴候

1) Drehmann 徴候：仰臥位にて股関節を伸展位から屈曲位にしていくと患側では自然に外転，外旋位になる．
2) Trethowan/Klein 徴候：正常では大腿骨頸部上縁の延長線が骨頭骨端内を通過するのに対して，大腿骨頭すべり症では上記延長線が骨頭骨端の外側を通過する（図 7.12）．
3) Capener 徴候：正常では骨頭骨端が臼蓋内に位置するのに対して，大腿骨頭すべり症では骨頭骨端後下縁が臼蓋よりはみだす（図 7.12）．

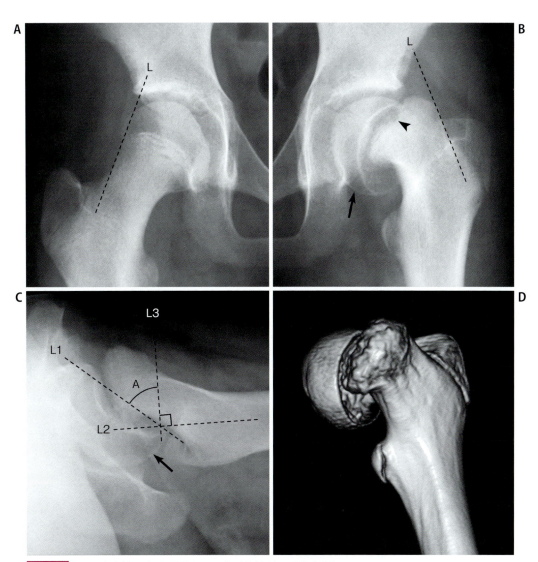

図 7.12 15 歳女性　大腿骨頭すべり症（急性型，不安定型）

A：単純 X 線写真正面像（右側：健側），B：正面像（左側：患側），C：軸位像，D：3 D–CT（内側前方から）
単純 X 線写真正面像で，右側（健側）（A）は骨頭骨端転位がみられず，頸部外側縁の延長線（図中 L）は骨頭骨端内を通過している（Trethowan/Klein 徴候なし）．左側（患側）は，骨頭骨端の比較的大きな内側下方転位（B, →），および骨端線離開，骨端線側の骨幹端不整・不明瞭化（B, ▶）がみられる．頸部外側縁の延長線（図中 L）は骨頭骨端内を通過していない（Trethowan/Klein 徴候）．軸位像（C）では，骨頭骨端の比較的大きな後下方転位がみられ，その後下縁は臼蓋よりはみだしている（Capener 徴候：C, →）．後方傾斜角〔骨頭骨端線側の接線（図中 L1）と近位骨幹長軸（図中 L2）に対する垂線（図中 L3）のなす角度（図中 A）〕は 51°で，中等症である．3D–CT（D）では，骨頭骨端転位を立体的に把握しやすい．

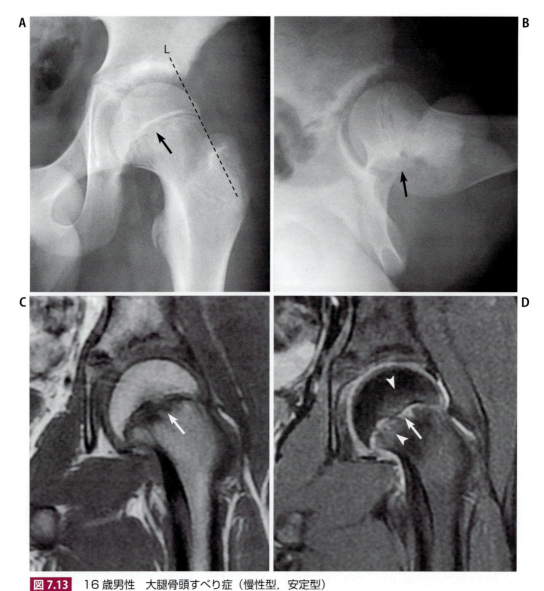

図 7.13 16 歳男性　大腿骨頭すべり症（慢性型，安定型）
A：単純 X 線写真正面像，B：Lauenstein 像，C：MRI, T1 強調冠状断像，D．脂肪抑制プロトン密度強調冠状断像　単純 X 線写真正面像（A）で，大腿骨の若干の骨端線離開，骨端線側の骨幹端不整がみられるが（A, →），骨頭骨端転位は明らかでなく，Trethowan/Klein 徴候を認めない（図中 L）．Lauenstein 像（B）では，骨頭骨端の軽度の後下方への転位がみられる（B, →）．後方傾斜角は 12°で，軽症である．MRI（C, D）では，若干の骨端線離開に加えて（CD, →），その周囲の軽度の骨髄浮腫もみられる（D, ▶）．

画像所見（BOX 7.5）

診断，治療法決定の基本となるのは臨床所見と単純X線写真である．単純X線写真では，左右を比較することも重要である．正面像では，大腿骨の骨端線離開，骨端線側の骨幹端不整・不明瞭化，骨頭骨端の高さ減少・内側下方転位，Trethowan/Klein 徴候がみられる（NOTE 7.12, 図 7.12, 図 7.13）．骨頭・頸部側面像では，骨頭骨端の後下方転位，Capener 徴候がみられ（NOTE 7.12, 図 7.12），骨頭骨端の転位は正面像より描出されやすい（図 7.13）．

重症度の評価は骨頭・頸部側面像におけるさまざまな計測が基本となる．代表的なものは後方傾斜角（posterior tilt angle：骨頭骨端線側の接線と近位骨幹長軸に対する垂線のなす角度）で，これは10°以下が正常，10°～30°が軽症（図 7.13），30°～60°が中等症（図 7.12），60°以上が重症とされている．

CT，MRI は必ずしも必要ではないが，骨端線離開や骨頭骨端偏位がわかりやすい．MRIでは骨端線周囲の骨髄浮腫，関節液貯留，滑膜炎もみられ[40,41]（図 7.12, 図 7.13），単純X線写真，CT で描出困難な pre-slip 型の骨端線離開も描出できる[40]．CT では，骨頭・頸部側面像と同様の重症度評価のための計測も可能である．3次元像は骨頭偏位の立体的把握に有用で，術前計画にも利用されている（図 7.12）．

治療・予後

手術療法が施行されるが，術式は臨床所見や重症度に基づいて決定される．通常，急性型では牽引療法，麻酔下にて整復後にピン，スクリューによる固定術が施行される．慢性型では整復困難で，転位が小さい場合にはそのままピンによる固定術が，大きい場合には種々の大腿骨骨切り術が施行される．骨頭骨端転位が改善されても種々の合併症が起こりうるので[42,43]，画像検査を含めた経過観察が必要である（NOTE 7.13）．

BOX 7.5　大腿骨頭すべり症の画像所見のポイント

単純X線写真正面像：骨端線離開，骨端線側の骨幹端不整・不明瞭化，骨頭骨端の高さ減少・内側下方転位，Trethowan/Klein 徴候，左右の比較重要

単純X線写真骨頭・頸部側面像：骨頭骨端の後下方転位，Capener 徴候，正面像より明瞭な骨頭骨端転位の描出

CT：骨端線離開，骨頭骨端転位，3次元像による立体的把握，術前計画

MRI：骨端線離開，骨頭骨端転位，骨端線周囲の骨髄浮腫

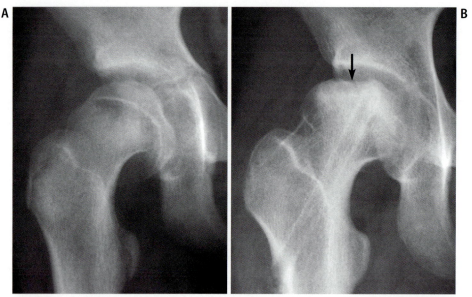

図7.14 12歳男児　大腿骨頭すべり症（急性型，不安定型）に合併した大腿骨頭壊死症
単純X線写真正面像（A：術前，B：術後6か月後）　術前の単純X線写真（A）で，骨頭骨端の比較的大きな内側下方転位がみられる．術後6か月後（B）では，骨頭骨端転位の修復，骨端線癒合を認めるが，骨頭上部に骨壊死を示す骨硬化像と圧潰がみられる（B，→）．

NOTE 7.13　大腿骨頭すべり症の合併症（文献42, 43より）

治療後の変形：骨頭の扁平化，頸部短縮，内反股（coxa vara）がみられる．	
大腿骨頭壊死症（図7.14）：急性型，不安定型に好発する．	
軟骨融解症（chondrolysis）：外科的治療で内固定のためのピンが関節内まで達するとしばしば生じるが，治療前や未治療の場合にも起こりうる．単純X線写真で関節裂隙狭小化がみられる．	
大腿骨寛骨臼インピンジメント（cam type）：大腿骨の骨端線癒合後に骨頭〜頸部のcam type変形がみられ，臼蓋関節唇損傷，変形性股関節症を生じる．ただし，2014年の日本股関節学会で提唱された診断指針では，二次的に生じたものは除外項目に含められている〔5.4 大腿骨寛骨臼インピンジメントのNOTE 5.7（87頁）参照〕．	

■ 文　献

7.1　発育性股関節形成不全
1) 久保俊一：V編 小児の股関節疾患．久保俊一・編著：股関節学．金芳堂，2014：468-492．
2) 服部 義：Ⅲ．下肢の疾患．発育性股関節形成不全（DDH）．小児科診療 2015；4：477-482．
3) Dwek JR, Chung CB, Sartoris DJ：Chapter 79：Developmental dysplasia of the hip. In：Resnick D：Diagnosis of Bone and Joint Disorder, 4th ed. Philadelphia：W. B. Saunders, 2002：4355-4382.
4) 妹尾重治：骨・関節 X 線写真の撮りかたと見かた，第 8 版．医学書院，2000：260．
5) Dillon JE, Connolly SA, Connolly LP, et al：MR imaging of congenital/developmental and acquired disorders of the pediatric hip and pelvis. Magn Reson Imaging Clin N Am 2005；13：783-797.
6) Bos CF, Bloem JL, Obermann WR, et al：Magnetic resonance imaging in congenital dislocation of the hip. J Bone Joint Surg Br 1988；70：174-178.
7) Fisher R, O'Brien TS, Davis KM：Magnetic resonance imaging in congenital dysplasia of the hip. J Pediatr Orthop 1991；11：617-622.
8) Ueshima K, Takahashi KA, Fujioka M, et al：Relationship between acetabular labrum evaluation by using radial magnetic resonance imaging and progressive joint space narrowing in mild hip dysplasia. Magn Reson Imaging 2006；24：645-650.
9) Gulati V, Eseonu K, Sayani J, et al：Developmental dysplasia of the hip in the newborn：a systematic review. World J Orthop 2013；18：32-41.
10) Lehmann HP, Hinton R, Morello P, et al：Developmental dysplasia of the hip practice guideline：technical report. Committee on Quality Improvement, and Subcommittee on Developmental Dysplasia of the Hip. Pediatrics 2000；105：E57.
11) Kalamchi A, MacEwen GD：Avascular necrosis following treatment of congenital dislocation of the hip. J Bone Joint Surg Am 1980；62：876-888.
12) Jaramillo D, Villegas-Medina O, Laor T, et al：Gadolinium-enhanced MR imaging of pediatric patients after reduction of dysplastic hips：assessment of femoral head position, factors impeding reduction, and femoral head ischemia. AJR 1998；170：1633-1637.
13) Tiderius C, Jaramillo D, Connolly S, et al：Post-closed reduction perfusion magnetic resonance imaging as a predictor of avascular necrosis in developmental hip dysplasia：a preliminary report. J Pediatr Orthop 2009；29：14-20.

7.2　単純性股関節炎
14) Yang WJ, Im SA, Lim GY, et al：MR imaging of transient synovitis：differentiation from septic arthritis. Pediatr Radiol 2006；36：1154-1158.
15) Caird MS, Flynn JM, Leung YL, et al：Factors distinguishing septic arthritis from transient synovitis of the hip in children. a prospective study. J Bone Joint Surg Am 2006；88：1251-1257.
16) Lee SK, Suh KJ, Kim YW, et al：Septic arthritis versus transient synovitis at MR imaging：preliminary assessment with signal intensity alterations in bone marrow. Radiology 1999；211：459-465.
17) Ranner G, Ebner F, Fotter R, et al：Magnetic resonance imaging in children with acute hip pain. Pediatr Radiol 1989；20：67-71.
18) Dwek JR：The hip：MR imaging of uniquely pediatric disorders. Magn Reson Imaging Clin N Am 2009；17：509-520.
19) Kim EY, Kwack KS, Cho JH, et al：Usefulness of dynamic contrast-enhanced MRI in differentiating between septic arthritis and transient synovitis in the hip joint. AJR 2012；198：428-433.

7.3　ペルテス病
20) Trueta J, England O：The normal vascular anatomy of the human femoral head during growth. J Bone Joint Surg Br 1957；39-B：358-394.
21) Chung SMK：The arterial supply of the developing proximal end of the human femur. J Bone Joint Surg Am 1976；58-A：961-970.
22) Atsumi T, Yamamoto K, Muraki M, et al：The blood supply of the lateral epiphyseal arteries in Perthes' disease. J Bone Joint Surg Br 2000；82-B：392-398.
23) Weinstein SL：Bristol-Myers Squibb/Zimmer award for distinguished achievement in orthopaedic research. Long-term follow-up of pediatric orthopaedic conditions. Natural history and outcomes of treatment. J Bone Joint Surg Am 2000；82-A：980-990.

24) Joseph B, Varghese G, Mulpuri K, et al：Natural evaluation of Perthes disease：a study of 610 children under 12 years of age at the disease onset. J Pediatr Orthop 2003；23：590-600.
25) Joseph B：Natural history of early onset and late-onset Legg-Calvé-Perthes disease. J Pediatr Orthop 2011；31 Suppl：S152-155.
26) Dillmann JR, Hernandez RJ：MRI of Legg-Calvé-Perthes disease. AJR 2009；195：1394-1407.
27) Jaramillo D, Kasser JR, Villegas-Medina OL, et al：Cartilagenous abnormalities and growth disturbances in Legg-Calvé-Perthes disease：evaluation with MR imaging. Radiology 1995；197：767-773.
28) de Sanctis N, Rega AN, Rondinella F：Prognostic evaluation of Legg-Calvé-Perthes disease by MRI. Part I：the rule of physeal involvement. J Pediatr Orthop 2000；20：455-462.
29) Ranner G, Ebner F, Fotter R, et al：Magnetic resonance imaging in children with acute hip pain. J Pediatr Orthop 1989；20：67-71.
30) Resnick D, Kransdorf MJ：Chapter 68：osteochondroses. In：Resnick D, Kransdorf MJ（eds）：Bone and Joint Imaging, 3rd ed. Philadelphia：Elsevier Saunders, 2005：1089-1107.
31) 西村 玄：骨系統疾患X線アトラス―遺伝性骨疾患の鑑別診断．医学書院，1998：35-148．
32) Waldenström H：On coxa plana. Osteochondritis deformans coxae juvenilis. Leggs disease, maladie de Calvé, Perthes krankheit. Acta Chir Scand 1923；55：577-590.
33) Catterall A：The natural history of Perthes' disease. J Bone Joint Surg Br 1971；53-B：37-53.
34) Herring LA, Neustadt JB, Williams JJ, et at：The lateral pillar classification of Legg-Calvé-Perthes disease. J Pediatr Orthop 1992；12：143-150.
35) Kathleen M, Kollitz BS, Albert O, et al：Classifications in brief：the Herring lateral pillar classification for Legg-Calvé-Perthes disease. Clin Orthop Relat Res 2013；471：2068-2072.
36) Stulberg SD, Coopeman DR, Wallensten R：The natural history of Legg-Calvé-Perthes disease. J Bone Joint Surg Am 1981；63-A：1095-1108.
37) Cheng JC, Lam TP, Ng BK：Prognosis and prognostic factors of Legg-Calvé-Perthes disease. J Pediatr Orthop 2011；31 Suppl：S147-151.

7.4 大腿骨頭すべり症

38) Green DW, Reynolds RA, Khan SN, et al：The delay in the diagnosis of slipped capital femoral epiphysis: a review of 102 patients. HSS J 2005；1：103-106.
39) Loder RT, Richard BS, Shapiro PS, et al：Acute slipped capital femoral epiphysis：the importance of physeal stability. J Bone Joint Surg Am 1993；75-A：1134-1140.
40) Umans H, Liebling MS, Moy L, et al：Slipped capital femoral epiphysis：a physical lesion diagnosed by MRI with radiographic and CT correlation. Skeletal Radiol 1998；27：139-141.
41) Tins B, Cassar-Pullicino V, McCall I：The role of pre-treatment MRI in established cases of slipped capital femoral epiphysis. Eur J Radiol 2009；70：570-578.
42) Vukasinović Z, Slavković N, Slavković S：Complications of slipped capital femoral epiphysis. Srp Arh Celock Lek 2007；135：105-110.
43) Klit J, Gosvig K, Magnussen E, et al：Cam deformity and hip degeneration are common after fixation of a slipped capital femoral epiphysis. Acta Orthop 2014；85：585-591.

各論

股関節周囲・骨盤疾患

- 8.1 滑膜嚢胞, ガングリオン, 関節唇/傍関節唇嚢胞················162
- 8.2 滑液包, 滑液包炎·······································166
- 8.3 大転子疼痛症候群·······································172
- 8.4 恥骨結合炎··176
- 8.5 坐骨大腿骨インピンジメント······························181
- 8.6 石灰沈着性腱炎···184
- 8.7 感染性仙腸関節炎·······································189
- 8.8 非感染性仙腸関節炎·····································195

8.1 滑膜嚢胞, ガングリオン, 関節唇/傍関節唇嚢胞
synovial cyst, ganglion, labral/paralabral cyst

臨床的事項 (BOX 8.1)

滑膜嚢胞, ガングリオン, 関節唇/傍関節唇嚢胞のいずれも単房性, または多房性の嚢胞で, 内腔にゼリー状液体を含む. 滑膜嚢胞, ガングリオンはほとんどが関節や腱の周囲に発生し, 股関節周囲にも好発する (図8.1, 図8.2). 滑膜嚢胞は壁が線維性被膜とその内腔側を覆う滑膜で構成されており, 半数は関節腔と連続している. 線維性関節包に変性や外傷, 炎症による脆弱化, 欠損が生じ, その部位より滑膜のヘルニアをきたし形成されると考えられている. 一方, ガングリオンは壁が線維性被膜で構成されており, 内腔表面の滑膜はない. 結合組織の粘液変性により生じると考えられている.

関節唇/傍関節唇嚢胞は関節唇断裂部の周囲に形成される嚢胞である (図8.3, 図8.4). 壁は線維性被膜で構成されており, 内腔にゼリー状液体を含む. 断裂部からのone-way valve mechanismによる関節液漏出で生じると考えられている[1]. 股関節での好発部位は, 通常のMRIによる検討[1,2]では後上部, 前部の順, または後部, 前部の順と, MR関節造影 (MR arthrography) による検討[3]では前上部, 前部, 後上部, 前下部の順と報告されている.

滑膜嚢胞, ガングリオン, 関節唇/傍関節唇嚢胞のいずれもおもな症状は局所疼痛で, 大きくなると周囲の神経・血管圧排をきたすことがある[4~9]. 股関節の前方に位置するものは大腿神経の, 内側に位置するまたは内側へ伸展したものは閉鎖神経の, 後方に位置するものは坐骨神経の圧排原因になり, 神経圧排があると各神経の支配領域の症状がみられる[4~7]. 股関節前方に位置するものは大腿動静脈圧排をきたすことがあり, 動脈圧排があると下肢の虚血症状が, 静脈圧排があると下肢の浮腫, 腫脹がみられる[8,9].

BOX 8.1　滑膜嚢胞, ガングリオン, 関節唇/傍関節唇嚢胞の比較

嚢胞	壁	内腔	発生機序
滑膜嚢胞	線維性被膜と滑膜	ゼリー状液体	線維性関節包の欠損による滑膜ヘルニア
ガングリオン	線維性被膜	ゼリー状液体	結合組織の粘液変性
関節唇/傍関節唇嚢胞	線維性被膜	ゼリー状液体	関節唇断裂部からのone-way valve mechanismによる関節液漏出

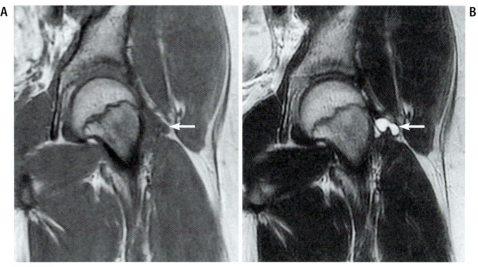

図 8.1 14 歳男児　滑膜囊胞（ガングリオン）

A：MRI，T1 強調冠状断像，B：T2 強調冠状断像　大腿骨頸部の外側に分葉状の囊胞性病変がみられる（AB, →）．壁は薄く，内腔は T1 強調像（A）で筋肉に近い信号を，T2 強調像（B）で高信号を示す．

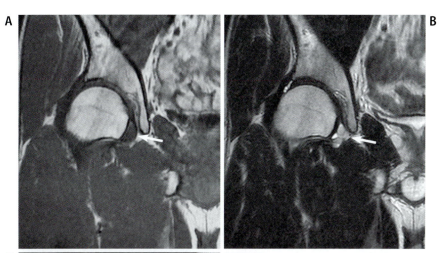

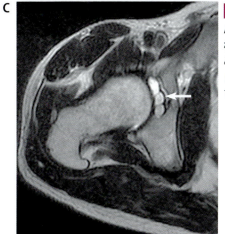

図 8.2 30 歳台男性　滑膜囊胞（ガングリオン）

A：MRI，T1 強調冠状断像，B：T2 強調冠状断像，C：T2 強調横断像　大腿骨頭の下内側に分葉状多房性の囊胞性病変がみられる（A〜C, →）．壁は薄く，内腔は T1 強調像（A）で筋肉と比較して等〜やや低信号を，T2 強調像（B, C）で高信号を示す．

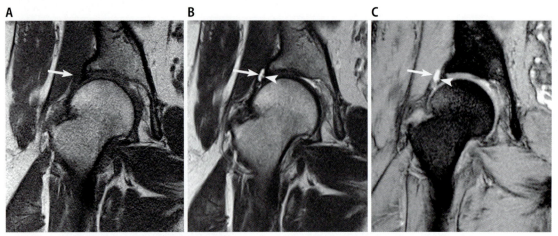

図 8.3 40歳台女性 関節唇/傍関節唇囊胞
A：MRI, T1強調冠状断像，B：T2強調冠状断像，C：T2*強調冠状断像　関節唇上部の外側に小さな囊胞性病変がみられる（A〜C,→）．内腔はT1強調像（A）で筋肉に近い信号を，T2・T2*強調像（B,C）で高信号を示す．T2・T2*強調冠状像（B,C）では，関節唇に断裂を示す高信号がみられ（BC, ▶），囊胞性病変の内腔と連続している．

画像所見 （BOX 8.2）

超音波検査，CT，MRIでは，滑膜囊胞，ガングリオン，関節唇/傍関節唇囊胞のいずれも股関節周囲の壁の薄い囊胞性病変として描出される[1〜10]（図 8.1〜図 8.4）．内腔の大部分は，超音波検査でエコーフリーを，CTで低濃度を，MRIのT1強調像で低〜中等度の信号を，T2強調像で高信号を示す[1〜10]（図 8.1〜図 8.4）．MRIは病変の検出，位置や広がりの評価に最も優れている．股関節疾患に関する評価も可能で，超音波検査，CTよりも多くの情報が得られる（図 8.3, 図 8.4）．

　関節唇/傍関節唇囊胞は関節唇周囲の囊胞としてみられる[1,2,6]（図 8.3, 図 8.4）．内腔と関節唇断裂との交通が診断の決め手になるが（図 8.3, 図 8.4），通常のMRIでは関節唇断裂を描出できないこともある[1,2]．MR関節造影では造影剤の関節腔から関節唇断裂を介した囊胞への流入がみられ，交通が明らかになる[3,10]〔5.2 臼蓋形成不全（70頁）参照〕．滑膜囊胞とガングリオンの所見は類似しているが，これらを無理に鑑別する必要はない．造影CT・MRIでは，壁の増強効果がみられる場合とみられない場合があるが[4,5,8,9]，通常は造影を施行する必要はない．

　神経圧排をきたしている場合には，MRIによりその支配領域の筋肉の脱神経による異常信号を認めることがある[6]．造影CT，CT血管造影（CT angiography）は動静脈圧排の評価に有用である[8,9]．

治療・予後

無症状であれば，経過観察される．局所疼痛がみられる場合には，まず，局所安静，非ステロイド性抗炎症薬による薬物療法，局所加温などの保存療法が施行される．これらの保存療法で難治性の場合，神経や動静脈の圧排による症状もみられる場合には，超音波ガイド下の穿刺吸引，または囊胞切除術による手術療法が施行される．

8.1 滑膜嚢胞，ガングリオン，関節唇/傍関節唇嚢胞 165

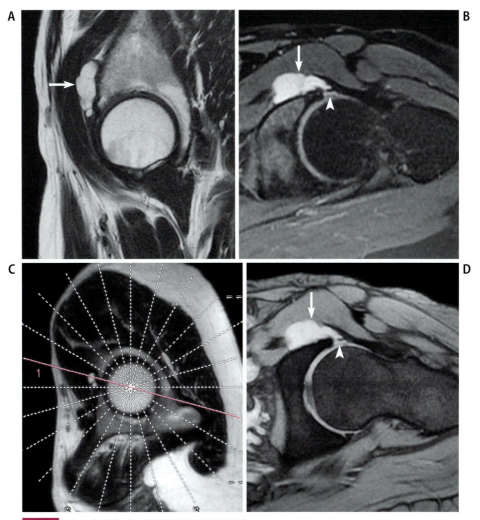

図 8.4 20 歳台女性　関節唇/傍関節唇嚢胞
A：MRI, T2 強調矢状断像，B：脂肪抑制プロトン密度強調斜横断像，C, D：放射状 MRI, T2*強調像（C：撮像断面位置決め像，D：C の 1 の断面）　臼蓋前部の前上方に内腔が高信号を示す嚢胞性病変がみられる（ABD, →）．脂肪抑制プロトン密度強調像（B），T2*強調像（D）では，関節唇前部に断裂を示す高信号を認める（BD, ▶）．T2*強調像（D）では，関節唇の高信号（D, ▶）と嚢胞性病変（D, →）の内腔の連続性も描出されている．

BOX 8.2　滑膜嚢胞，ガングリオン，関節唇/傍関節唇嚢胞の画像所見のポイント

超音波検査，CT，MRI：股関節周囲の壁の薄い嚢胞性病変
　超音波検査；内腔はエコーフリー
　CT；内腔は低濃度
　MRI；内腔は T1 強調像で中等度～低信号，T2 強調像で高信号
造影 CT・MRI：壁の増強効果ありまたはなし
MR 関節造影：関節唇/傍関節唇嚢胞は造影剤の関節腔より関節唇断裂を介した嚢胞への流入

8.2 滑液包，滑液包炎
bursa, bursitis

臨床的事項

滑液包は壁が線維性被膜とその内腔表面を覆う滑膜で構成され，内腔に滑液を含む嚢胞である．大部分が関節近傍に存在し，摩擦を軽減し滑りを円滑にする役割をもつ．股関節周囲には多数の滑液包が存在するが，重要なものは腸恥/腸腰筋滑液包（iliopectineal/iliopsoas bursa），転子/大殿筋滑液包（trochanteric/subgluteus maximus bursa），坐骨滑液包（ischial bursa）がある[11,12]（図8.5）．

腸恥/腸腰筋滑液包

成人の98%で存在する最大の滑液包で，腸腰筋腱（iliopsoas tendon）と股関節の関節包の間に存在する[13]（図8.5）．約15%で，腸骨大腿靱帯（iliofemoral ligament）と恥骨大腿靱帯（pubofemoral ligament）の間の径1 mm～3 cm大の裂孔を介して股関節腔内と交通している[13,14]．股関節疾患がある場合には，交通の頻度は30～40%に高くなる[15]．この原因は股関節の内圧上昇や腸腰筋腱との摩擦により関節包前部の菲薄化部に破裂が起こるためと推測されている[14,16]．

腸恥/腸腰筋滑液包炎（図8.6，図8.7）は腸腰筋腱との摩擦を筆頭に，変形性股関節症〔5.1 変形性関節症（64頁）参照〕，関節リウマチ〔6.3 関節リウマチ（106頁）参照〕，滑膜骨軟骨腫症〔11.2 滑膜骨軟骨腫症（303頁）参照〕，色素性絨毛結節性滑膜炎〔11.1 色素性絨毛結節性滑膜炎（300頁）参照〕，痛風（gout），ピロリン酸カルシウム結晶沈着症〔6.5 ピロリン酸カルシウム結晶沈着症（117頁）参照〕，感染，外傷，アミロイドーシス〔6.6 アミロイド関節症（123頁）参照〕，人工関節置換術後〔6.7 人工股関節合併症（128頁）参照〕などの種々の原因，基礎疾患によりみられる[15,17～20]．若年者に好発し，男性よりも女性に若干多い．

おもな症状は鼠径部の疼痛，腫瘤触知で，大腿動脈瘤，鼠径ヘルニア，リンパ節腫大，血腫，停留睾丸との鑑別がしばしば問題になる．大きくなると鼠径靱帯下より腸腰筋下の間隙に沿って骨盤腔に進展し[15,17～20]，骨盤内臓器を圧排することがある．大腿神経圧排による鼠径部より下肢への放散痛と知覚鈍麻，腸骨～大腿静脈圧排やそれに伴う深部静脈血栓症による下肢の腫脹，浮腫をきたすこともある[18,20]．弾発股（snapping hip）の原因にもなる[21]（NOTE 8.1）（図8.7）．

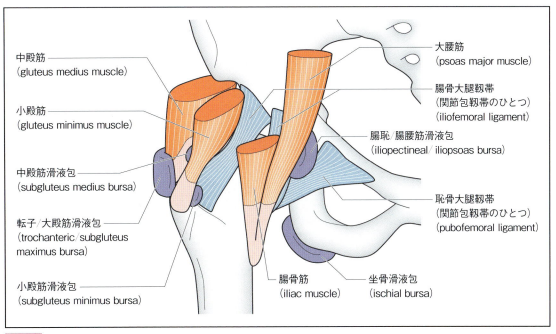

図 8.5 股関節周囲の滑液包（文献 11, 12 より）

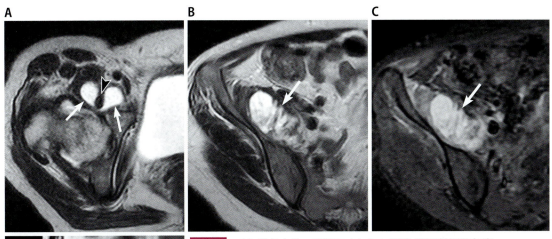

図 8.6 40 歳台女性　破裂をきたした腸恥/腸腰筋滑液包炎

A, B：MRI, T2 強調横断像，C：STIR 横断像，D：T2 強調冠状断像　股関節レベルの横断像（A）で，腸腰筋腱（A, ►）と股関節の間に囊胞性病変（A, →）がみられる．腸腰筋腱（A, ►）により前方から圧排されており，内腔は均一な高信号を示す．股関節腔との交通は明らかでないが，この関節の関節液貯留がみられ，交通の存在が推測される．より上部レベルの横断像（B, C）では，腸骨筋の液体貯留（B, C, 大矢印）とその周囲の浮腫がみられる．液体貯留には筋線維に相当する低信号の索状構造が介在している．冠状断像（D）では，腸腰筋腱（D, ►）周囲の囊胞性病変（D, 小矢印）と腸骨筋の液体貯留（D, 大矢印）の連続性（D, ▷）が明らかである．

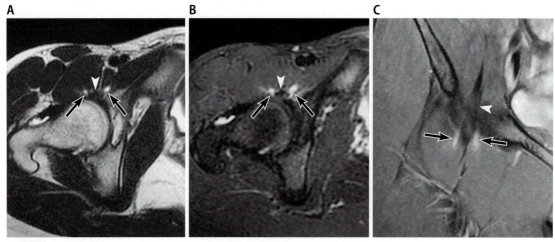

図 8.7 17歳女性　弾発股をきたした腸恥/腸腰筋滑液包炎
A：MRI, T2強調横断像，B：STIR横断像，C：脂肪抑制プロトン密度強調冠状断像　腸腰筋腱（A〜C, ▶）の周囲に高信号を示す小嚢包（A〜C, →）がみられ，その周囲の軽度の軟部組織浮腫を伴う．横断像（A, B）では，小嚢包（AB, →）が腸腰筋腱（AB, ▶）の深部〜内・外側に位置しており，V字型を示す．弾発股の合併がみられた．

> **NOTE 8.1**　弾発股（snapping hip）（文献21 より）
>
> 股関節の運動の際に，ばねのように一度引っかかってから弾き出される現象である．原因により外因型（external type），内因型（internal type），関節内型（intraarticular type）に分類されている．
> 　外因型：最も多く，大腿筋膜張筋と大転子の間の引っかかりで起こる．
> 　内因型：腸腰筋腱と腸恥骨隆起（iliopectineal eminence），大腿骨頭，股関節の前部関節包の間の引っかかりで起こる（図8.7）．
> 　関節内型：関節唇損傷，関節内遊離体などの関節内異常で起こる．

転子/大殿筋滑液包

大転子（greater trochanter）と大腿筋膜張筋（tensor fasciae latae muscle），大殿筋（gluteus maximus muscle）の間に存在する（図8.5）．

　転子/大殿筋滑液包炎（図8.8）は，おもに大転子と大腿筋膜張筋との間の摩擦により起こる．中・小殿筋腱（gluteus medius and minimus tendons）の障害とともに大転子疼痛症候群（gluteal trochanteric pain syndrome）〔8.3 大転子疼痛症候群（172頁）参照〕の原因とされている．中年女性，陸上やラケット競技の選手に好発する．弾発股をきたすこともある[21]（NOTE 8.1）．また，転子/大殿筋滑液包は結核性滑液包炎（tuberculous bursitis）の最も好発する滑液包でもある[22]〔6.2 結核性関節炎（102頁）参照〕．

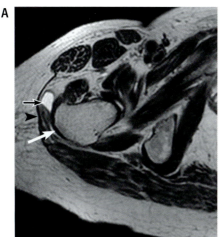
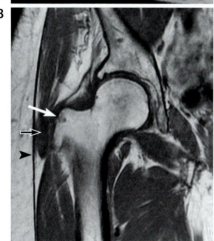
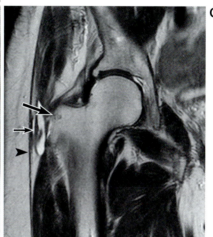

図 8.8 70歳台女性 転子/大殿筋滑液包炎
A：MRI, T2強調横断像, B：T1強調冠状断像, C：T2強調冠状断像　大腿筋膜張筋（A〜C, ▶）と大転子（A〜C, 大矢印）の間に扁平な囊胞性病変（A〜C, 小矢印）がみられる．壁は薄く，内腔はT1強調像（B）で筋肉より若干低い信号を，T2強調像（A, C）で高信号を示す．

坐骨滑液包

坐骨結節（ischial tuberosity）と大殿筋に間にみられる（図8.5）．

　坐骨滑液包炎（図8.9, 図8.10）は硬いものの上に長時間座っていることでよく起こり，痩せた女性に比較的多い．関節リウマチ，全身性エリテマトーデス（systemic lupus erythematosus：SLE），強直性脊椎炎〔6.4 強直性脊椎炎（112頁）参照〕，反応性関節炎（reactive arthritis），感染など種々の原因でも起こる[23,24]．おもな症状は殿部の疼痛，腫瘤触知である．坐骨神経圧排をきたし，殿部より下肢へ放散する疼痛がみられることもある[23]．

その他

日常診療で遭遇するほかの滑液包に外閉鎖筋滑液包（obturator externus bursa）がある〔11.2 滑膜骨軟骨腫症の図11.2, 図11.3（304, 305頁）参照〕．これは股関節の滑膜が坐骨大腿骨靱帯（ischiofemoral ligament）と輪帯（zona orbicularis）の間より後下方へ突出した

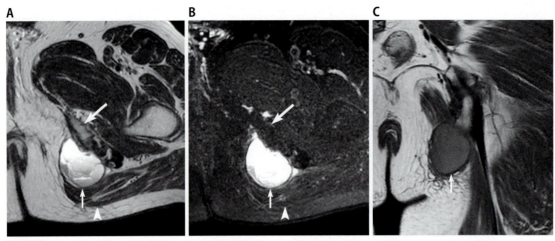

図 8.9 70 歳台男性　出血をきたした坐骨滑液包炎
A：MRI, T2 強調横断像，B：脂肪抑制 T2 強調横断像，C：T1 強調冠状断像　T2 強調像（A），脂肪抑制 T2 強調像（B）で，大殿筋（AB, ▶）と坐骨結節（AB, 大矢印）との間に囊胞性病変（AB, 小矢印）がみられる．壁は薄く，内腔は前部が高信号，後部がやや低信号を示し，液面形成を認める．T1 強調像（C）では，筋肉よりやや高い信号を示す（C, 小矢印）．これらの所見は出血合併を示唆する．周囲の脂肪のわずかな浮腫もみられる．

BOX 8.3　滑液包炎の画像所見のポイント

超音波検査，CT，MRI：滑液包の存在部位に一致する囊胞性病変
　腸恥/腸腰筋滑液包炎（iliopectineal/iliopsoas bursitis）；大部分は単房性，薄壁，内腔は均一
　　（超音波検査；エコーフリー/CT；低濃度/MRI；T1 強調像で低信号・T2 強調像で高信号）
　坐骨滑液包（ischial bursitis）；内腔性状はさまざま，隔壁，壁在結節
　出血・破裂合併；囊胞腔の鏡面形成，周囲軟部組織の液体貯留・強い浮腫
　　しばしば滑膜肥厚・内部のデブリのために充実性病変類似
　造影 CT・MRI：壁の増強効果，腫瘍との鑑別

ものである[25,26]．股関節の関節軟骨，関節唇の損傷を高頻度に合併することが報告されている[26]．

画像所見（BOX 8.3）

超音波検査，CT，MRI では，滑液包炎は滑液包の存在部位に一致する囊胞性病変として描出される[17～20,22～24]（図 8.6～図 8.10）．腸恥/腸腰筋滑液包炎の大部分は単房性で壁は薄く，内腔は超音波でエコーフリーを，CT で低濃度を，MRI の T1 強調像で低信号，T2 強調像で高信号を示し，均一である[17,18]（図 8.6，図 8.7）．一方，坐骨滑液包炎は内腔の性状がさまざまで，超音波で低～高エコーを，MRI の T1 強調像で筋肉と比較して低～高信号を，T2 強調像で高信号を示し，均一または不均一である[23,24]（図 8.9，図 8.10）．隔壁や壁在結節を認めることもよくある[23,24]．これらの原因は出血や感染の合併が考えられている[23,24]．

いずれの滑液包炎も出血，破裂をきたすことがある．出血では内腔の鏡面形成が，破裂で

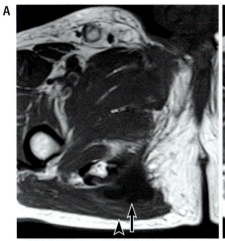
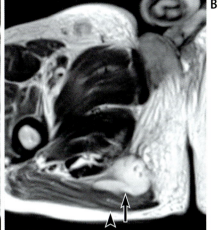
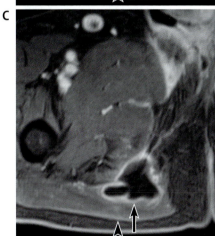

図 8.10 60 歳台男性　坐骨滑液包炎
A：MRI，T1 強調横断像，B：T2 強調横断像，C：造影脂肪抑制 T1 強調横断像　大殿筋（A〜C, ►）の深部に分葉状の嚢胞性病変（A〜C, →）がみられる．壁は薄く，内腔は T1 強調像（A）にて筋肉より低信号を，T2 強調像（B）にて高信号を示し，均一である．造影 MRI（C）では，壁に増強効果がみられる．

は周囲の軟部組織の液体貯留や強い浮腫がみられる[24]（図 8.6, 図 8.9）．滑膜肥厚や内部のデブリのために充実性病変と紛らわしい所見を示すこともあり，この場合には腫瘍との鑑別が必要となる．造影 CT・MRI では，壁の増強効果がみられる[17,18,23,24]（図 8.10）．充実性病変にみえる場合でも辺縁のみ増強効果を示し，腫瘍と異なる所見を示す．造影 CT・MRI は通常は施行する必要はないが，腫瘍と紛らわしい場合には診断に役立つ．また，MRI は周囲の腱や股関節疾患に関する評価，腸恥/腸腰筋滑液包と股関節腔との交通の描出にも有用で[7]，超音波検査，CT よりも多くの情報が得られる．

　鑑別診断は膿瘍，類上皮嚢胞（epidermoid cyst），類皮嚢胞（dermoid cyst）などが挙がるが，滑液包の存在部位を知っておくことが診断の手がかりになる．

治療・予後

まず，局所安静，非ステロイド性抗炎症薬による薬物療法，理学療法などの保存療法が施行される．超音波ガイド下の穿刺吸引，局所麻酔薬・ステロイド局所注入が行われることもある．大部分はこれらの保存療法で改善されるが，難治性の場合には，滑液包切除術による手術療法が施行される．基礎疾患に続発するものは，その治療に準ずる．

8.3 大転子疼痛症候群
gluteal trochanteric pain syndrome

臨床的事項

股関節外側の疼痛，圧痛をきたす症候群である（BOX 8.4）．疼痛は大腿外側，鼠径部へ放散し，患側を下にした側臥位にて増強する．圧痛の部位が大転子後上部であることが特徴的とされている．症状から腰椎疾患，股関節疾患と誤診されることもある．

　おもな原因は，以前は転子/大殿筋滑液包炎（trochanteric/subgluteus maximus bursitis）〔8.2 滑液包，滑液包炎（166頁）参照〕と考えられていたが，最近は小・中殿筋腱（gluteus medius and minimus tendons）障害，特に中殿筋腱障害が多いとされており，これと殿筋滑液包炎（subgluteus bursitis）の合併もよくみられる[27〜29]（BOX 8.4，図8.13，図8.14）．好発年齢は40〜70歳，男女比は1：4で，比較的高齢の女性に多いが[30]，しばしばアスリートにも起こる．片側性が多いが，両側性のこともある[30]．

　小・中殿筋は腸骨窩（iliac fossa）より起始し，大転子（greater trochanter）に停止している．大転子は前面（anterior facet），外側面（lateral facet），後上面（superoposterior facet），後面（posterior facet）の4面により構成されている[31]（図8.11，図8.12）．前面には小殿筋腱が，外側面と後上面には中殿筋腱が付着しており，小殿筋腱と前面の間には小殿筋滑液包（subgluteal minimus bursa）が，中殿筋腱と外側面の間には中殿筋滑液包（subgluteal medius bursa）が存在する[31]（図8.11，図8.12，図8.14）〔8.2 滑液包，滑液包炎（166頁）参照〕．後面は腱の付着がなく，後面〜中殿筋腱の外側面付着部は転子/大殿筋滑液包（trochanteric/subgluteus maximus bursa）で覆われている[31]（図8.11，図8.13）〔8.2 滑液包，滑液包炎（166頁）参照〕．小・中殿筋腱と大転子との関係は肩関節における腱板（rotator cuff）と大結節（greater tuberosity）の関係と類似している．

　小・中殿筋腱障害は繰り返す微細な外傷，過剰な外力，筋肉による牽引が原因で起こり，腱周囲炎（peritendinitis）（図8.14），腱炎/腱症（tendinitis/tendinosis）（図8.13），部分断裂（partial tear），完全断裂（complete tear）がみられる．転子/大殿筋滑液包炎はおもに大転子と大腿筋膜張筋（tensor fasciae latae muscle）との間の摩擦により起こる．

画像所見（BOX 8.5）

MRIは診断に有用である[27,32]．小・中殿筋腱障害は，腱周囲炎では腱周囲の軟部組織浮腫が，腱炎/腱症ではT2強調像にて腱の肥厚，高信号域がみられる[32]（図8.13，図8.14）．部分断裂では腱にT2強調像での高信号域，部分的欠損が，完全断裂では腱の連続性消失，退縮，断裂部の肉芽形成，液体貯留を認める[32]．これらの所見は脂肪抑制T2強調像，STIR像で明瞭に描出される．筋肉の萎縮，脂肪変性を合併することもある．

　滑液包炎は，その存在部位に一致して囊胞，または脂肪抑制T2強調像，STIR像にて高信号域がみられる（図8.13，図8.14）．ただし，無症状の場合にも大転子周囲の異常信号は高頻度にみられ，正常な転子/大殿筋滑液包をみているとされている[33]．診断はMRI所見だけでなく，臨床所見も併せて行わなければならない．

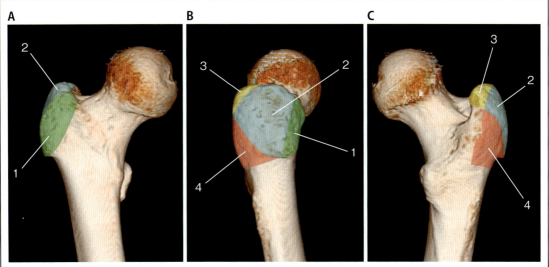

大転子の面	付着腱	周囲の滑液包
1：前　面 (anterior facet)	小殿筋腱 (gluteus minimus tendon)	小殿筋腱と前面の間の小殿筋滑液包 (subgluteal minimus bursa)
2：外側面 (lateral facet)	中殿筋腱 (gluteus medius tendon)	中殿筋腱と外側面の間の中殿筋滑液包 (subgluteal medius bursa) 中殿筋腱の外側面付着部周囲の転子/大殿筋滑液包 (trochanteric/subgluteus maximus bursa)
3：後上面 (superoposterior facet)	中殿筋腱 (gluteus medius tendon)	
4：後　面 (posterior facet)		後面周囲の転子/大殿筋滑液包 (trochanteric/subgluteus maximus bursa)

図 8.11 大転子の解剖と小・中殿筋腱付着，周囲の滑液包（文献 31 より）
3D-CT（A：前方より，B：外側より，C：後方より）

BOX 8.4　大転子疼痛症候群の概念

股関節外側の疼痛，圧痛をきたす症候群である．原因は小・中殿筋腱障害，殿筋滑液包炎とされている．

　超音波検査も診断に有用とされている[29,32,34]．腱炎/腱症では腱の輝度の低下，不均一な内部エコーが，断裂では菲薄化，部分的または全層に及ぶ無エコーがみられる[32]．しかし，本邦では超音波による検査はあまり普及してはいない．

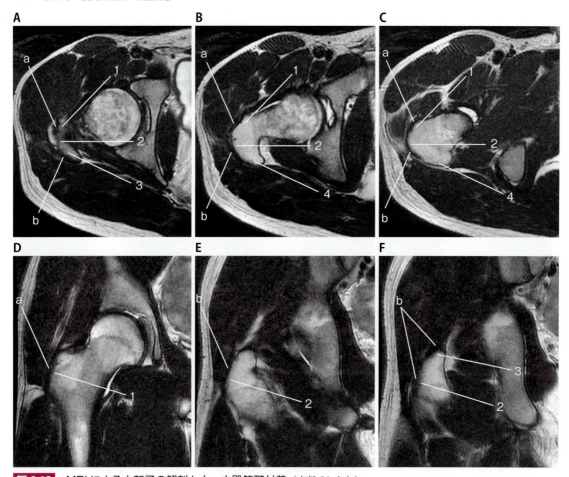

図 8.12 MRIによる大転子の解剖と小・中殿筋腱付着（文献31より）
A〜C：MRI, T2強調横断像，D〜F：T2強調冠状断像　1：前面（anterior facet），2：外側面（lateral facet），3：後上面（superoposterior facet），4：後面（posterior facet），a：小殿筋腱（subgluteus minimus tendon），b：中殿筋腱（subgluteus medius tendon）

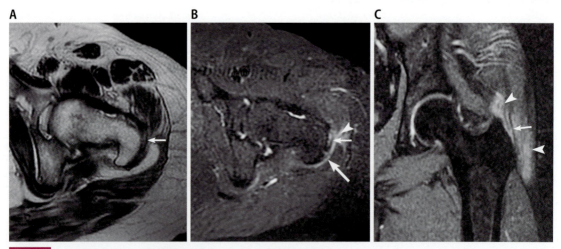

図 8.13 60歳台女性　中殿筋腱炎/腱症，転子/大殿筋滑液包炎
A：MRI, T2強調横断像，B：STIR横断像，C：脂肪抑制プロトン密度強調冠状断像　中殿筋腱は高信号を示し（A〜C，小矢印），周囲の同筋，脂肪の浮腫も認める（BC，▶）．STIR像（B）では，中殿筋腱表面〜大転子後面の周囲の膜状高信号もみられ（B，大矢印），転子/大殿筋滑液包炎に相当する．

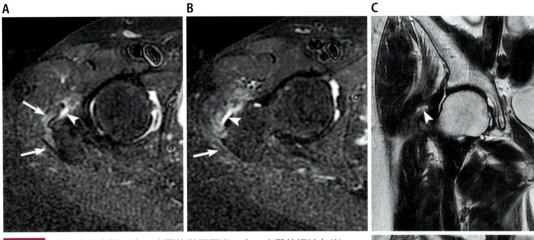

図 8.14 70歳台女性 小・中殿筋腱周囲炎,小・中殿筋滑液包炎
A,B：MRI, STIR 横断像,C,D：T2 強調冠状断像 STIR 像(A, B)で,小・中殿筋腱周囲の同筋の浮腫がみられる(AB, →).小殿筋腱と大転子前面の間,中殿筋と小殿筋腱の間の高信号を示す小囊胞もみられ(A〜D, ▶),小・中殿筋滑液包炎に相当する.

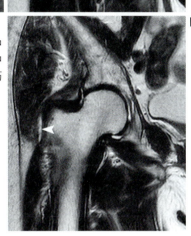

BOX 8.5	小・中殿筋腱障害の画像所見のポイント

MRI：

 腱周囲炎；腱周囲の軟部組織浮腫

 腱炎/腱症；T2 強調像にて腱の肥厚・高信号域

 腱の部分断裂；腱の T2 強調像での高信号域・部分的欠損

 腱の完全断裂；腱の連続性消失・退縮,断裂部の肉芽形成・液体貯留

超音波検査：

 腱炎/腱症；腱の輝度低下・不均一な内部エコー

 腱の断裂；腱の菲薄化・部分的または全層に及ぶ無エコー

治療・予後

まず,局所安静,運動制限,非ステロイド性抗炎症薬による薬物療法,局所アイシング・加温,理学療法などの保存療法が施行される.局所麻酔薬・ステロイド局所注入が行われることもある[34].大部分はこれらの保存療法で改善されるが,難治性の場合,腱の完全断裂のある場合には手術療法が施行される.これには大腿筋膜張筋切離術,滑液包切除術,腱修復術などがある[35].

8.4 恥骨結合炎
osteitis pubis

臨床的事項

恥骨結合（pubic symphysis）は両側辺縁（骨表面）に硝子軟骨（hyaline cartilage）が，その間に線維軟骨（fibrocartilage）/円板（disc）が存在する軟骨性関節（cartilaginous joint）で，線維軟骨には関節腔が存在する（図8.15，図8.16）．硝子軟骨は小児期には厚いが，成人になると薄くなる．上部は上恥骨靱帯（superior pubic ligament）で，下部は下恥骨/恥骨弓靱帯（inferior pubic/arcuate pubic ligament）で連結しており，周囲に多くの腱が付着している（図8.15，図8.16）．

恥骨結合炎は運動により生じる鼠径部〜恥骨結合部の疼痛，圧痛を特徴とする overuse syndrome で（BOX 8.6），鼠径周辺部痛（groin pain）[36]（NOTE 8.2）をきたす代表的疾患のひとつである．原因は明らかでないが，恥骨に付着する内転筋群，腹筋群の牽引により生じる恥骨結合の反復するストレスで起こると考えられている[37]．股関節，仙腸関節の可動域制限，強直も発症の危険因子とされている[38]．キック，方向転換，捻り，ダッシュ，ストップなどの動作で生じる．サッカー，ラグビー，ホッケーなどのスポーツ選手，ランナーに好発するが，特にサッカー選手に多く，この職業病といえる疾患である．妊娠，出産に関連して起こることもある．

おもな症状は，早期には鼠径部の前部〜内側部の運動時に増強する疼痛で，しばしば下腹部腹筋，陰部，大腿内側部へ放散する[39,40]．次第に，疼痛は恥骨結合部にみられるようになり，恥骨枝部の圧痛，内転筋群の spasm も認める．ただし，恥骨結合部の圧痛は早期よりみられることが多い[39]．

なお，鼠径周辺部痛と名称の類似する症候群に鼠径部痛症候群（groin pain syndrome）があるが，この概念は非常に曖昧である．鼠径周辺部痛と同類の概念とする考えと，別の概念とする考え[41]（NOTE 8.3）がある．

BOX 8.6　恥骨結合炎の概念

運動により生じる鼠径部〜恥骨結合部の疼痛，圧痛を特徴とする overuse syndrome である．

NOTE 8.2　鼠径周辺部痛の原因（文献36より，一部改変）

筋腱移行部損傷（腹筋群，内転筋群，ハムストリング，腸腰筋腱，大腿直筋腱など），裂離骨折，ストレス骨折，恥骨結合炎，スポーツヘルニア（sports hernia），鼠径ヘルニア，股関節疾患（関節唇損傷，大腿骨寛骨臼インピンジメント），弾発股症候群，脊椎疾患〔椎間板ヘルニア（disc hernia），脊柱管狭窄症（spinal canal stenosis）〕，神経絞扼症候群（nerve entrapment syndrome）〔特に腸骨鼠径神経（ilioinguinal nerve）；鼠径管内を通過する神経〕

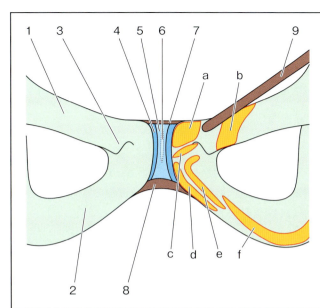

図 8.15 恥骨結合の解剖と腹筋群，内転筋群の付着部（正面）

1. 恥骨上枝 (superior pubic ramus)
2. 恥骨下枝 (inferior pubic ramus)
3. 恥骨結節 (pubic tubercle)
4. 硝子軟骨 (hyaline cartilage)
5. 線維軟骨 (fibrocartilage) / 円板 (disc)
6. 関節腔 (articular cavity)
7. 上恥骨靱帯 (superior pubic ligament)
8. 下恥骨/恥骨弓靱帯 (inferior pubic/arcuate pubic ligament)
9. 鼠径靱帯 (inguinal ligament)：外腹斜筋 (obliquus externus abdominis muscle)，内腹斜筋 (obliquus internus abdominis muscle)，腹横筋 (transversus abdominis muscle) が付着
a. 腹直筋 (rectus abdominis muscle)
b. 恥骨筋 (pectineus muscle)
c. 長内転筋 (adductor longus muscle)
d. 薄筋 (gracilis muscle)
e. 短内転筋 (adductor brevis muscle)
f. 大内転筋 (adductor magnus muscle)

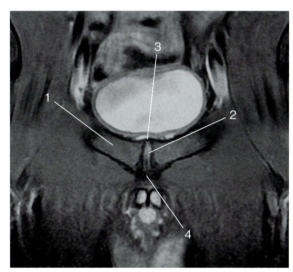

図 8.16 20 歳台男性　正常恥骨結合
MRI，脂肪抑制プロトン密度強調冠状断像

1. 恥骨上枝 (superior pubic ramus)
2. 硝子軟骨 (hyaline cartilage)，線維軟骨 (fibrocartilage) / 円板 (disc)
3. 上恥骨靱帯 (superior pubic ligament)
4. 下恥骨/恥骨弓靱帯 (inferior pubic/arcuate pubic ligament)

NOTE 8.3　鼠径周辺部痛と鼠径部痛症候群の異なる概念（文献 41 をもとに作成）

鼠径周辺部痛：鼠径周辺部の痛みを訴えるすべての状態

鼠径部痛症候群：鼠径周辺部痛はあるが，器質的原因なく，機能的原因によるもの．体幹〜下肢の可動性・安定性・協調性に問題を生じた結果，骨盤周辺の機能不全に陥り，運動時に鼠径周辺部の痛みを起こす症候群

| BOX 8.7 | 恥骨結合炎の画像所見のポイント |

単純X線写真：
　早　期；所見が乏しい
　慢性期；恥骨結合の関節面骨吸収・不整，軟骨下骨硬化，離開（>7mm），動揺（>2mm）
CT：恥骨結合の骨変化の詳細
MRI：
　早　期；恥骨結合周囲〜恥骨枝の骨髄浮腫
　慢性期；恥骨結合周囲〜恥骨枝の骨髄浮腫（必発ではない），恥骨結合の関節面不整・軟骨下
　　　　骨囊胞・軟骨下低信号域（骨硬化）・骨棘・骨膜反応，恥骨結合周囲〜内転筋腱の線
　　　　状高信号（secondary cleft sign；脂肪抑制T2強調・STIR冠状断像にて明瞭）
骨シンチグラフィ：恥骨結合の集積亢進（必発ではない）

画像所見（BOX 8.7）

診断の基本となるのは臨床所見，特に恥骨結合部の圧痛と画像所見である．単純X線写真では，早期には所見が乏しく，異常を指摘できないこともある．早期における単純X線写真の意義は，診断よりも他の疾患の除外にある．慢性期になると，恥骨結合の関節面骨吸収・不整，軟骨下骨硬化，および離開（>7 mm），動揺（>2 mm）がみられる[42,43]（図8.17，図8.18）．CTは恥骨結合の骨変化の詳細な評価に有用である．

MRIでは，早期には恥骨結合周囲〜恥骨枝の骨髄浮腫がみられる[42,44]．慢性期には骨髄浮腫に加えて，恥骨結合の関節面不整，軟骨下骨囊胞，軟骨下骨硬化を反映する同部の低信号域，骨棘，骨膜反応も認めるが（図8.17，図8.18），骨髄浮腫はあまりないこともある[44]．恥骨結合裂隙より内転筋腱に連続する線状高信号（secondary cleft sign）もよくみられ（図8.18），脂肪抑制T2強調・STIR冠状断像で明瞭に描出される[42,45]．内転筋群や腹筋群の筋腱移行部損傷を合併することもある．

骨シンチグラフィでは，多くの場合は恥骨結合の集積亢進を認めるが，これは必ずしもみられるとは限らない[39]．特異性に乏しい，形態変化を評価できない，被曝がある，撮像時間が長い，高価であるなどの欠点もある．骨シンチグラフィよりもMRIを優先すべきである．画像所見は左右対称のことが多いが（図8.17），そうでない場合もある（図8.18）．

治療・予後

まず，局所安静，運動制限，非ステロイド性抗炎症薬による薬物療法，局所アイシング・加温，理学療法などの保存療法が施行される．局所麻酔薬・ステロイド局所注入が行われることもある[46]．大部分はこれらの保存治療により改善されるが，再発もまれではない．

長期間改善が得られない場合には手術療法が施行されるが，これには恥骨結合の楔状切除術，全切除術，掻爬術，固定術などがある[40,47]．ただし，手術療法の適応，術式の選択は見解の一致がない．

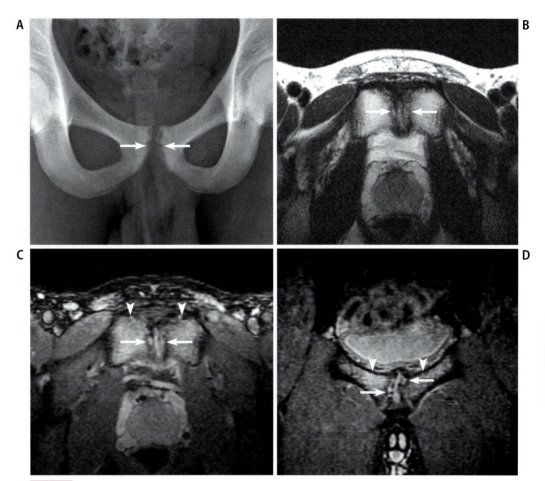

図 8.17 17 歳男性　恥骨結合炎
A：単純 X 線写真正面像，B：MRI, T2 強調横断像，C：STIR 横断像，D：STIR 冠状断像　単純 X 線写真（A）で，恥骨結合に両側の関節面骨吸収・不整と離開（A, →），および軟骨下骨硬化がみられる．MRI（B〜D）では，恥骨結合の両側の関節面不整，軟骨下骨の囊胞（B〜D, →）と骨硬化を反映する低信号域を認める．両側の恥骨結合周囲〜恥骨上枝の骨髄浮腫もみられる（CD, ▶）．これらの所見は左右対称である．

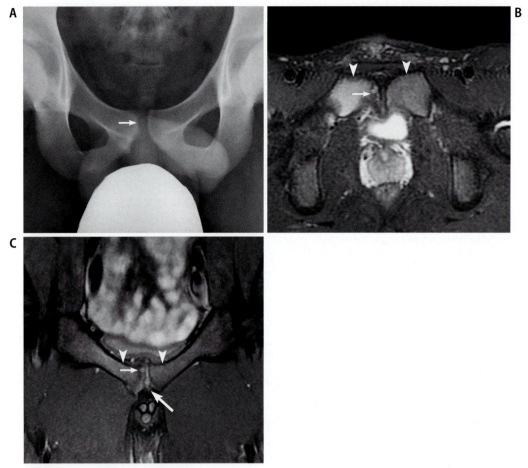

図 8.18 16 歳男性　恥骨結合炎

A：単純 X 線写真正面像, B：MRI, STIR 横断像, C：脂肪抑制プロトン密度強調冠状断像　単純 X 線写真（A）で, 恥骨結合に右側の関節面骨吸収・不整（A, 小矢印）, 軟骨下骨硬化がみられる. MRI（B, C）では, 恥骨結合の右側軟骨下骨の囊胞（BC, 小矢印）と骨硬化を反映する低信号域, 右側優位の恥骨結合周囲〜恥骨上枝の骨髄浮腫（BC, ▶）を認める. 脂肪抑制プロトン密度強調像（C）では, 恥骨結合裂隙より左下方へ連続する線状高信号（secondary cleft sign）もみられる（C, 大矢印）. これらの所見は左右非対称である.

8.5 坐骨大腿骨インピンジメント
ischiofemoral impingement

臨床的事項

坐骨結節（ischial tuberosity），ハムストリング腱（hamstring tendon）と小転子（lesser trochanter）の間で大腿方形筋（quadratus femoris muscle）が圧排されて疼痛をきたす症候群で（BOX 8.8），1977年にJohnson[48]により初めて報告された．好発年齢は40〜60歳，男女比は1：6で，25％は両側性にみられる[49]．

おもな症状は鼠径部，殿部の慢性疼痛である．疼痛は下肢に放散することもあるが，圧排による局所圧上昇が隣接する坐骨神経に及ぶためと考えられている[48,50,51]．診断に有用な理学的検査はないが，疼痛は股関節の伸展，内転，外旋で誘発される[48]．

原因は明らかでないが，機能的因子として過度の股関節運動が，先天性因子として下方に位置する坐骨恥骨枝（ischiopubic ramus），小転子突出，後内側に位置する大腿骨，女性の骨盤形態が，後天性因子として小転子骨折後，転子間内反骨切り術後，人工関節置換術後，骨軟骨腫，坐骨結節の腱付着部症（enthesopathy）が考えられている[50〜53]．

画像所見（BOX 8.9）

単純X線写真では，異常はみられないことが多いが，坐骨結節と小転子に骨硬化像，囊胞性変化を認めることがある[52]．

MRIでは，坐骨大腿骨間隙（ischiofemoral space）（図8.19），大腿方形筋間隙（quadratus femoris space）（図8.19）の狭小化，大腿方形筋の変化（浮腫，部分断裂，萎縮，脂肪沈着），滑液包形成（滑液包炎）がみられる[50,53]（図8.20，図8.21）．大腿方形筋は慢性経過により浮腫から萎縮へ移行すると推定されている[49]．坐骨大腿骨間隙，大腿方形筋間隙を検討したメタ解析[49]では，坐骨大腿骨間隙は正常群で26.01±7.98 mm，疾患群で14.91±4.8 mm，大腿方形筋間隙は正常群で15.97±6.07 mm，疾患群で9.57±3.7 mmで，坐骨大腿骨間隙は15 mm以下が，大腿方形筋間隙は10 mm以下がカットオフ値とされている．ハムストリング腱の異常（浮腫，部分断裂，腫大）（図8.20），femoral neck angle（図8.19）の増大（内旋位にて正常群：15.5±12.1°，疾患群：19.7±11.1°），ischial angle（図8.19）の増大（正常群：128.0±6.2°，疾患群：130.6±4.9°），inclination angle（図8.19）の増大（＞130°）も報告されている[50,53,54]．ただし，無症状の場合にも坐骨大腿骨インピンジメントのMRI所見を認めることがある[55]．診断はMRI所見だけでなく，臨床所見も併せて行わなければならない[49]．

BOX 8.8　坐骨大腿骨インピンジメントの概念

坐骨結節，ハムストリング腱と小転子の間で大腿方形筋が圧排されて疼痛をきたす症候群である．

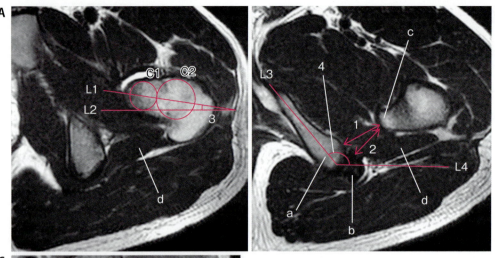
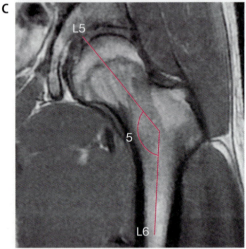

図 8.19 MRIによる重要な解剖,計測
A,B:MRI,T2強調横断像, C:T1強調冠状断像
a．坐骨結節(ischial tubercle)
b．ハムストリング腱(hamstring tendon)
c．小転子(lesser trochanter)
d．大腿方形筋(quadratus femoris muscle):起始は坐骨結節の外側縁上部(ハムストリング腱付着部の前方),停止は大腿骨の大腿方形筋線(quadrate line)である扁平,または四角形の筋肉
1．坐骨大腿骨間隙(ischiofemoral space):坐骨結節の外側縁と小転子の内側縁の間の最も狭い間隙
2．大腿方形筋間隙(quadratus femoris space):ハムストリング腱の上外側縁と腸腰筋腱(iliopsoas tendon),または小転子の後内側縁の間の最も狭い間隙
3．femoral neck angle:頸部軸〔頸部近位部の断面で内側と外側に骨皮質内縁と接する円(C1,C2)を描き,その中心を結ぶ線(L1)〕と水平線(L2)のなす角
4．ischial angle:坐骨恥骨枝軸(L3)と水平線(L4)のなす大きいほうの角
5．inclination angle:頸部軸(L5)と骨幹軸(L6)のなす角

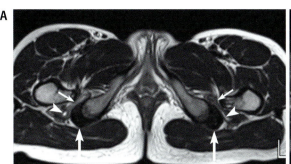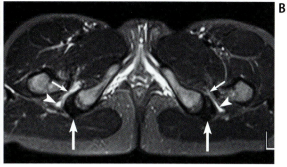

図 8.20 13 歳女児　坐骨大腿骨インピンジメント
A：MRI, T2 強調横断像，B：脂肪抑制 T2 強調横断像　両側の大腿方形筋に前部主体の浮腫がみられ（AB, 小矢印），これと坐骨結節の間に滑液包形成（滑液包炎）を示す扁平嚢胞性病変を認める（AB, ▶）．これらの所見は右側で強い．両側ともにハムストリング腱は腫大し（AB, 大矢印），坐骨大腿骨間隙，大腿方形筋間隙の狭小化がみられる．（東京慈恵会医科大学放射線医学講座　福田国彦名誉教授のご厚意による）

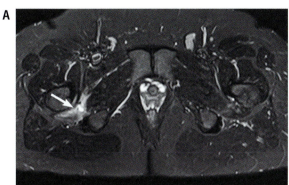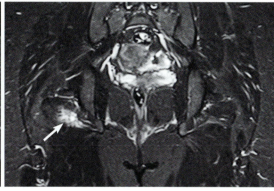

図 8.21 30 歳台女性　坐骨大腿骨インピンジメント
A：MRI, 脂肪抑制 T2 強調横断像，B：脂肪抑制 T2 強調冠状断像　右側の大腿方形筋に浮腫がみられる（AB, →）．本例では坐骨大腿骨間隙，大腿方形筋間隙の狭小化は明らかでない．

BOX 8.9　坐骨大腿骨インピンジメントの画像所見のポイント

MRI：坐骨大腿骨間隙・大腿方形筋間隙の狭小化（≦15 mm，≦10 mm），大腿方形筋の異常（浮腫，部分断裂，萎縮，脂肪沈着），滑液包形成（滑液包炎），ハムストリング腱の異常（浮腫，部分断裂，腫大），femoral neck angle 増大，ischial angle 増大，inclination angle 増大（>130°）

治療・予後

治療法は十分な見解の一致がないが，まず，局所安静，運動制限，非ステロイド性抗炎症薬による薬物療法，理学療法などの保存療法が施行されることが多い．超音波検査・CT ガイド下の大腿方形筋への局所麻酔薬・ステロイド局所注入が行われることもある[52,56,57]．大部分はこれらの治療で改善されるが，難治性の場合には，小転子切除術による手術療法が施行される[58]．

8.6 石灰沈着性腱炎 calcific tendinitis

臨床的事項

カルシウムハイドロキシアパタイト（calcium hydroxyapatite：HA）結晶が腱に沈着する疾患である[59,60]．HA結晶沈着症と総称され，腱以外にも滑液包や靱帯などの関節周囲に生じやすい[60]．沈着物質は正確にはHA結晶を含んだ塩基性リン酸カルシウム（basic calcium phosphate：BCP）結晶であり，近年はBCP結晶沈着症とよばれる[60]（NOTE 8.4）．発生機序として，腱の血管疎部（critical zone）での低酸素状態に伴う線維軟骨化生（fibrocartilaginous metaplasia），繰り返す微小損傷や加齢による変性や壊死，糖尿病や甲状腺ホルモン・エストロゲン値異常などの内分泌代謝異常などが仮説として考えられているが，明らかにされていない[59〜62]．

好発年齢は30〜60歳台で，女性にやや多い[59]．肩周囲（特に腱板）に好発するが，次いで股関節周囲に多い[60]．通常は単発性だが，両側性や多発性のこともある．

病期はUhthoffらにより，石灰化前期（precalcific stage），石灰化期（calcific phase），石灰化後期（postcalcific stage）の3期に分けられており，さらに石灰化期形成相（formative phase），静止相（resting phase），吸収相（resorptive phase）に亜分類されている[61]．石灰化前期では，腱内に線維軟骨化生が生じ，石灰化が誘導される．形成相では石灰化が増大してゆき，硬いチョーク状を示し，静止相では石灰化の増大が終結する．これらの時期では圧迫による軽度の疼痛をきたすことはあるが，ほとんどが無症状である．その後，さまざまな期間の静止相を経て，吸収相に至る．吸収相では，石灰化部に血管が侵入し，マクロファージや多核巨細胞による貪食が生じ，石灰化は吸収され消失していく[59,61]．この際にプロスタグランジン，サイトカインが誘発され，激痛や可動域制限が生じる．この時期の石灰化はクリーム状・練り歯磨き状である[61]．

画像所見（BOX 8.10）

単純X線写真，CTでは，腱の骨付着部の結節状石灰化が特徴的である（図8.23〜図8.25）．股関節周囲では，大殿筋腱（gluteus maximus tendon）や大内転筋腱（adductor magnus tendon）の大腿骨付着部〔殿筋粗面（gluteal tuberosity）〕[63〜65]（図8.23），大腿直筋腱（rectus femoris tendon）の腸骨付着部〔下前腸骨棘（anterior inferior iliac spine）〕[66,67]（図8.25），中・小殿筋腱（gluteus medius and minimus tendon）の大腿骨付着部〔大転子（greater trochanter）上部〕[68〜70]（図8.24），外側広筋（vastus lateralis muscle）の大腿骨付着部（大転子後部〜殿筋粗面の上外側）[71]の報告が多い（図8.22）．大腿直筋腱，中・小殿筋腱の石灰化は単純X線写真の正面像で同定しやすいが，大殿筋腱・大内転筋腱・外側広筋の石灰化は大腿骨近位部後面に発生するため，側面像が有用である（図8.23〜図8.25）．石灰化の性状は病期により異なり，症状との関連がある．形成相から静止相では，境界明瞭で無構造，均一な石灰化を示し（図8.25），無症状のことが多い．吸収相では，境界不明瞭で分節状のもやもやした石灰化を示し（図8.23〜図8.25），急性・発作性疼痛をきたすことが多い[59]．

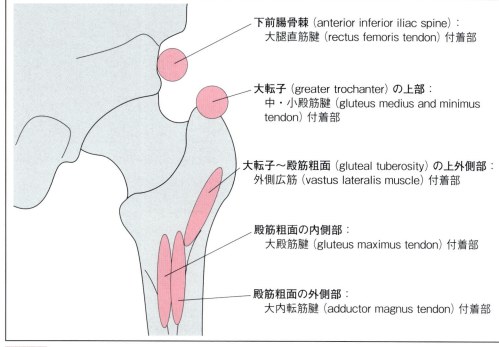

図 8.22 股関節周囲の石灰沈着性腱炎の好発部位（後面）

NOTE 8.4 　HA 結晶沈着症と BCP 結晶沈着症

HA 結晶沈着症は，近年では BCP 結晶沈着症とよぶことが推奨されている．ほとんどの病的なカルシウム沈着には，炭酸塩置換ハイドロキシアパタイト，リン酸トリカルシウム，リン酸オクタカルシウムの混合物が含まれる．これらの結晶は非酸性のリン酸カルシウムであり，"塩基性リン酸カルシウム" が "アパタイト（リン灰石）" より的確である．

BCP 結晶は腫瘍状石灰化症，長期透析で発生する石灰化，進行性全身性硬化症（progressive systemic sclerosis：PSS）や皮膚筋炎（dermatomyositis）で生じる石灰化にも含まれている．また，一部の症例で CPPD 結晶沈着にも混在していることがある．

BOX 8.10 　石灰沈着性腱炎の画像所見のポイント

単純 X 線写真，CT：腱の骨付着部の結節状石灰化
　病期により石灰化の性状変化（症状と関連）
　　形成相〜静止相では境界明瞭で無構造・均一な石灰化；無症状
　　吸収相では境界不明瞭で分節状のもやもやした石灰化；急性・発作性の疼痛
　腱付着部の骨皮質侵食，骨髄内への病変進展
MRI：石灰化は低信号（T2*強調像で最も明瞭），吸収相で腱の腫大・高信号，周囲の軟部組織浮腫

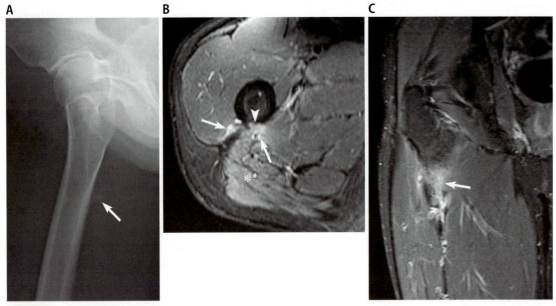

図 8.23 40 歳台男性　大殿筋腱の石灰沈着性腱炎
A：単純 X 線写真側面像，B：MRI, STIR 横断像，C：STIR 冠状断像　単純 X 線写真（A）で，大腿骨近位部の後方に分節状石灰化がみられる（A, →）．MRI（B, C）では，大腿骨後部の骨皮質侵食（B, ▶），その周囲の軟部組織浮腫（BC, →）を認める．骨侵食部は大殿筋（B, ＊）の付着部に一致している．石灰化は同定困難である．

　腱付着部の骨皮質侵食をきたすことも多く，反応性の骨形成を伴うこともある[59,72~74]．これらの描出には CT が有用である．骨変化のある場合には，骨シンチグラフィで集積亢進を示す[74]．石灰化が骨と連続し分離できない場合もあり，画像上 "comet tail" 様の所見を示すこともある[72]．

　MRI では，石灰化はいずれの撮像法でも低信号を示す．描出困難な場合もあるが，T2*強調像で最も明瞭である（図 8.24）．吸収相では，腱の腫大と高信号，その周囲の炎症波及による軟部組織浮腫がみられる[59]（図 8.23，図 8.24）．骨皮質侵食，石灰化の骨髄への伸展があると骨髄浮腫を認めるが，これらも明瞭に描出される[74]（図 8.23，図 8.24）．関節内，滑液包内に石灰化が流入すると，これらの関節液・液体貯留，滑膜肥厚をきたす．股関節周囲では，中・小殿筋腱の病変により転子/大殿筋滑液包炎（trochanteric/subgluteus maximus bursitis）を合併することがある．骨変化が著明な場合には，腫瘍性病変，特に軟骨原性・骨原性腫瘍と誤診されることがあり，注意が必要である[59,74]．

　鑑別診断は関節周囲に石灰化をきたすいろいろな疾患が挙がるが，特徴的な画像所見や経過（図 8.25）を知っておけば鑑別可能なことが多い（NOTE 8.5）．

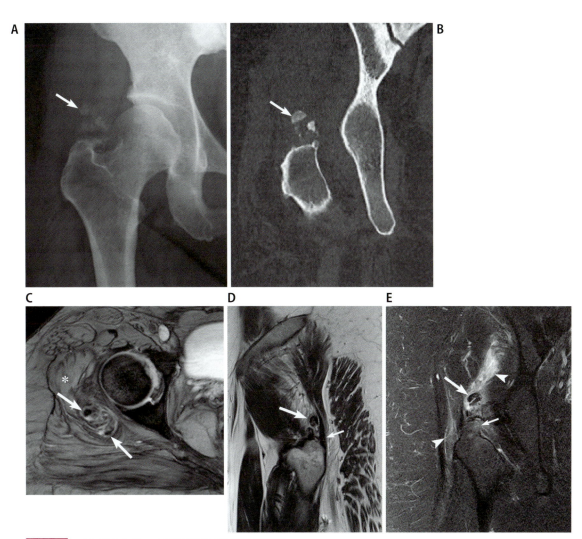

図 8.24 40 歳台女性　中殿筋腱の石灰沈着性腱炎

A：単純 X 線写真正面像，B：CT, MPR 冠状断像，C：MRI, T2*強調横断像，D：T2 強調矢状断像，E：脂肪抑制 T2 強調冠状断像　単純 X 線写真（A），CT（B）で，大転子の上方に分節状石灰化がみられる（AB, →）．MRI, T2*強調像（C）では，中殿筋（C, *）の後内側部に集簇する結節状低信号がみられ（C, →），石灰化に相当する．T2 強調像（D），脂肪抑制 T2 強調像（E）では，大転子上方の中殿筋腱付着部（D, 小矢印）近傍に石灰化が結節状低信号として描出されている（DE, 大矢印）．その周囲の中殿筋などの軟部組織に浮腫がみられ（E, ▶），大転子上部にも骨髄浮腫が及んでいる（E, 小矢印）．

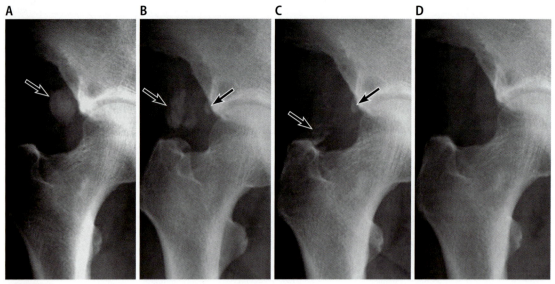

図 8.25 50 歳台女性　大腿直筋腱の石灰沈着性腱炎

単純 X 線写真正面像（A：発症時，B：7 日後，C：30 日後，D：140 日後）　発症時には，下前腸骨棘外側に境界明瞭な腫瘤状石灰化がみられる（A，→）．部位が大腿直筋の石灰沈着性腱炎に特徴的である．7 日後（B）には，分節状のもやもやした石灰化に変化している（B，→）．30 日後（C）には縮小し（C，→），140 日後（D）には消失している．

NOTE 8.5　関節周囲に石灰化・骨化をきたす疾患の鑑別診断

石灰化・骨化を伴う腫瘍（骨膜性軟骨腫，傍骨性軟骨肉腫・骨肉腫など）：軟部腫瘤形成を伴うことが多い．

骨化性筋炎（myositis ossificans）：外傷歴があることが多い．石灰化は辺縁優位（zone phenomenon：層状現象）である．

異所性石灰化：多くは腎不全，副甲状腺機能亢進症（hyperparathyroidism）などの基礎疾患がある．石灰化は分葉状で，液面形成を示すことがある．

ピロリン酸カルシウム結晶沈着症（結節性偽痛風）：顆粒状，微細な石灰化を示すことが多い．

裂離・剝離骨折：剝離部の骨欠損，仮骨形成がみられる．

治療・予後

急性期（吸収相）の症状は数週〜数か月で自然緩解を示すことが多いが，数年続く場合もある．症状が軽度な場合は，非ステロイド性抗炎症薬の内服，ステロイドや局所麻酔薬の局注で改善することが多い．症状が強い症例ではこの時期の石灰化はクリーム状であるため，穿刺吸引も試みられる．症状が持続する場合には，摘出術による手術療法が施行されることもある．

8.7 感染性仙腸関節炎
infectious sacroiliac arthritis

臨床的事項

広義の仙腸関節（sacroiliac joint）は前下部 2/3 の滑膜部（synovial portion）と後上部 1/3 の靱帯部（ligamentous portion）により構成される（図 8.26〜図 8.28）．滑膜部は仙骨耳状面（auricular surface of sacrum）と腸骨耳状面（auricular surface of ilium）の間の滑膜性関節（synovial joint）で，これが真の仙腸関節である（図 8.26〜図 8.28）．耳状面は関節軟骨（articular cartilage）で覆われており，滑膜部の関節面を形成している．この軟骨は硝子軟骨（hyaline cartilage），線維軟骨（fibrocartilage）のどちらなのか見解が一致していないが，大まかには主体は硝子軟骨，一部が線維軟骨といえる．軟骨の厚さは仙骨側が腸骨側の 3 倍あり，関節病変による軟骨下骨の変化は腸骨側から生じる．靱帯部は仙骨粗面（sacral tuberosity）と腸骨粗面（iliac tuberosity）の間の骨間仙腸靱帯（interosseous sacroiliac ligament）により連結する靱帯結合である（図 8.26〜図 8.28）．仙腸関節の関節裂隙は若年者では約 2〜5 mm だが，40 歳以降では加齢につれて減少する．加齢により腸骨側の軟骨下骨に骨硬化が生じることもあり，高齢者では骨性強直（bony ankylosis）がみられる場合もある[75]．

感染性仙腸関節炎は，先行する感染巣からの血行性感染により生じるものがほとんどである[75〜77]．一般細菌によるものは化膿性仙腸関節炎（pyogenic sacroiliac arthritis）とよばれる（図 8.29，図 8.30）．この発生率は成人で 1% 以下，小児で約 1.5% である[77]．起炎菌は黄色ブドウ球菌（*Staphylococcus aureus*）が最も多い[77,78]．結核菌も起炎菌となるが，頻度は低い[78〜80]（図 8.31）．結核性は化膿性より症状が乏しく，進行が遅い[79,80]．

仙腸関節の血流は Batson 静脈叢とよばれる骨盤内や傍脊椎領域に分布する静脈叢に還流しているため，泌尿生殖器などの骨盤内の炎症から発生することも多い[76]．しかし，約 40%で原発感染巣が同定できないとされる[77,78]．骨盤腔内の炎症から連続性に関節炎に進展することもある．非感染性仙腸関節炎〔8.8 非感染性仙腸関節炎（195 頁）参照〕は両側性に生じることが多いのに対して，ほとんどが片側性に生じる[76]（図 8.29〜図 8.31）．症状は，局所の炎症徴候よりも腰痛や殿部痛，股関節痛などの非特異的な症状を認めることが多い[81]．

画像所見 （BOX 8.11）

仙骨・仙腸関節の MRI は，仙骨 S1〜3 の上背面に平行な斜冠状断像が推奨される（図 8.28）．正常な靱帯部の関節裂隙は，靱帯や脂肪組織を反映して，T1・T2 強調像で低〜高信号を示す（図 8.28）．滑膜部の関節裂隙では，関節軟骨が T1 強調像でやや低信号を，T2 強調像で低信号を示す薄い構造としてみられるが，仙骨側と腸骨側を分離できないことも多い（図 8.28）．

感染性仙腸関節炎では，単純 X 線写真，CT で，関節面骨侵食，関節裂隙の拡大あるいは狭小化，軟骨下〜関節周囲骨硬化がみられる[75]（図 8.29〜図 8.31）．進行すると，関節腔狭小化や広範囲に及ぶ骨硬化像を認める．治癒期には骨性強直をきたすことがある．これらの所見は CT でより明瞭である（図 8.29，図 8.31）．

MRI では，T2 強調像や STIR 像で関節腔に関節液貯留，滑膜肥厚を反映する高信号域がみ

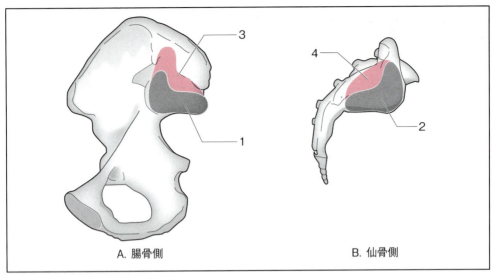

図 8.26 仙腸関節の解剖（関節面）

1. 腸骨耳状面（auricular surface of ilium）⎤ 滑膜部（synovial portion）
2. 仙骨耳状面（auricular surface of sacrum）⎦
3. 腸骨粗面（iliac tuberosity）⎤ 靱帯部（ligamentous portion）
4. 仙骨粗面（sacral tuberosity）⎦

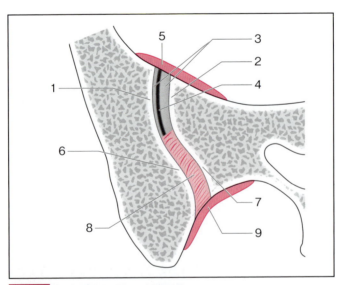

図 8.27 仙腸関節の解剖（横断面）

1. 腸骨耳状面（auricular surface of ilium）⎤
2. 仙骨耳状面（auricular surface of sacrum）⎥ 滑膜部（synovial portion）
3. 関節軟骨（articular cartilage）⎥
4. 関節腔（joint space）⎦
5. 前仙腸靱帯（anterior sacroiliac ligament）
6. 腸骨粗面（iliac tuberosity）⎤
7. 仙骨粗面（sacral tuberosity）⎥ 靱帯部（ligamentous portion）
8. 骨間仙腸靱帯（interosseous sacroiliac ligament）⎦
9. 後仙腸靱帯（posterior sacroiliac ligament）

BOX 8.11　感染性仙腸関節炎の画像所見のポイント

単純X線写真，CT：
　活動期；関節面骨侵食，関節腔拡大または狭小化，軟骨下〜関節周囲骨硬化
　治癒期；ときに骨性強直
MRI：
　活動期；関節液貯留，滑膜肥厚・増強効果
　　　　　関節軟骨・軟骨下骨侵食，周囲骨髄の浮腫・増強効果
　　　　　周囲軟部組織の関節腔病変の進展・浮腫・増強効果
　　　　　関節前・後部の骨膜下浸潤（lava cleft phenomenon）
　　　　　膿瘍（T2強調像で著明な高信号，辺縁のみ増強効果）
　治癒期；ときに骨性強直（仙骨と腸骨の骨髄連続）

NOTE 8.6　仙腸関節炎の分類

1) 感染性
　　化膿性（細菌性）
　　肉芽腫性（結核性など）
2) 非感染性
　　脊椎関節炎（spondyloarthritis：SpA）
　　　強直性脊椎炎
　　　乾癬性関節炎（psoriatic arthritis）
　　　反応性関節炎（reactive arthritis）
　　　腸炎関連関節炎（enteropathic arthritis）など
　　関節リウマチ
　　SAPHO症候群
　　結晶沈着性関節症〔痛風（gout）・ピロリン酸カルシウム結晶沈着症など〕

られる[77,78,81]（図8.29，図8.30）．造影MRIでは，滑膜肥厚が増強効果を示す[77,81]（図8.29）．関節軟骨や軟骨下骨の侵食，周囲骨髄の炎症波及による浮腫，増強効果も認める（図8.29，図8.30）．腸腰筋などの周囲の軟部組織へも波及しやすく，関節腔病変の進展，浮腫，増強効果としてみられる[77,78,81]（図8.29，図8.30）．関節前・後部の骨膜下浸潤（lava cleft phenomenon）が多くの症例でみられ，非感染性仙腸関節炎〔8.8 非感染性仙腸関節炎（195頁）参照〕との鑑別に有用と報告されている[77]（図8.29）．膿瘍はT2強調像やSTIR像で強い高信号を示し，辺縁のみ増強効果のある領域として描出される[81]（図8.29）．治癒期に骨性強直をきたすと，仙骨と腸骨の骨髄が連続する．

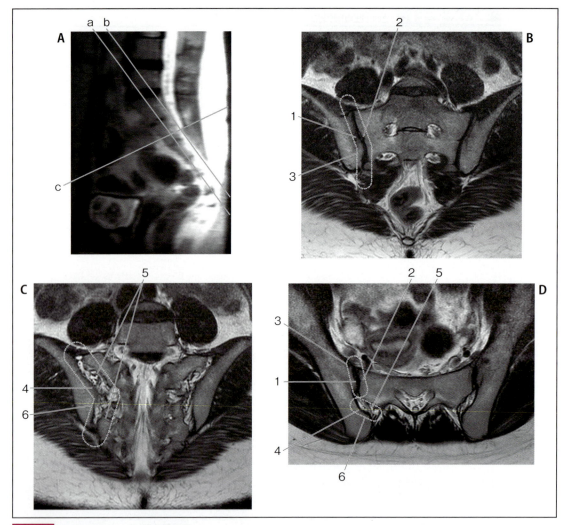

図 8.28 17 歳女性　正常仙腸関節
A：撮像断面位置決め像，B：MRI，T2 強調斜冠状断像（A の a の断面），C：T2 強調斜冠状断像（A の b の断面），D：T2 強調斜横断像（A の c の断面）
1. 腸骨耳状面（auricular surface of ilium）
2. 仙骨耳状面（auricular surface of sacrum）
3. 滑膜部（synovial portion）
4. 腸骨粗面（iliac tuberosity）
5. 仙骨粗面（sacral tuberosity）
6. 靱帯部（ligamentous portion）

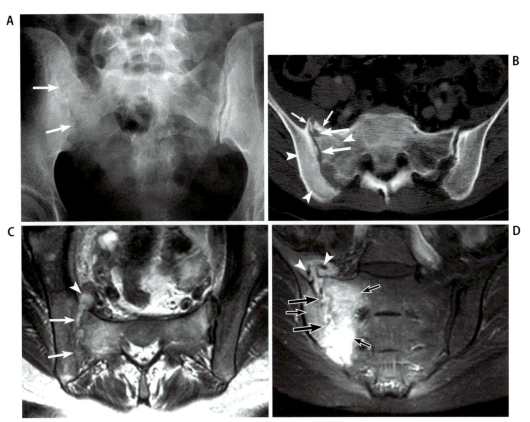

図 8.29 40歳台女性　化膿性仙腸関節炎

A：単純X線写真正面像，B：CT，C：MRI, T2強調斜横断像，D：脂肪抑制造影T1強調斜冠状断像　単純X線写真（A）で，右仙腸関節に関節裂隙狭小化，骨皮質の不明瞭化がみられる（A, →）．CT（B）では，同関節の関節裂隙狭小化，関節面骨侵食が明らかで（B, 大矢印），この軟骨下〜関節周囲骨硬化も認める（B, ▶）．MRI, T2強調像（C）では，同関節に関節裂隙に沿う関節液貯留や滑膜肥厚による高信号域，関節軟骨や軟骨下骨の侵食がみられ（C, →），関節腔病変は前部関節外へ進展している（C, ▶）．CT（B）では，前部関節外進展は仙骨，腸骨と連続する骨膜反応（B, 小矢印）で縁取られており，骨膜下浸潤（lava cleft phenomenon）であることがわかる．MRI脂肪抑制造影T1強調像（D）では，関節腔病変は造影効果を示す（D, 大矢印）．関節外進展部も増強効果がみられ，その内部に膿瘍を示す造影されない小領域が存在する（D, ▶）．軟骨下〜関節周囲の骨髄にも広く炎症波及による増強効果がみられる（D, 小矢印）．

結核性仙腸関節炎は化膿性仙腸関節炎とほぼ同様の所見を示し，特異的な所見はない[79,80]（図8.31）．

治療・予後

適切な抗菌薬使用で治癒する症例が多いが，慢性化や再燃をきたすことがある[82]．膿瘍形成においては，CTや超音波ガイド下の経皮的ドレナージが施行される場合もある[81]．関節破壊が高度で不安定性がみられる場合には，関節固定術などの手術療法が選択される[81]．

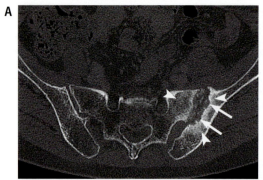
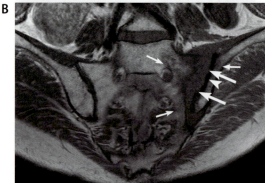
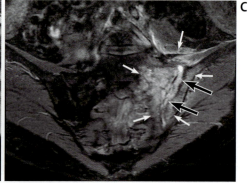

図 8.30 60 歳台女性　感染性心内膜炎に合併した化膿性仙腸関節炎
A：CT, B：MRI, T1 強調斜冠状断像, C：STIR 斜冠状断像　CT(A)で，左仙腸関節に関節面骨侵食と関節裂隙開大がみられ(A, →)，この軟骨下〜関節周囲骨硬化を伴う(A, ▶)．MRI(B, C)では，同関節の滑膜肥厚や関節液貯留が T1 強調像(B)で低信号を，STIR 像(C)で高信号を示し，関節軟骨や軟骨下骨の侵食を伴う(BC, 大矢印)．T1 強調像(B)では，腸骨側の軟骨下骨に骨硬化を反映する強い低信号域がみられる(B, ▶)．周囲骨髄，上部軟部組織に炎症波及による浮腫を認める(BC, 小矢印)．血液培養で化膿性レンサ球菌(*Streptococcus pyogenes*)が分離された．

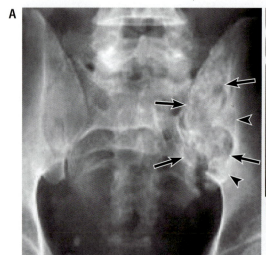
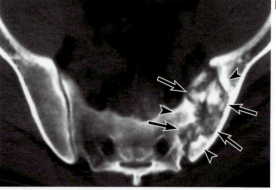

図 8.31 30 歳台男性　結核性仙腸関節炎
A：単純 X 線写真正面像, B：CT　単純 X 線写真(A)，CT(B)で，左仙腸関節に腸骨側優位の高度の関節面骨侵食，関節裂隙開大みられ，この内部に骨片や石灰化を示す高濃度構造が含まれている(AB, →)．関節周囲の骨硬化を伴う(AB, ▶)．これらの所見は CT でより明瞭である．（長崎大学大学院医歯薬学総合研究科放射線診断治療学　上谷雅孝教授のご厚意による）

8.8 非感染性仙腸関節炎
noninfectious sacroiliac arthritis

臨床的事項

非感染性仙腸関節炎は，いろいろな全身性炎症性疾患の部分症としてみられ，その代表的なものに強直性脊椎炎〔6.4 強直性脊椎炎（112頁）参照〕などの脊椎関節炎（spondyloarthritis：SpA）（図8.32〜図8.34），SAPHO症候群，痛風（gout）やピロリン酸カルシウム結晶沈着症〔6.5 ピロリン酸カルシウム結晶沈着症（117頁）参照〕などの結晶沈着性関節症などがある．関節リウマチ〔6.3 関節リウマチ（106頁）参照〕でも生じうるが，脊椎関節炎と異なり頻度は低い[83]．強直性脊椎炎では早期診断において重要であり，臨床所見に加えて単純X線写真での仙腸関節炎の有無や程度が診断基準に含められている[84〜86]（NOTE 8.8，NOTE 8.9）．この項では，おもに脊椎関節炎における仙腸関節炎について述べる．

近年，Assessment of SpondyloArthritis international Society（ASAS）によりおもに脊椎や仙腸関節（体軸系）を侵す脊椎関節炎をまとめて，体軸性脊椎関節炎（axial spondyloarthritis：axial SpA）という疾患概念，およびその分類基準（ASAS classification criteria）が提唱された[86]（NOTE 8.10）．体軸性脊椎関節炎の多くは強直性脊椎炎だが，乾癬性関節炎（psoriatic arthritis）や反応性関節炎（reactive arthritis）などの末梢性脊椎関節炎（peripheral spondyloarthritis：PsA）の一部も含まれる[84,87]（NOTE 8.11）．体軸性脊椎関節炎の診断において仙腸関節炎は重要な所見だが，この分類基準には単純X線写真に加えて，新たにMRI所見が導入されている．最近では，体軸性脊椎関節炎のなかで，単純X線写真で異常がなくMRIで仙腸関節炎を認識できる早期症例は，非X線学的体軸性脊椎関節炎（non-radiographic axial spondyloarthritis：nr-axial SpA）と亜分類されるようになった[88]（NOTE 8.11）．脊椎関節炎の早期診断と治療戦略におけるMRIの重要性が以前より増しているといえる．

ASASの体軸性脊椎関節炎の分類基準にも含まれる重要な臨床所見のひとつに，CRP高値などの炎症反応を伴う腰背部痛（炎症性腰背部痛）があるが，脊椎病変だけでなく仙腸関節炎も関与している[84]．

NOTE 8.8　単純X線写真による強直性脊椎炎の仙腸関節炎のgrade分類
（文献84より）

grade 0：正常
grade 1：疑い
grade 2：軽度（限局性の骨侵食像や骨硬化像，関節裂隙の変化なし）
grade 3：中等度〜高度（強い骨侵食像や骨硬化像，関節裂隙の拡大や狭小化，部分的強直）
grade 4：完全な強直

NOTE 8.9 強直性脊椎炎の診断基準（modified New York criteria）（文献85より）

A．診断基準
 1．臨床所見
  a）腰背部痛，こわばり：3か月以上持続し，運動により改善するが，安静により改善しない
  b）腰椎の可動域制限：前後屈および側屈
  c）胸郭の拡張制限
 2．単純X線写真の所見
  両側のgrade 2以上，または片側のgrade 3以上の仙腸関節炎
B．grade分類
 1．確実：単純X線写真の所見と1項目以上の臨床所見を満たす
 2．疑い：3項目の臨床所見を満たす，または単純X線写真の所見を満たし臨床所見なし

NOTE 8.10 Assessment of SpondyloArthritis international Society(ASAS)による体軸性脊椎関節炎の分類基準(ASAS classification criteria)（文献86より）

45歳未満に発症した3か月以上続く背部痛があり		
仙腸関節炎の画像所見*1 ＋ 1項目以上の臨床所見*2	または	HLA-B27陽性 ＋ 2項目以上の他の臨床所見*2

*1：仙腸関節炎の画像所見
　MRI：活動性（急性）の仙腸関節炎
　単純X線写真の所見：modified New York criteriaの所見
*2：臨床所見
　炎症性背部痛，関節炎，踵部の付着部炎，ぶどう膜炎，指趾炎，乾癬，Crohn病/潰瘍性大腸炎，非ステロイド性抗炎症薬に反応良好，脊椎関節炎の家族歴，HLA-B27陽性，CRP高値

画像所見（BOX 8.12，NOTE 8.12）

強直性脊椎炎による仙腸関節炎は，大部分が両側対称性に生じる[89]（図8.32，図8.33）．初期には片側性あるいは非対称性であっても，次第に両側対称性になることが多い．炎症は仙腸関節の滑膜部，靱帯部のいずれにも生じる．初期病変は仙腸関節周囲の付着部炎と考えられていたが，近年の組織学的検討では，おもに滑膜炎と軟骨下骨髄の炎症とされる[90]．

単純X線写真，CTでは，早期に滑膜炎に伴う関節面骨侵食がみられる（図8.32）．最初に腸骨側の骨皮質（cortical white line）が消失し，続いて仙骨側に同様の変化が出現するが，これは関節軟骨が仙骨側より腸骨側で薄いという解剖学的要因にある．骨侵食が進行すると関節面の不整な毛羽立ちがみられ，一時的に関節裂隙は拡大する（pseudowidening）（図8.32）．関節周囲の骨粗鬆化が，関節の中央部〜下部を優位に斑状にみられる．さらに

図 8.32 60歳台男性
強直性脊椎炎に伴う仙腸関節炎(進行期)
A:単純X線写真正面像,B:MRI, T2強調冠状断像,C:STIR斜冠状断像 単純X線写真(A)で,両側仙腸関節に関節面骨侵食,関節裂隙開大(A, →),および腸骨側優位の軟骨下〜関節周囲骨硬化(A, ►)がみられる.MRI, T2強調像(B)では,左側下部の関節裂隙は高信号を示し,関節面不整もみられ(B, →),両側ともに腸骨側優位の軟骨下骨硬化を反映する低信号域を認める(B, ►).SITR像(C)では,両側ともに,関節裂隙に沿った滑膜炎を示す高信号域が明らかで,関節軟骨・軟骨下骨侵食を伴う(C, →).これらの所見は左側で強い.

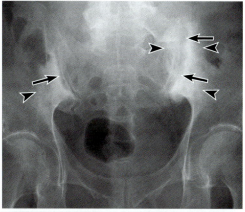

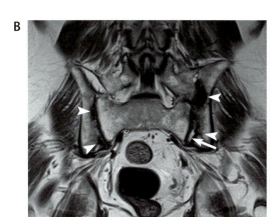

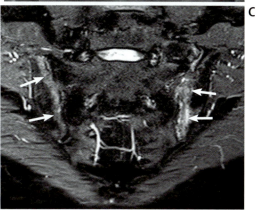

進行すると,炎症に対する修復機転により軟骨下〜関節周囲骨硬化,関節裂隙狭小化が生じ,最終的には骨性強直(bony ankylosis)をきたす(図8.33).骨硬化像は腸骨側で強くみられる(図8.32).骨性強直が生じると仙腸関節にかかるストレスが減少するため,関節周囲の骨濃度は低下する.これらの所見はCTでより明瞭かつ早期に描出できる.

乾癬性関節炎,反応性関節炎,腸炎関連関節炎(inflammatory bowel disease-associated arthritis)による仙腸関節炎は,発生頻度が強直性脊椎炎〔6.4 強直性脊椎炎(112頁)参照〕より低い.乾癬性関節炎,反応性関節炎では,両側性に生じうるが,非対称性のことが多い[89,91](図8.34).強直性脊椎炎より骨硬化像が高度で,骨性強直をきたす頻度は低い.腸炎関連関節炎では,両側対称性で骨性強直の頻度も比較的高く,強直性脊椎炎と類似する.

SAPHO症候群による仙腸関節炎は,通常は片側性に起こる.脊椎関節炎による仙腸関節炎と類似した所見を示すが,骨性強直や隣接する腸骨の広汎囲に及ぶ骨硬化像をきたすこともある[92].

MRIは滑膜肥厚,関節軟骨や軟骨下骨の侵食の描出に優れており,早期診断に有用である[91,93](図8.32,図8.34).活動性の評価にもMRI,特に造影MRIが有用で,滑膜の増強効果や骨髄浮腫の程度が活動性の指標になる[93,94].病変は滑膜部の後下部に初発することが多い[90].T2強調像やSTIR像で関節腔に滑膜肥厚を反映する高信号域,増強効果がみられる(図8.32,図8.34).進行すると,軟骨下骨の骨髄に反応性骨硬化を反映する低信号域がみられる(図8.32).周囲の骨髄,軟部組織にも炎症波及による浮腫を認めることがある

図 8.33 30歳台男性　強直性脊椎炎に伴う仙腸関節炎（末期）
A：単純X線写真正面像，B：MRI, T2強調斜冠状断像　単純X線写真（A）で，両側仙腸関節に骨性強直がみられる（A, →）．恥骨結合にも関節面骨侵食，関節裂隙狭小化（A, ▶），および軟骨下骨硬化を認める．MRI（B）では，両側仙腸関節に骨性強直による腸骨と仙骨の骨髄連続がみられる（B, →）．関節周囲の骨髄は脂肪髄の増加を反映した高信号を示す（B, ▶）．仙腸関節の所見は，左右対称である．

NOTE 8.11　脊椎関節炎のスペクトラム（文献84より）

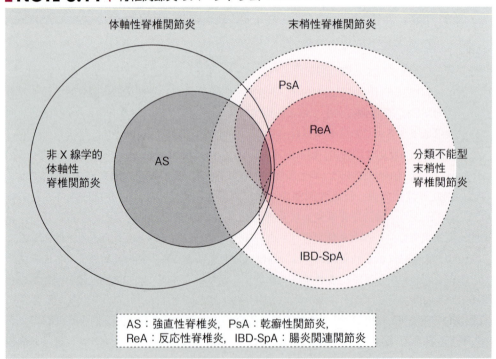

AS：強直性脊椎炎，PsA：乾癬性関節炎，
ReA：反応性脊椎炎，IBD-SpA：腸炎関連関節炎

| 図 8.34 | 18歳男性　反応性関節炎に伴う仙腸関節炎（早期）
A：単純X線写真正面像，B：MRI, STIR斜冠状断像，C：脂肪抑制T2強調斜横断像　単純X線写真（A）で，両側仙腸関節に明らかな異常は指摘できない．MRI（B, C）では，STIR像（B）で左仙腸関節に関節裂隙に沿った滑膜炎を示す高信号域がみられ，腸骨側の関節軟骨・軟骨下骨侵食を伴う（B, →）．腸骨側優位の軟骨下〜関節周囲の骨髄浮腫も認める（BC, ▶）．

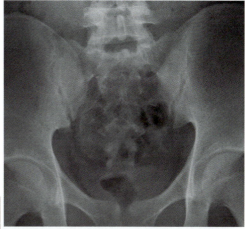

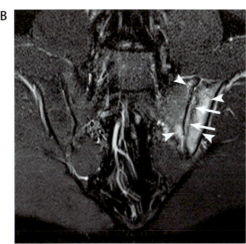

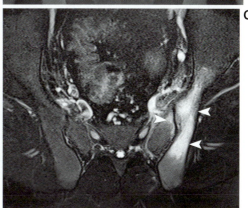

（図8.34）．関節周囲の骨髄がT1・T2強調像で高信号を示すこともあり，限局性の骨粗鬆化に伴う脂肪髄増加によると考えられている（図8.33）．骨性強直をきたすと関節腔が消失し，仙骨と腸骨の骨髄が連続する（図8.33）．

　鑑別診断は，感染性仙腸関節炎〔8.7 感染性仙腸関節炎（189頁）参照〕，変形性関節症，硬化性腸骨骨炎（osteitis condensans illi）（NOTE 8.13，図8.35），副甲状腺機能亢進症（hyperparathyroidism）（図8.36）などが挙げられる．

治療・予後

治療は強直性脊椎炎に準ずる〔6.4 強直性脊椎炎（112頁）参照〕．

　脊椎とともに仙腸関節の骨性強直が生じると，体軸の可動域制限をきたす．

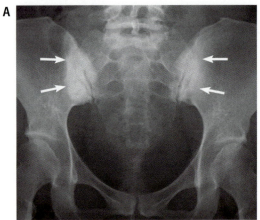
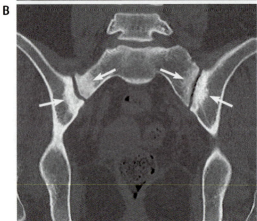
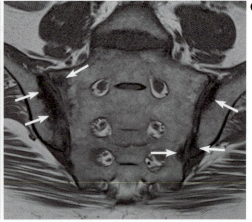

図 8.35 40 歳台女性　硬化性腸骨骨炎
A：単純 X 線写真正面像，B：CT, MPR 冠状断像，C：MRI, T1 強調斜冠状断像　単純 X 線写真（A），CT（B）で，両側仙腸関節周囲に腸骨側優位の骨硬化像がみられる（AB, →）．仙腸関節は保たれている．MRI, T1 強調像（C）では骨硬化像は低信号域としてみられる（C, →）．

BOX 8.12　非感染性仙腸関節炎の画像所見のポイント

単純 X 線写真，CT：
　早期～進行期；関節面骨侵食（腸骨側優位），一時的な関節裂隙開大（pseudowidening），
　　進行すると関節腔狭小化，軟骨下～関節周囲骨硬化
　末期；骨性強直

MRI：
　早期～進行期；滑膜肥厚・増強効果，関節軟骨・軟骨下骨侵食，軟骨下～関節周囲の低信号
　　域（骨硬化），ときに周囲骨髄・軟部組織の浮腫
　末期；骨性強直（仙骨と腸骨の骨髄連続）

8.8 非感染性仙腸関節炎

図 8.36 40 歳台男性
　　　　　副甲状腺機能亢進症に伴う軟骨下骨吸収
単純 X 線写真正面像　両側仙腸関節に関節裂隙開大（→）がみられ，関節周囲骨硬化を伴う．仙腸関節炎の所見と類似している．恥骨結合にも関節裂隙開大（▶），軟骨下骨硬化を認める．

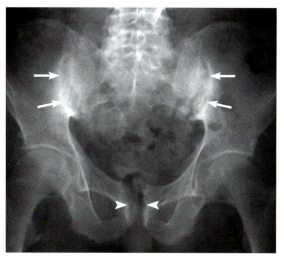

NOTE 8.12　脊椎関節炎における仙腸関節炎の鑑別のポイント

	強直性脊椎炎 （体軸性脊椎関節炎）	乾癬性関節炎	反応性関節炎	腸炎関連関節炎
発生頻度	ほぼ100%	25〜45%	15〜50%	1〜45%
左右対称性	両側・対称	片側 両側でも非対称	片側 両側でも非対称	両側・対称
骨性強直	大部分	少ない	少ない	多い

NOTE 8.13　硬化性腸骨骨炎（osteitis condensans illi）

仙腸関節に隣接する腸骨の限局性骨硬化で，通常は無症状である．経産婦に多くみられ，恥骨結合の不安定性による仙腸関節のストレスの関与が考えられている．仙腸関節面の下部〜中央部の三角形，または卵形の骨硬化像としてみられる．関節裂隙が保たれること，骨侵食像がないことなどが仙腸関節炎との鑑別点となる．

■ 文　献

8.1 滑膜嚢胞，ガングリオン，関節唇/傍関節唇嚢胞

1) Schnarkowski P, Steinbach LS, Tirman PF, et al：Magnetic resonance imaging of labral cysts of the hip. Skeletal Radiol 1996；25：733-737.
2) Magee T, Hinson G：Association of paralabral cysts with acetabular disorderes. AJR 2000；174：1381-1384.
3) Magerkurth O, Jacobson JA, Girish G, et al：Paralabral cysts in the hip joint：findings at MR arthrography. Skeletal Radiol 2012；41：1279-1285.
4) Stuplich M, Hottinger AF, Stoupis C, et al：Combined femoral and obturator neuropathy caused by synovial cyst of the hip. Muscle Nerve 2005；32：552-554.
5) Kalac A, Dogramaci Y, Sevinç TT, et al：Femoral nerve compression secondary to a ganglion cyst arising from a hip joint：a case report and review of the literature. J Med Case Rep 2009；3：33.
6) Kim SH, Seok H, Lee SY, et al：Acetabular paralabral cyst as a rare cause of obturator neuropathy：a case report. Ann Rehabil Med 2014；38：427-432.
7) Wu KW, Hu MH, Huang SC, et al：Giant ganglionic cyst of the hip as a rare cause of sciatica. J Neurosurg Spine 2011；14：484-487.
8) Stanek F, Ouhrabkova R, Hejdova H, et al：Intermittent claudication caused by a hip joint ganglion. Vasa 2007；36：217-219.
9) Matsumoto H, Yamamoto E, Kamiya C, et al：Femoral vein compression resulting from a ganglion of the hip joint：a case report. Ann Vasc Dis 2012；5：233-236.
10) Mervak BM, Morag Y, Marcantonio D, et al：Paralabral cysts of the hip：sonographic evaluation with magnetic resonance arthrographic correlation. J Ultrasound Med 2012；31：495-500.

8.2 滑液包，滑液包炎

11) Bywaters EGL：The bursae of the body. Ann Rheum Dis 1965；24：215-218.
12) Pfirrmann CW, Chung CB, Theumann NH, et al：Greater trochanter of the hip：attachment of the abductor mechanism and a complex of three bursae—MR imaging and MR bursography in cadavers and MR imaging in asymptomatic volunteers. Radiology 2001；221：469-477.
13) Chandler SB：The iliopsoas bursa in man. Anat Rec 1934；58：235-240.
14) Resnick D：Internal derangements of joints. In：Resnick D(ed)：Diagnosis of bone and joint disorders, 3rd ed. Philadelphia：Saunders, 1995：3021-3024.
15) Sartoris DJ, Danzig L, Gilula L, et al：Synovial cysts of the hip joint and iliopsoas bursitis：a spectrum of imaging abnormalities. Skeletal Radiol 1985；14：85-84.
16) Carrera GF, Papadakes M, Imray TJ：Retropsoas extension of ruptured hip capsule：arthrographic demonstration. AJR 1980；135：1993.
17) Wunderbaldinger P, Bremer C, Schellenberger E：Imaging features of iliopsoas bursitis. Eur Radiol 2002；12：409-415.
18) Iwata T, Nozawa S, Ohashi M, et al：Giant iliopectineal bursitis presenting as neuropathy and severe edema of the lower limb：case illustration and review of the literature. Clin Rheumatol 2013；32：721-725.
19) Fukuda K, Yamamoto H：Dialysis-related amyloidosis. Semin Musculoskelet Radiol 2001；5：113-119.
20) Algarni AD, Huk OL, Pelmus M：Metallosis-induced iliopsoas bursal cyst causing venous obstruction and lower-limb swelling after metal-on-metal THA. Orthopedics 2012；35：e1066-1069.
21) Miller MD, Howard RF, Plancher KD：Treatment of snapping hip. In：Surgical atlas of sports medicine. Philadelphia：Saunders, 2003.
22) Jaovisidha S, Chen C, Ryu KN, et al：Tuberculous tenosynovitis and bursitis：imaging findings in 21 cases. Radiology 1996；201：507-513.
23) Kim SM, Shin MJ, Kim KS, et al：Imaging features of ischial bursitis with an emphasis on ultrasonography. Skeletal Radiol 2002；31：631-636.
24) Cho KH, Lee SM, Lee YH, et al：Non-infectious ischiogluteal bursitis：MRI findings. Korean J Radiol 2004；5：280-286.
25) Robinson P, White LM, Agur A, et al：Obturator externus bursa：anatomic origin and MR imaging features of pathologic involvement. Radiology 2003；228：230-234.

26) Kassarjian A, Llopis E, Schwartz RB, et al：Obturator externus bursa：prevalence of communication with the hip joint and associated intra-articular findings in 200 consecutive hip MR arthrograms. Eur Radiol 2009；19：2779-2782.

8.3 大転子疼痛症候群

27) Kingzett-Taylor A, Tirman PF, Feller J, et al：Tendinosis and tears of gluteus medius and minimus muscles as a cause of hip pain：MR imaging findings. AJR 1999；173：1123-1126.
28) Bird PA, Oakley SP, Shiner R, et al：Prospective evaluation of magnetic resonance imaging and physical examination findings in patients with greater trochanteric pain syndrome. Arthritis Rheum 2001；44：2138-2145.
29) Connell DA, Bass C, Sykes CJ, et al：Sonographic evaluation of gluteus medius and minimus tendinopathy. Eur Radiol 2003；13：1339-1347.
30) Lievense A, Bierma-Zeinstra S, Schouten B, et al：Prognosis of trochanteric pain in primary care. Br J Gen Pract 2005；55：199-204.
31) Pfirrmann CW, Chung CB, Theumann NH, et al：Greater trochanter of the hip：attachment of the abductor mechanism and a complex of three bursae—MR imaging and MR bursography in cadavers and MR imaging in asymptomatic volunteers. Radiology 2001；221：469-477.
32) Kong A, Van der Vliet A, Zadow S：MRI and US of gluteal tendinopathy in greater trochanteric pain syndrome. Eur Radiol 2007；17：1772-1783.
33) Blankenbaker DG, Ullrick SR, Davis KW：Correlation of MRI findings with clinical findings of trochanteric pain syndrome. Skeletal Radiol 2008；37：903-909.
34) McEvoy JR, Lee KS, Blankenbaker DG, et al：Ultrasound-guided corticosteroid injections for treatment of greater trochanteric pain syndrome：greater trochanter bursa versus subgluteus medius bursa. AJR 2013；201：W313-317.
35) Govaert LH, van Dijk CN, Zeegers AV, et al：Endoscopic bursectomy and iliotibial tract release as a treatment for refractory greater trochanteric pain syndrome：a new endoscopic approach with early results. Arthrosc Tech 2012；1：e161-164.

8.4 恥骨結合炎

36) Anderson K, Strickland SM, Warren R：Hip and groin injuries in athletes. Am J Sports Med 2001；29：521-533.
37) Angoules AG：Osteitis pubis in elite athlete：diagnostic and therapeutic approach. World J Orthop 2015；6：672-679.
38) Verrall GM, Slavotinek JP, Barnes PG, et al：Hip joint range of motion restriction precedes athletic chronic groin injury. J Sci Med Sport 2007；10：463-466.
39) Mehin R, Meek R, O'Brien P, et al：Surgery for osteitis pubis. Can J Surg 2006；49：170-176.
40) Hopp SJ, Culemann U, Kelm J, et al：Osteitis pubis and adductor tendinopathy in athletes：a novel arthroscopic pubic symphysis curettage and adductor reattachment. Arch Orthop Trauma Surg 2013；133：1003-1009.
41) 仁賀定雄：鼠径部痛症候群：治療の変遷と展望を語る．Sportsmedicine 2014；157：2-6.
42) Omar IM, Zoga AC, Kavanagh EC, et al：Athletic pubalgia and "sports hernia"：optimal MR imaging technique and findings. RadioGraphics 2008；28：1415-1438.
43) Williams PR, Thomas DP, Downes EM：Osteitis pubis and instability of the pubic symphysis：when nonoperative measures fail. Am J Sports Med 2000；28：350-355.
44) Khan W, Zoga AC, Meyers WC：Magnetic resonance imaging of athletic pubalgia and the sports hernia：current understanding and practice. Magn Reson Imaging Clin N Am 2013；21：97-110.
45) Brennan D, O'Connell MJ, Ryan M, et al：Secondary cleft sign as a marker of injury in athletes with groin pain：MR image appearance and interpretation. Radiology 2005；235：162-167.
46) O'Connell MJ, Powell T, McCaffrey NM, et al：Symphyseal cleft injection in the diagnosis and treatment of osteitis pubis in athletes. AJR 2002；179：955-959.
47) Moore RS, Stover MD, Matta JM：Late posterior instability of the pelvis after resection of the symphysis pubis for the treatment of osteitis pubis. A report of two cases. J Bone Joint Surg Am 1998；80-A：1043-1048.

8.5 坐骨大腿骨インピンジメント

48) Johnson KA : Impingement of the lesser trochanter on the ischial ramus after total hip arthroplasty : Report of three cases. J Bone Joint Surg Am 1977 ; 59 : 268-269.
49) Singer AD, Subhawong TK, Jose J : Ischiofemoral impingement syndrome : a meta-analysis. Skeletal Radiol 2015 ; 44 : 831-837.
50) Torriani M, Souto SC, Thomas BJ, et al : Ischiofemoral impingement syndrome : an entity with hip pain and abnormalities of the quadratus femoris muscle. AJR 2009 ; 193 : 186-190.
51) Patti JW, Ouellette H, Bredella MA, et al : Impingement of lesser trochanter on ischium as a potential cause for hip pain. Skeletal Radiol 2008 ; 37 : 939-941.
52) Taneja AK, Bredella MA, Torriani M, et al : Ischiofemoral impingement. Magn Reson Imaging Clin N Am 2013 ; 21 : 65-73.
53) Tosun O, Algin O, Yalcin N, et al : Ischiofemoral impingement : evaluation with new MRI parameters and assessment of their reliability. Skeletal Radiol 2012 ; 41 : 575-587.
54) Bredella MA, Azevedo DC, Oliveira AL, et al : Pelvic morphology in ischiofemoral impingement. Skeletal Radiol 2015 ; 44 : 249-253.
55) Papavasiliou A, Siatras T, Bintoudi A, et al : The gymnasts' hip and groin : a magnetic resonance imaging study in asymptomatic elite athletes. Skeletal Radiol 2014 ; 43 : 1071-1077.
56) Kim WJ, Shin HY, Koo GH, et al : Ultrasound-guided prolotherapy with polydeoxyribonucleotide sodium in ischiofemoral impingement syndrome. Pain Pract 2014 ; 14 : 649-655.
57) Backer MW, Lee KS, BlankenBaker DG, et al : Correlation of ultrasound-guided corticosteroid injection of the quadratus femoris with MRI findings of ischiofemoral impingement. AJR 2014 ; 203 : 589-593.
58) Ganz R, Slongo T, Turchetto L, et al : The lesser trochanter as a cause of hip impingement : pathophysiology and treatment options. Hip Int 2013 ; 23 : S35-41.

8.6 石灰沈着性腱炎

59) Siegal DS, Wu JS, Newman JS, et al : Calcific tendinitis : a pictorial review. Can Assoc Radiol J 2009 ; 60 : 263-272.
60) Hayes CW, Conway WF : Calcium hydroxyapatite deposition disease. RadioGraphics 1990 ; 10 : 1031-1048.
61) Uhthoff HK, Loehr JW : Calcific tendinopathy of the rotator cuff : pathogenesis, diagnosis, and management. J Am Acad Orthop Surg 1997 ; 5 : 183-191.
62) Oliva F, Via AG, Maffulli N : Physiopathology of intratendinous calcific deposition. BMC Med 2012 ; 10 : 95.
63) Wepfer JF, Reed JG, Cullen GM, et al : Calcific tendinitis of the gluteus maximus tendon (gluteus maximus tendinitis). Skeletal Radiol 1983 ; 9 : 198-200.
64) Mizutani H, Ohba S, Mizutani M, et al : Calcific tendinitis of the gluteus maximus tendon with cortical bone erosion : CT findings. J Comput Assist Tomogr 1994 ; 18 : 310-312.
65) Thornton MJ, Harries SR, Hughes PM, et al : Calcific tendinitis of the gluteus maximus tendon with abnormalities of cortical bone. Clin Radiol 1998 ; 53 : 296-301.
66) Sarkar JS, Haddad FS, Crean SV, et al : Acute calcific tendinitis of the rectus femoris. J Bone Joint Surg Br 1996 ; 78 : 814-816.
67) Pierannunzii L, Tramontana F, Gallazzi M : Case report : calcific tendinitis of the rectus femoris : a rare cause of snapping hip. Clin Orthop Relat Res 2010 ; 468 : 2814-2818.
68) Paik NC : Acute calcific tendinitis of the gluteus medius : an uncommon source for back, buttock, and thigh pain. Semin Arthritis Rheum 2014 ; 43 : 824-829.
69) Sakai T, Shimaoka Y, Sugimoto M, et al : Acute calcific tendinitis of the gluteus medius : a case report with serial magnetic resonance imaging findings. J Orthop Sci 2004 ; 9 : 404-407.
70) Yang I, Hayes CW, Biermann JS : Calcific tendinitis of the gluteus medius tendon with bone marrow edema mimicking metastatic disease. Skeletal Radiol 2002 ; 31 : 359-361.
71) Ramon FA, Degryse HR, De Schepper AM, et al : Calcific tendinitis of the vastus lateralis muscle. a report of three cases. Skeltal Radiol 1991 ; 20 : 21-23.
72) Hayes CW, Rosenthal DI, Plata MJ, et al : Calcific tendinitis in unusual sites associated with cortical bone erosion. AJR 1987 ; 149 : 967-970.

73) Kraemer EJ, El-Khoury GY : Atypical calcific tendinitis with cortical erosions. Skeletal Radiol 2000 ; 29 : 690-696.
74) Flemming DJ, Murphey MD, Shekitka KM, et al : Osseous involvement in calcific tendinitis : a retrospective review of 50 cases. AJR 2003 ; 181 : 965-972.

8.7 感染性仙腸関節炎
75) Resnick D, Niwayama G : Sacroiliac joints. In : Diagnosis of bone and joint disorders, 3rd ed. Philadelphia : WB Saunders, 1995 : 716-719.
76) Diel J, Ortiz O, Losada RA, et al : The sacrum : pathologic spectrum, multimodality imaging, and subspecialty approach. RadioGraphics 2001 ; 21 : 83-104.
77) Stürzenbecher A, Braun J, Paris S, et al : MR imaging of septic sacroiliitis. Skeletal Radiol 2000 ; 29 : 439-446.
78) Bellussi A, Rizzi EB, Schininà V, et al : STIR sequence in infectious sacroiliitis in three patients. Clin Imaging 2002 ; 26 : 212-215.
79) Papadopoulos ECh, Papagelopoulos PJ, Savvidou OD, et al : Tuberculous sacroiliitis. Orthopedics 2003 ; 26 : 653-657.
80) Benchakroun M, El Bardouni A, Zaddoug O, et al : Tuberculous sacroiliitis. four cases. Joint Bone Spine 2004 ; 71 : 150-153.
81) Kucera T, Brtkova J, Sponer P, et al : Pyogenic sacroiliitis : diagnosis, management and clinical outcome. Skeletal Radiol 2015 ; 44 : 63-71.
82) Tokuda K, Yoshinaga M, Nishi J, et al : Three cases of pyogenic sacro-iliitis, and factors in the relapse of the disease. Acta Paediatr Jpn 1997 ; 39 : 385-389.

8.8 非感染性仙腸関節炎
83) Can G, Solmaz D, Binicier O, et al : High frequency of inflammatory back pain and other features of spondyloarthritis in patients with rheumatoid arthritis. Rheumatol Int 2013 ; 33 : 1289-1293.
84) Raychaudhuri SP, Deodhar A : The classification and diagnostic criteria of ankylosing spondylitis. J Autoimmun 2014 ; 48-49 : 128-133.
85) van der Linden S, Valkenburg HA, Cats A : Evaluation of diagnostic criteria for ankylosing spondylitis : a proposal for modification of the New York criteria. Arthritis Rheum 1984 ; 27 : 361-368.
86) Rudwaleit M, van der Heijde D, Landewé R, et al : The development of Assessment of SpondyloArthritis international Society classification criteria for axial spondyloarthritis (partⅡ) : validation and final selection. Ann Rheum Dis 2009 ; 68 : 777-783.
87) Rudwaleit M, van der Heijde D, Landewé R, et al : The Assessment of SpondyloArthritis international Society classification criteria for peripheral spondyloarthritis and for spondyloarthritis in general. Ann Rheum Dis 2011 ; 70 : 25-31.
88) Deodhar A, Strand V, Kay J, et al : The term 'non-radiographic axial spondyloarthritis' is much more important to classify than to diagnose patients with axial spondyloarthritis. Ann Rheum Dis 2016 ; 75 : 791-794.
89) Resnick D, Niwayama G : Ankylosing spondylitis. In : Diagnosis of bone and joint disorders, 3rd ed. Philadelphia : WB Saunders, 1994 : 1008-1074.
90) Muche B, Bollow M, François RJ, et al : Anatomic structures involved in early- and late-stage sacroiliitis in spondyloarthritis : a detailed analysis by contrast-enhanced magnetic resonance imaging. Arthritis Rheum 2003 ; 48 : 1374-1384.
91) Amrami KK : Imaging of the seronegative spondyloarthropathies. Radiol Clin North Am 2012 ; 50 : 841-854.
92) Cotten A, Flipo RM, Mentre A, et al : SAPHO syndrome. RadioGraphics 1995 ; 15 : 1147-1154.
93) Navallas M, Ares J, Beltrán B, et al : Sacroiliitis associated with axial spondyloarthropathy : new concepts and latest trends. RadioGraphics 2013 ; 33 : 933-956.
94) Jee WH, McCauley TR, Lee SH, et al : Sacroiliitis in patients with ankylosing spondylitis : association of MR findings with disease activity. Magn Reson Imaging 2004 ; 22 : 245-250.

各論

骨折，骨折類似疾患

- **9.1** 大腿骨頸部・転子部骨折⋯⋯⋯⋯⋯⋯⋯⋯⋯208
- **9.2** 大腿骨頸部ストレス骨折⋯⋯⋯⋯⋯⋯⋯⋯⋯213
- **9.3** 骨盤骨折⋯⋯⋯⋯⋯⋯⋯⋯⋯⋯⋯⋯⋯⋯⋯⋯217
- **9.4** 骨盤ストレス骨折⋯⋯⋯⋯⋯⋯⋯⋯⋯⋯⋯⋯224
- **9.5** 裂離骨折⋯⋯⋯⋯⋯⋯⋯⋯⋯⋯⋯⋯⋯⋯⋯⋯228
- **9.6** 坐骨恥骨軟骨結合⋯⋯⋯⋯⋯⋯⋯⋯⋯⋯⋯⋯233

9.1 大腿骨頸部・転子部骨折
femoral neck and trochanteric fracture

臨床的事項

従来，本邦では大腿骨頸部骨折は内側骨折（関節包内骨折）と外側骨折（関節包外骨折）に大別され，内側骨折は骨頭下骨折と中間部骨折に，外側骨折は転子間骨折と転子貫通骨折に分類されていた（図9.1）．一方，欧米では頸部骨折は内側骨折のことをさし，近位側より subcapital fracture, midcervical fracture, basicervical fracture に分類されている．外側骨折は trochanteric fracture, intertrochanteric fracture, peritrochanteric fracture とされており，頸部骨折に含まれていない．この違いで若干の混乱を生じていた．最近は本邦でも内側骨折は頸部骨折と，外側骨折は転子部骨折と呼称されており，『大腿骨頸部/転子部骨折診療ガイドライン』[1]，『大腿骨頸部/転子部骨折診療ガイドライン 改訂第2版』[2]でもこれらの名称が用いられている（図9.1）．

しかし，厳密には内側骨折を頸部骨折，外側骨折を転子部骨折とするのは正しくない．関節包は靱帯性関節包と滑膜性関節包より構成されるが，一般的に関節包とよばれるものは靱帯性関節包で，これは転子部に広く付着している．したがって，滑膜性関節包内骨折を頸部骨折と，滑膜性関節包外骨折を転子部骨折と解釈すべきである[2]．頸基部骨折は明確な定義がなく，頸部骨折にも転子部骨折にも分類できない骨折をよんでいるのが現状である[2]．

頸部・転子部骨折は高齢者に多く，高齢化に伴い増加傾向にある[3]．男女比は1：4で，特に高齢女性に好発する[3]．転子部骨折は頸部骨折の1.3〜1.7倍みられ[3]，頸部骨折では骨頭

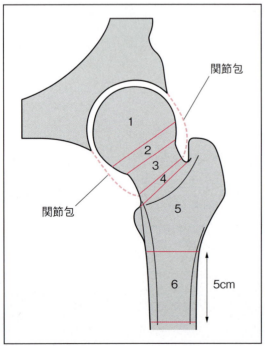

図9.1 本邦での大腿骨近位部骨折の分類
（文献1より，一部改変）

【従来の分類】
1：骨頭骨折，2〜5：頸部骨折〔2・3：内側骨折（2：骨頭下骨折，3：中間部骨折），4・5：外側骨折（4：転子間骨折，5：転子貫通骨折）〕，6：転子下骨折

【最近の分類】
1：骨頭骨折，2・3：頸部骨折，4：頸基部骨折，5：転子部骨折および転子間骨折，6：転子下骨折

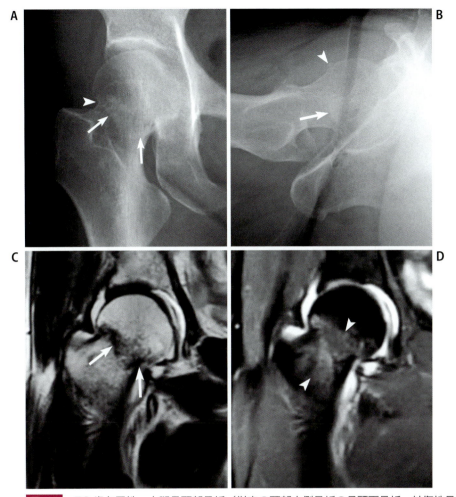

図 9.2 50 歳台男性 大腿骨頸部骨折（従来の頸部内側骨折の骨頭下骨折，外傷性骨折）
A：単純 X 線写真正面像，B：軸位像，C：MRI, T2 強調冠状断像，D：STIR 冠状断像 単純 X 線写真正面像（A）で，頸部に V 字型の線状硬化像（A, →），外側骨皮質の軽度の屈曲（A, ▶）がみられる．軸位像（B）では，頸部のわずかな骨硬化像（B, →）と前部の骨皮質不整（B, ▶）を認める．MRI, T2 強調像（C）では，頸部に線状硬化像に一致する帯状低信号がみられ（C, →），骨折線に相当する．STIR 像（D）では，頸部の骨髄浮腫を認める（D, ▶）．転位はほとんどなく，Garden 分類の stage II である．

下骨折が最も多い．頸部骨折は骨粗鬆症が大きく関与し，転倒などによる外傷性骨折（図 9.2）だけでなく，生理的外力による脆弱性骨折（insufficiency fracture）もよくみられる．これに対して，転子部骨折は転倒，大転子（greater trochanter）打撲による外傷性骨折（図 9.3）として生じることが多い．

画像所見

単純 X 線写真では，転位が大きい場合には，診断は容易である（図 9.3）．転位が小さい場合には，骨折線が描出されると診断可能だが（図 9.2），骨折線が不明瞭で診断困難なこともしばしばある．

　CT, MRI, 骨シンチグラフィは骨折の検出感度が高く，単純 X 線写真で不明瞭な骨折も描

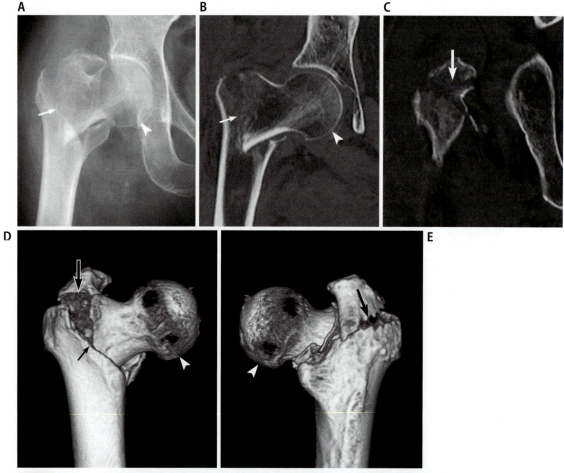

図 9.3 80 歳台女性　大腿骨転子部骨折（従来の頸部外側骨折の転子貫通骨折, 外傷性骨折）
A：単純 X 線写真正面像, B, C：CT, MPR 冠状断像, D：3D–CT（前方から）, E：3D–CT（後方から）　単純 X 線写真（A）で, 転子部骨折がみられる. 主骨折線は小転子近傍より大転子へ及び（A, 小矢印）, 転位は強く, 骨頭側は回旋し内反位を示す（A, ▶）. CT（B〜E）では, 主骨折線（BD, 小矢印）, 骨頭側回旋（BDE, ▶）に加えて, 大転子の骨折も明らかである（C〜E, 大矢印）. 特に 3D–CT 像（D, E）はこれらを含めた骨折の立体的把握をしやすい. 後外側支持のない 3–fragment 骨折で, Jensen 分類の type 3, 不安定骨折である.

出できる[4〜7]. CT は骨折線, 転位の描出に有用で, 3 次元像はこれらの立体的把握に役立つ（図 9.3）. MRI（NOTE 9.1）では, 骨折線に相当する線状低信号とその周囲の骨髄浮腫がみられ（図 9.2）, さらに軟部組織損傷や転子/大殿筋滑液包炎（trochanteric/subgluteus maximus bursitis）などの合併損傷の診断もできる[4〜6]. 骨シンチグラフィは骨折部を高集積部として描出できるが, 集積亢進がみられるのは発症後 72 時間以上経過した後で, MRI より早期診断能が劣る[4,5,7]. 特異性に乏しい, 形態変化を評価できない, 被曝がある, 撮像時間が長い, 高価であるなどの欠点もある. 骨シンチグラフィより MRI を優先すべきである.

NOTE 9.1　MRI の撮像範囲

頸部骨折は骨盤骨折を合併することがある．また，骨盤骨折，軟部組織損傷でも頸部骨折と類似した臨床所見を示すことがある．臨床的に頸部骨折が疑われる場合でも，撮像範囲は骨盤全体を含めることが望ましい．

NOTE 9.2　大腿骨頸部骨折の Garden 分類（文献 8 より）

骨折線と転位程度による分類

stage Ⅰ：不完全骨折で，骨性の連続性残存
stage Ⅱ：完全骨折で転位なく，軟部組織の連続性残存
stage Ⅲ：完全骨折で軽度の転位（骨頭の内反，後方回旋）あり，軟部組織の連続性残存
stage Ⅳ：完全骨折で高度の転位あり，軟部組織の連続性なし

骨折型分類

術式決定や予後予測のために用いられる．頸部骨折の分類は，一般的に骨折線と転位程度により 4 つに分ける Garden 分類（Garden classification）[8]（NOTE 9.2）が用いられている．転子部骨折の分類は内側骨皮質の損傷程度と整復後の整復位保持の難易度に基づいており，5 つに分けた Evans 分類（Evans classification）[9]（NOTE 9.3），それを改変した Jensen 分類（Jensen classification）[10]（図 9.4），3 つに分けた AO 分類[11]〔9.3 骨盤骨折の NOTE 9.4（219 頁）参照〕がある．しかし，いずれの分類も評価者間の一致率は低い．頸部骨折の分類は Garden 分類の stage Ⅰ・Ⅱ を非転位型と，stage Ⅲ・Ⅳ を転位型とした 2 つに分けるものが主流になってきている．

治療・予後

頸部骨折，転子部骨折ともに手術療法が施行される．頸部骨折では，非転位型は偽関節，骨頭壊死をきたす頻度が低く[12,13]，多くはスクリュー，ピンによる骨接合術が行われる．転位型は偽関節，骨頭壊死を生じる頻度が高く[12,13]〔4.2 外傷性大腿骨頭壊死症（49 頁）参照〕，大部分は人工骨頭置換術，または人工股関節全置換術が施行される．偽関節の生じやすい理由は関節包内に骨膜性骨新生がないこと，骨折線が斜走するために骨折部に剪刀（物体の表面が互いに逆方向に平行移動する動きを生み出す力）が作用すること，骨頭を栄養する動脈〔4.1 特発性大腿骨頭壊死症の図 4.1（41 頁）参照〕が損傷することが挙げられる．

　転子部骨折では，大転子のみの骨折は保存的治療が選択されるが，他はスクリューを外側より骨頭内へ挿入し，これをプレートや髄内釘で支える骨接合術が施行される．骨膜性骨新生があること，血流が豊富であることなどにより，頸部骨折よりも骨癒合は良好である．骨頭壊死の合併はまれで，システマティックレビュー[14]では受傷後 2 年以内の発生頻度は 1.37％ と報告されている〔4.2 外傷性大腿骨頭壊死症（49 頁）参照〕．

NOTE 9.3　大腿骨転子部骨折の Evans 分類（文献 9 より）

内側骨皮質の損傷程度と整復後の整復位保持の難易度による分類．type 1 の group 1・2 は安定骨折，type 1 の group 3・4 と type 2 は不安定骨折

type 1：主骨折線が小転子近傍から大転子へ走行
　group 1；転位なく，内側骨皮質粉砕なし
　group 2；転位はあるが，内側骨皮質の粉砕が軽度で整復は容易
　group 3；転位あり，内側骨皮質の粉砕で整復位保持は困難
　group 4；粉砕骨折
type 2：主骨折線が小転子近傍から外側遠位へ走行（逆斜骨折）

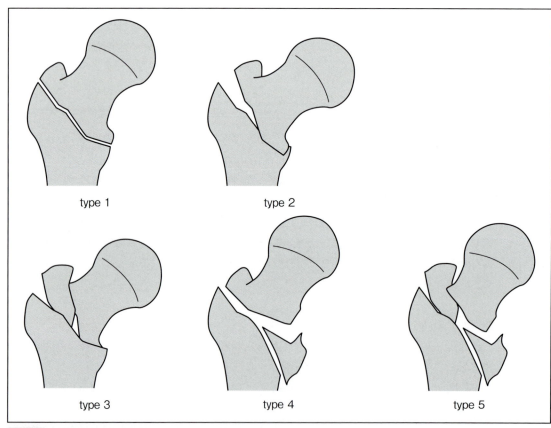

図 9.4　大腿骨転子部骨折の Jensen 分類（文献 10 より，一部改変）
Evans の分類を修正した分類．type 1 と type 2 は安定骨折，type 3〜5 は不安定骨折
type 1：転位のない 2-fragment 骨折
type 2：転位のある 2-fragment 骨折
type 3：後外側支持のない 3-fragment 骨折
type 4：内側支持のない 3-fragment 骨折
type 5：後外側・内側支持のない 4-fragment 骨折

9.2 大腿骨頸部ストレス骨折
stress fracture of the femoral neck

臨床的事項

ストレス骨折（stress fracture）は骨に反復する外力が加わることで生じる骨折で，一般的に発生機序により疲労骨折（fatigue fracture）と脆弱性骨折（insufficiency fracture）に大別される．疲労骨折は正常な強度の骨に非生理的な大きな外力が作用することで生じる．一方，脆弱性骨折は強度の低下した骨（脆弱骨）に生理的な外力が作用することで生じる（BOX 9.1）．

大腿骨頸部はストレス骨折のしばしばみられる部位である．頸部の疲労骨折（図9.6）は若年女性アスリートに好発する[15]．おもな症状は鼠径部，股関節の疼痛で，これは運動時に増強し，膝まで放散することもある[15]．一方，頸部の脆弱性骨折（図9.7，図9.8）は高齢者，特に高齢女性に多い[15,16]．骨粗鬆症（図9.8）を筆頭に，骨軟化症（osteomalacia），関節リウマチ，糖尿病（diabetes mellitus），副甲状腺機能亢進症（hyperparathyroidism），ステロイド治療（図9.7），放射線治療など種々の原因で起こる[15]．

骨折型分類

いくつか提唱されているが，基本的に発生機序と転位の有無により圧迫型（compression type），伸張型（tension type），転位型（displaced type）の3つに分類される[15,17]（図9.5）．圧迫型は頸部内側に圧迫力が作用し起こる骨折（図9.6，図9.7），伸張型は頸部外側に伸張力が作用し起こる頸部軸と直交する骨折（図9.8），転位型は完全骨折を生じ転位をきたした骨折である[15,17]．疲労骨折は，大部分が圧迫型（図9.6）である．脆弱性骨折はいずれの骨折型もみられるが，伸張型（図9.8）が多い[15]．

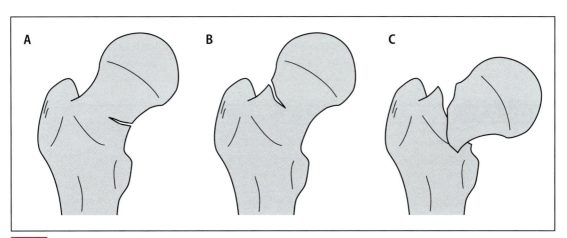

図9.5 大腿骨頸部ストレス骨折の分類（文献15, 17より）
発生機序，転位の有無による分類
A：圧迫型（compression type）：頸部内側に圧迫力が作用し起こる骨折
B：伸張型（tension type）：頸部外側に伸張力が作用し起こる頸部軸と直交する骨折
C：転位型（displaced type）：完全骨折を生じ転位をきたした骨折

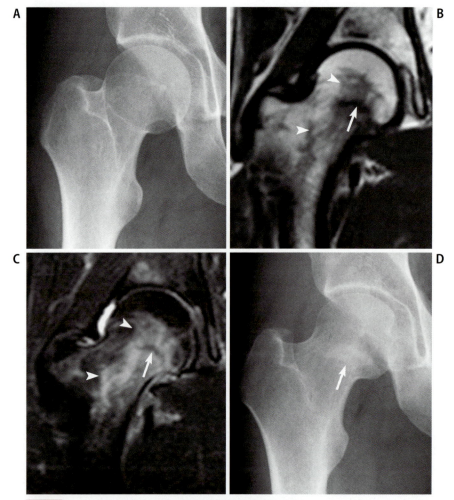

図 9.6 30歳台男性 大腿骨頸部の疲労骨折（圧迫型）
A：単純X線写真正面像，B：MRI, T1強調冠状断像，C：STIR冠状断像，D：単純X線写真正面像（3週間後） 単純X線写真（A）では，骨折は指摘できない．MRI（B, C）では，大腿骨頸部内側に横走する線状低信号がみられ（BC，→），骨折線に相当する．この周囲の骨髄浮腫も認める（BC，▶）．3週間後の単純X線写真（D）では，頸部内側に横走する帯状骨硬化像がみられ（D，→），骨折線に沿った仮骨を反映している．

BOX 9.1　ストレス骨折の分類（発生機序による分類）

疲労骨折（fatigue fracture）：正常な強度の骨に非生理的な大きな外力が作用し生じる．
脆弱性骨折（insufficiency fracture）：強度の低下した骨（脆弱骨）に生理的な外力が作用し生じる．

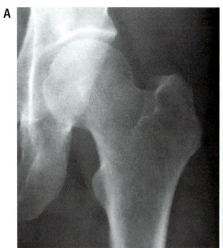
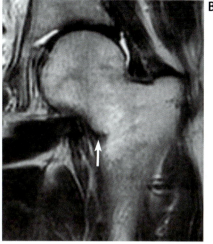
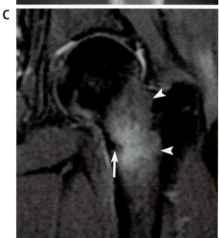

図 9.7 40 歳台女性　ステロイド治療に続発した大腿骨頸部の脆弱性骨折（圧迫型）
A：単純 X 線写真正面像，B：MRI, T2 強調冠状断像，C：STIR 冠状断像　単純 X 線写真（A）で，骨濃度低下，骨皮質菲薄化がみられ，ステロイド性骨粗鬆症が示唆される．骨折は指摘できない．MRI（B, C）では，大腿骨頸部内側に横走する小さな低信号がみられ（B C, →），骨折線に相当する．STIR 像（C）では，この周囲の骨髄浮腫を認める（C, ▶）．

画像所見（BOX 9.2）

　単純 X 線写真では，早期には描出困難なことが多い[15〜17]（図 9.6〜図 9.8）．経過とともに，次第に所見がみられるようになる．圧迫型では頸部内側の仮骨形成，骨硬化像，骨膜反応を認めるが（図 9.6），通常は骨折線が不明瞭である[15,17]．伸張型では頸部上部の頸部軸に直交する骨折線がみられる[15,17]．

　MRI，骨シンチグラフィは他の骨折と同様に単純 X 線写真よりも高い検出感度を示し，早期に骨折を描出できる[16,18]．MRI では，骨折線に相当する線状低信号とその周囲の骨髄浮腫がみられる（図 9.6〜図 9.8）．骨シンチグラフィは骨折部を高集積部として描出できるが，MRI よりも診断能が劣り[18]，特異性に乏しい，形態変化を評価できない，被曝がある，撮像時間が長い，高価であるなどの欠点もある．骨シンチグラフィよりも MRI を優先すべきである．

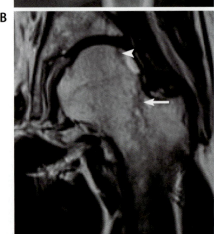
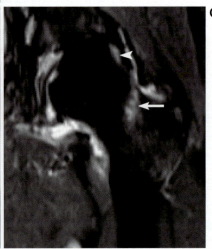

図9.8 60歳台男性
大腿骨頸部の脆弱性骨折（伸張型）
A：単純X線写真正面像，B：MRI, T2強調冠状断像，C：STIR冠状断像　単純X線写真（A）で，骨粗鬆症を認めるが，骨折は指摘できない．MRI, T2強調像（B）では，大腿骨頸部外側に上下方向に走行する線状低信号がみられ，骨折線に相当する（B, →）．STIR像（C）では，これに沿った骨髄浮腫を認める（C, →）．骨頭外側の軟骨下骨にも類似した所見がみられ（BC, ▶），これも骨折と考えられる．

BOX 9.2　大腿骨頸部ストレス骨折の画像所見のポイント

単純X線写真：早期は描出困難
　圧迫型；頸部内側の仮骨形成・骨硬化像・骨膜反応，骨折線は不明瞭
　伸張型；頸部上部の頸部軸に直交する骨折線
MRI：線状低信号（骨折線），骨髄浮腫

治療・予後

圧迫型では，ほとんどが局所安静，非ステロイド性抗炎症薬による薬物療法などの保存療法で骨癒合がみられる．伸張型では完全骨折へ移行するリスクがあり，通常はピン，スクリューを用いた骨接合術による手術療法が選択される[18]．転位型では30％に骨頭壊死を合併するので[19]，速やかな手術療法が必要である．

9.3 骨盤骨折
pelvic fracture

骨盤骨折の分類

骨盤に限らず，一般的に骨折は外傷性骨折，ストレス骨折（stress fracture），および病的骨折（pathologic fracture）に大別される[20,21]．外傷性骨折は1回の大きな外力による骨折で，交通外傷や転落などの高エネルギー外傷で引き起こされることが多い．

ストレス骨折は繰り返す小さな外力により生じる骨折で，さらに疲労骨折（fatigue fracture）と脆弱性骨折（insufficiency fracture）に分類される．疲労骨折は健常な骨に過大な負荷が繰り返し加わり発生し，スポーツ選手や兵士などにみられる．脆弱性骨折は骨粗鬆症や放射線治療などにより脆弱化した骨に日常的な負荷や軽度の外力が加わることにより発生し，骨盤，特に仙骨や恥骨は好発部位となる[20,21]〔9.4 骨盤ストレス骨折（224頁）参照〕．

病的骨折には2つの異なった定義がある．1つは"腫瘍により脆弱化した骨に日常的な負荷や軽度の外力が加わり惹起される骨折"で，もう1つは"原因を問わず病的な骨に起こる骨折"である．後者の定義を用いる場合は，"脆弱性骨折"という概念はなくなり，すべて"病的骨折"に包含される．画像診断の領域では前者の定義を用いることが多いが，後者の定義を頑なに用いている教科書もあり，注意を要する[21,22]．

外傷性骨折

骨盤骨折は他の部位の骨折に比べてまれで，全骨折に占める頻度は約3％にすぎない．しかし，高エネルギー外傷による多発外傷の患者ではその頻度は約25％に増加し，とりわけ交通外傷による死亡者中では42％に達する[23]．年齢層を問わず遭遇し，頭蓋内，胸部，腹部などにも致命的な外傷を伴うことが多い．

初期治療に際して最も重要なことは大量出血の有無を把握することで，これが生命予後を左右する．診断のゴールドスタンダードは造影CTで，可及的速やかに実施して周囲軟部の損傷や出血の有無を判断し，動脈塞栓術などのインターベンションに移行することが必須となる．

骨盤輪骨折と寛骨臼骨折に大別され，それぞれにおいて分類がある．

■骨盤輪骨折　fracture of the pelvic ring（BOX 9.3）

骨盤は，後方に仙骨，前方に恥骨結合があり，それらは左右の腸骨を介して繋がっており，いわゆる骨盤輪（pelvic ring）と称される輪状構造をなしている．骨盤輪骨折にはさまざまなものがあるが，AO分類（NOTE 9.4）では，この"輪"の連続性がどの程度保たれているかにより安定型（A型），部分的不安定型（B型），および完全不安定型（C型）に分けられる（図9.9）．

安定型（A型）は骨折部位が1か所のみで，骨盤輪は安定している．半数以上を占めており，頻度は最も高い．腸骨翼骨折（図9.10），恥骨または坐骨の単独骨折，仙骨・尾骨骨折

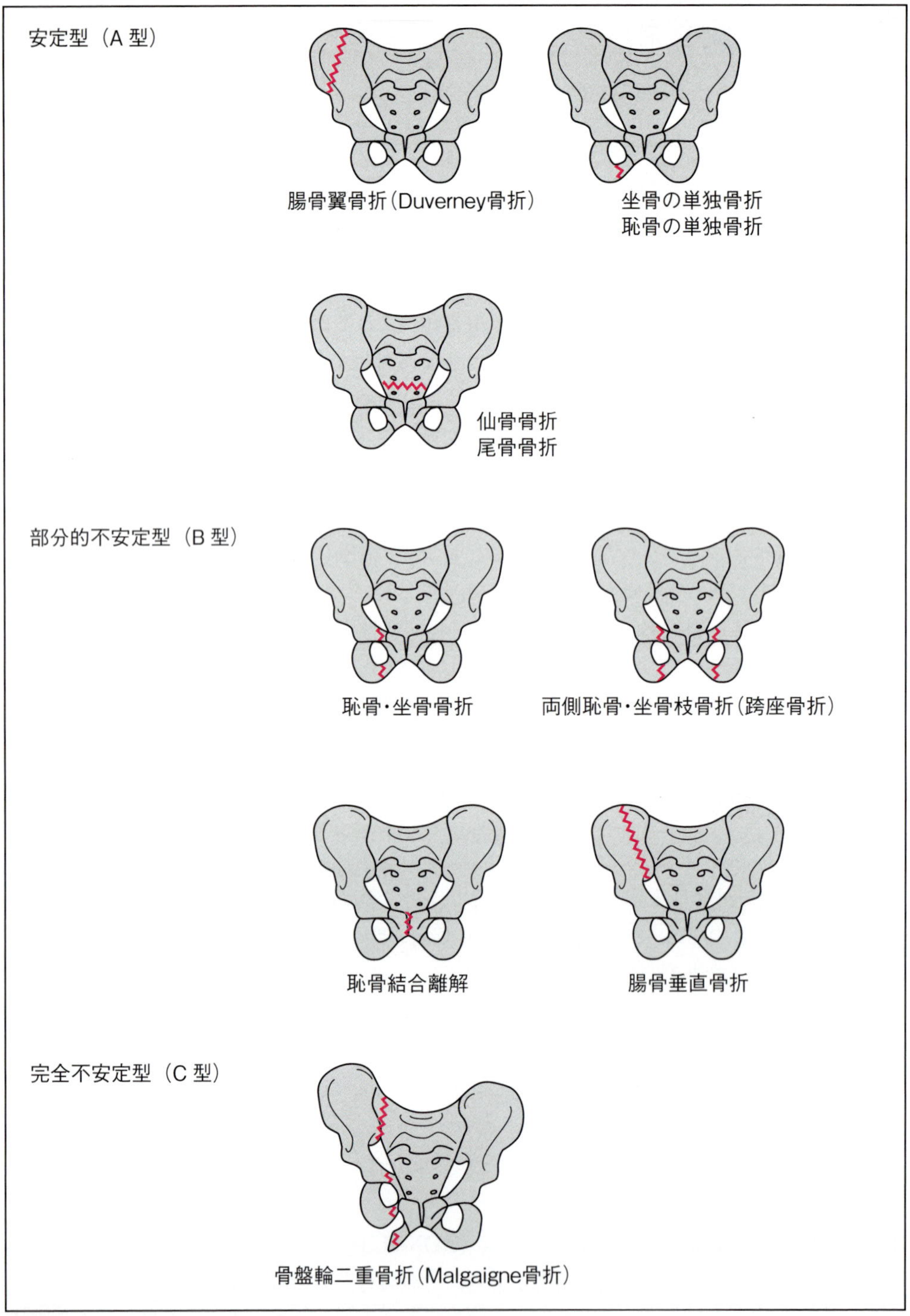

安定型（A 型）

腸骨翼骨折（Duverney骨折）　　坐骨の単独骨折　恥骨の単独骨折

仙骨骨折　尾骨骨折

部分的不安定型（B 型）

恥骨・坐骨骨折　　両側恥骨・坐骨枝骨折（跨座骨折）

恥骨結合離解　　腸骨垂直骨折

完全不安定型（C 型）

骨盤輪二重骨折（Malgaigne骨折）

図 9.9　骨盤輪骨折の AO 分類

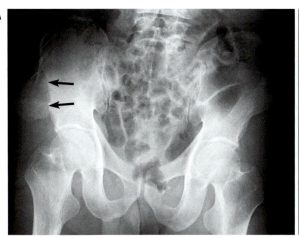
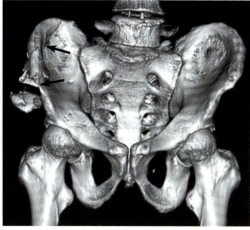

図9.10 60歳台男性 骨盤骨折（安定型）
A：単純X線写真正面像，B：3D–CT（前方から） 右腸骨稜より右下前腸骨棘へ及ぶ骨折がみられる（AB, →）．ほかに骨折はなく，骨盤輪は安定している．Duverney骨折とよばれる骨折である．

NOTE 9.4　骨折のAO分類

1958年にスイスで設立された骨接合研究グループ（Arbeitsgemeinschaft für Osteosynthesefragen：AO，英訳するとAssociation for the Study of Internal Fixation）による骨折の分類で，すべての骨折を解剖学的部位と形態により系統的にコード化して記載するものである．なお，"AO"はドイツ語の略語なので"アーオー"と読む．

がある．腸骨翼骨折のなかで，骨折線が腸骨稜より下前腸骨棘へ及ぶものはDuverney（デュベルネ）骨折とよばれる（図9.10）．基本的に保存的治療で治癒する．

　部分的不安定型（B型）は骨盤輪の前方が不安定である．後方は，回旋に対して不安定なこともあるが，垂直方向の安定性は保たれている．20～30％を占めており，恥骨・坐骨骨折，両側恥骨・坐骨枝骨折〔跨座骨折（straddle fracture）〕，恥骨結合離解（図9.11），腸骨垂直骨折がある．保存的治療が選択されることもあるが，創外固定による安定化をはかったり，恥骨間のプレート固定を行うこともある．

　完全不安定型（C型）は骨盤輪が前・後方ともに破綻し，いずれも回旋・垂直方向ともに不安定である．10～20％を占めており，頻度は最も低い．高エネルギー外傷（たとえば転落）で一側の下肢に垂直方向の剪断力が加わり，前方骨盤輪（坐骨，恥骨）と後方骨盤輪（腸骨，仙骨，仙腸関節）の骨折が併存するものはMalgaigne（マルゲーニュ）骨折とよばれる（図9.12，図9.13）．腰方形筋と大腿内転筋群の張力により外側の骨片が頭側に転位し，見かけ上，患側の下肢が短縮する．

　内出血のため循環動態が不安定となるので，動脈塞栓などの早急な止血処置を要することが多い（図9.13）．その後，直達牽引，創外固定で骨盤の安定化をはかり，さらに症例によっては内固定術が行われる．

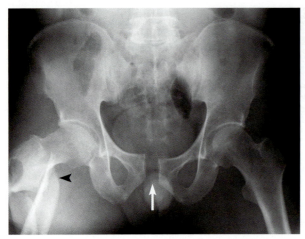

図 9.11 50 歳台男性
骨盤骨折（部分的不安定型）
単純 X 線写真正面像 恥骨結合が離解している（→）．open book 型とよばれる骨折で，後方骨盤輪は保たれている．右大腿骨転子下骨折もみられる（▶）．

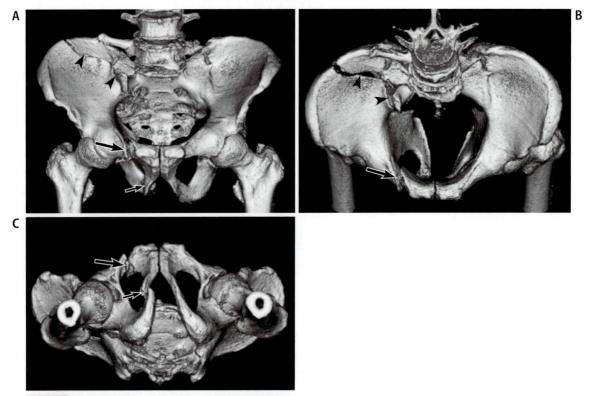

図 9.12 60 歳台男性　骨盤骨折（完全不安定型）
3D-CT（A：前方から，B：前上方から，C：下方から）　右恥骨上枝（大矢印），右恥骨下枝（小矢印），および右仙腸関節〜腸骨翼（▶）に骨折がみられる．骨盤輪は前・後方ともに連続性を失っており，不安定である．Malgaigne 骨折とよばれる骨折である．

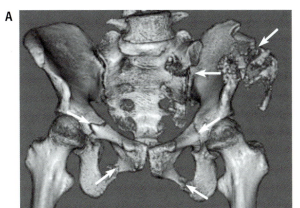
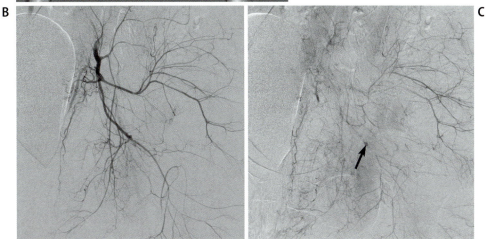

図 9.13 30歳台女性　骨盤骨折（完全不安定型）
A：3D-CT（前方から），B, C：左内腸骨動脈造影　3D-CT（A）で，両側の恥骨上枝・下枝，左仙腸関節，左腸骨稜に骨折がみられ（A, →），骨盤輪は前・後方ともに破綻している．血圧を保てず貧血も著明であったため，緊急血管造影が行われた．左内腸骨動脈造影（B, C）では，下殿動脈からの造影剤漏出を認める（C, →）．ゼラチンスポンジによる塞栓術により全身状態が改善した．

■ 寛骨臼骨折　fracture of the acetabulum（BOX 9.3）

寛骨臼は前柱（anterior column）と後柱（posterior column）により構成される（図 9.14）．AO 分類では，前・後柱のいずれかが損傷した A 型，さらに横方向の骨折が加わった B 型，前・後柱両方が骨折した C 型に分けられる[24]（図 9.14〜図 9.16）．

　いずれにおいても，骨片の転位が小さい場合は直達牽引が行われる．転位が大きい場合には観血的整復の適応となる．

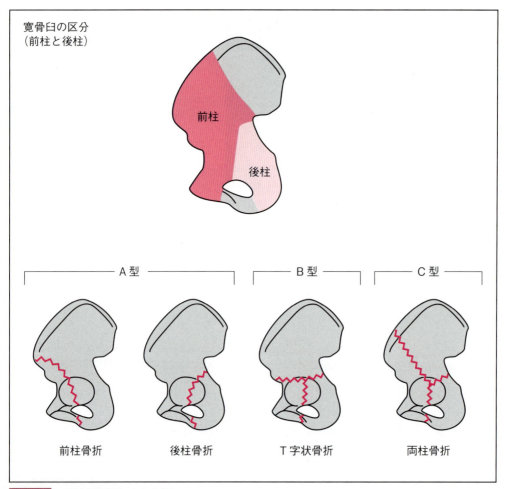

図 9.14 寛骨臼骨折の AO 分類

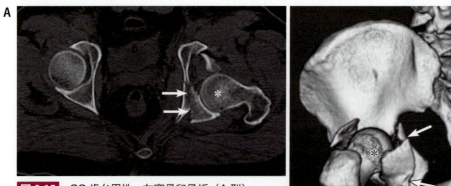

図 9.15 30 歳台男性　左寛骨臼骨折（A 型）
A：CT，B：3D-CT（左後方から）　後柱に骨折がみられる（AB，→）．大腿骨頭（AB，＊）は後方へ脱臼している．

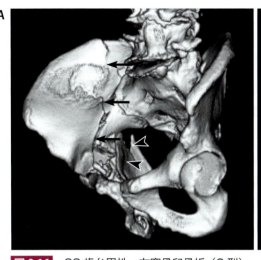
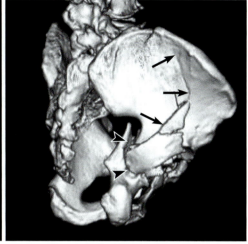

図 9.16 60 歳台男性　右寛骨臼骨折（C 型）
3D-CT（A：左前方から，B：右後方から）　前柱（→），および後柱（▶）に骨折がみられる．

BOX 9.3　骨盤骨折の画像所見のまとめ

骨盤輪骨折：

	前方骨盤輪	後方骨盤輪	代表的な例
A 型（安定型）	安定	安定	Duverney 骨折
B 型（部分的不安定型）	不安定	安定（一部不安定）	跨座骨折・恥骨結合離開
C 型（完全不安定型）	不安定	不安定	Malgaigne 骨折

寛骨臼骨折：

A 型	前柱・後柱いずれかの骨折
B 型	A 型＋横骨折
C 型	前柱・後柱両方の骨折

9.4 骨盤ストレス骨折
stress fracture of the pelvis

疲労骨折　fatigue fracture

臨床的事項

下肢の疲労骨折は脛骨と中足骨が二大好発部位だが，骨盤，大腿骨頸部に生じることもある〔9.2 大腿骨頸部ストレス骨折（213頁）参照〕．骨盤の好発部位は脆弱性骨折の好発部位と類似しているが，少し異なっており，仙骨の横骨折や恥骨の上枝骨折は少ない[25]（図9.17）．ランニング（長距離走）やエアロビクス，サッカー，体操などが原因となることが多い．10歳台後半の若年アスリートに好発するが，成人にもまれに発生する[26]．

画像所見

単純X線写真では，早期には描出困難なことが多い（図9.18）．次第に一般的な骨折と同様の骨折線に相当する線状透亮像，仮骨形成，骨膜反応，骨皮質肥厚がみられるようになるが，これらの所見が明らかになるには2～6週間を要する．

MRI，骨シンチグラフィは検出感度が高く，早期診断に有用である．MRIでは骨髄浮腫と骨折線に相当する線状低信号がみられる[26,27]（図9.18，図9.19）．仙骨翼の縦骨折は，脆弱骨骨折では仙骨孔の外側にみられることが多いのに対して，疲労骨折では仙骨孔へ達することがよくある（図9.18）．また，MRI所見より治癒までに要する期間をある程度予測することも可能である[26,28]（NOTE 9.5）．骨シンチグラフィでは骨折部が集積亢進を示すが，MRIが優先される．

CTも診断に有用である．基本的に単純X線写真と同様の所見が描出されるが，より明瞭，かつ早期の描出が可能である．

治療・予後

大部分は局所安静，非ステロイド性抗炎症薬による薬物療法などの保存療法で骨癒合がみられる．

NOTE 9.5　疲労骨折のMRI所見と治癒に要する期間（文献27より，一部改変）

grade	骨皮質周囲の浮腫	骨髄浮腫	骨折線	治癒見込み期間（週）
1	(+)	(−)	(−)	2～3
2	(++)	(++)	(−)	4～6
3	(+++)	(+++)	(−)	6～9
4	(+++)	(+++)	(+)	12

(+) 軽度の浮腫で，STIR像でのみ描出
(++) 中等度の浮腫で，STIR像，T2強調像で描出
(+++) 著明な浮腫で，T1・T2強調像で描出

9.4 骨盤ストレス骨折 225

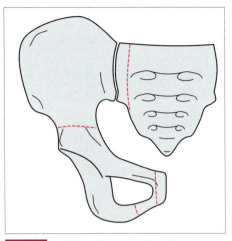

図 9.17 骨盤の疲労骨折の好発部位
（文献 25 をもとに作成）

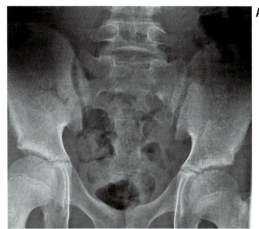

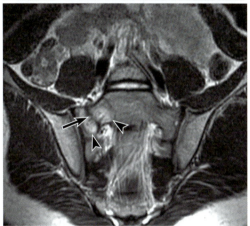

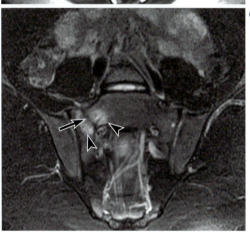

図 9.18 13 歳男児　仙骨の疲労骨折
A：単純 X 線写真正面像，B：MRI, T2 強調冠状断像，C：STIR 冠状断像　単純 X 線写真（A）で，骨折は指摘できない．MRI（B, C）では，右仙骨翼の上部に縦走し右第 1 仙骨孔へ及ぶ線状低信号がみられ，骨折線に相当する（BC, →）．この周囲の骨髄浮腫を伴う（BC, ▶）．

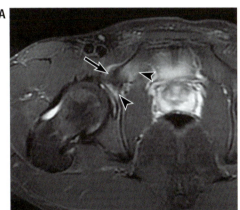

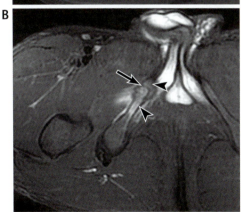

図 9.19 20 歳台男性　恥骨の疲労骨折
A：MRI, T2 強調横断像，B：STIR 横断像　右恥骨の上枝に帯状の，下肢に線状の低信号がみられ（AB, →），骨折線や仮骨形成に相当する．周囲の骨髄浮腫（AB, ▶），仮骨形成による骨径増大，軟部組織浮腫を伴う．下枝は疲労骨折の好発部位だが，上枝はこの好発部位ではない．

脆弱性骨折　insufficiency fracture

臨床的事項

骨盤，大腿骨頸部は，脊椎とならび脆弱性骨折の好発部位である（図9.20）．骨が脆弱化する原因はさまざまだが，日常診療で遭遇する頻度が特に高いのは①退行期骨粗鬆症，②ステロイド投与による骨粗鬆症，③放射線治療後である．退行期骨粗鬆症によるものは60歳以上の高齢者，特に女性に好発し，母集団の年齢構成にもよるが，高齢者における発生頻度は1～5％と考えられている[26,29]．本項では骨盤の脆弱性骨折について解説する．

画像所見

特に好発する部位は仙骨（図9.21，図9.22），恥骨（図9.23）である．仙骨では，仙骨翼の縦骨折とS2の横骨折がみられるが，骨盤は構造が複雑で腸管などとの重なりもあり，単純X線写真では描出困難である．骨シンチグラフィでは，骨折線に沿う"H型"の集積亢進を認める[30]（図9.21）．この形態が自動車メーカー（本田技研）のロゴマークに似ているので，以前より"Honda sign"と称されてきた．MRIでは，仙骨に沿った斜冠状断像で同様のH型の骨髄浮腫を示す異常信号域がみられ，特徴的である（図9.22）．骨折線は線状低信号としてみられることがある．CTでは，骨折線を明瞭に描出することができ，特にMPR斜冠状断像が有用である（図9.22）．

恥骨では，恥骨結合近傍や上・下枝の縦骨折がみられ，単純X線写真でも十分に描出可能である．注意すべきは進行例で，溶骨性変化や周囲の仮骨形成が著明となり，さらに偽関節化して液体貯留や軟部腫瘤形成を伴い，骨腫瘍と紛らわしい所見を示すことがある（図9.23）．

治療・予後

ほとんどの場合は保存療法が選択されるが，長期間の臥床を要し，患者のquality of life（QOL）の低下を招く．CTガイド下の仙骨形成術（sacroplasty）を行うことにより臥床期間が短縮され，QOLの早期改善が得られるとする報告がある[31]．

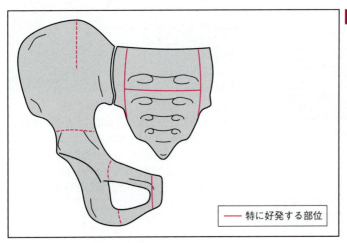

図9.20　骨盤の脆弱性骨折の好発部位
（文献25より，一部改変）

図 9.21 80歳台女性 仙骨の脆弱性骨折

骨シンチグラフィ（後面像） 両側仙骨翼の縦に長い集積亢進（→），および仙骨を横走する集積亢進がみられ（▶），全体として"H"型の形態を示す．

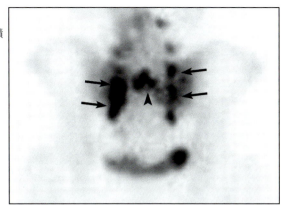

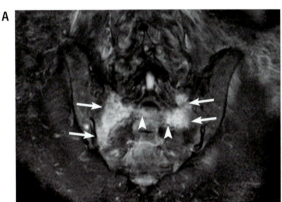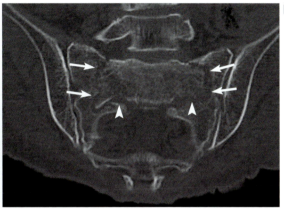

図 9.22 70歳台女性 仙骨の脆弱性骨折

A：MRI, 脂肪抑制T2強調斜冠状断像，B：CT, MPR斜冠状断像 MRI（A）で，両側仙骨翼を縦走する骨髄浮腫を示す高信号域（A，→），およびS2を横走する同様の高信号域（A，▶）がみられ，全体として"H"型の形態を示す．CT（B）では，両側仙骨翼を縦走する骨折線（B，→），およびS2を横走する骨折線（B，▶）が明瞭に描出されている．

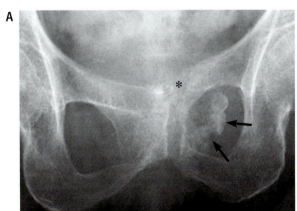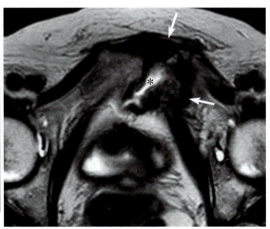

図 9.23 80歳台女性 左恥骨の脆弱性骨折（文献25より）

A：単純X線写真正面像，B：MRI, T2強調横断像 単純X線写真（A）で，左恥骨の恥骨結合近傍上部に溶骨性変化があり（A，＊），周囲の仮骨形成を伴っている（A，→）．MRI, T2強調横断像（B）では，骨折部に低信号の軟部腫瘤が形成され（B，→），液体貯留を伴っている（B，＊）．腫瘍と紛らわしいが，偽関節を反映している．

9.5 裂離骨折
avulsion fracture

臨床的事項

筋肉や腱,靱帯の骨付着部である二次骨端（apophysis）の牽引により生じる骨折である.剥離骨折と混同されがちだが,これとは異なる（NOTE 9.6）.小児～若年者,特に 14～16 歳に好発する.これらの年齢では二次骨端線の成長軟骨が残存しており,成長軟骨は筋肉,腱,靱帯より強度が低いため,牽引により離開しやすい[32].成長期を過ぎると二次骨端線は閉鎖し,裂離骨折よりも二次骨端に付着する筋肉,腱,靱帯の断裂が多くなる[32].裂離骨折と筋肉,腱,靱帯の損傷を合併する場合もある.

股関節周囲,骨盤の裂離骨折は頻度が高く,7 か所の好発部位がある[33,34]（図 9.24）.特に上前腸骨棘（anterior superior iliac spine）,下前腸骨棘（anterior inferior iliac spine）（図 9.25）,坐骨結節（ischial tuberosity）（図 9.26,図 9.27）で多く,これらは股関節の過伸展,屈曲で生じる[34].典型的な症状はランニングやダッシュ,ジャンプ,ボールのキックなどで生じる骨盤前部や鼠径部,殿部の突然の痛みである.坐骨結節の裂離骨折では,骨片が大きく転位し坐骨神経圧排・損傷をきたした症例も報告されている[35].

画像所見 （BOX 9.4）

単純 X 線写真では,二次骨端線離開,骨折線,骨片,その転位がみられる（図 9.25～図 9.27,図 9.29）.骨片,転位が大きい場合には診断は容易だが（図 9.29）,これらが小さい場合には所見が微細になり,わずかな二次骨端線離開や骨輪郭不整のみみられる（図 9.25～図 9.27）.微細な所見を見逃さないためには,左右を比較することが重要である.亜急性期,慢性期には過剰な仮骨形成や溶骨性変化により骨髄炎（osteomyelitis）や腫瘍と紛らわしい所見を示すことがあり,診断に注意を要する[32,36].

CT では,二次骨端線離開,骨折線,骨片,その転位がわかりやすく,3 次元像はこれらの立体的把握に役立つ.MRI では,骨髄浮腫,二次骨端線離開や骨折線に相当する線状信号がみられるが,骨髄浮腫は軽度で,二次骨端線離開,骨折線は骨梁圧縮がないために T2 強調像や脂肪抑制 T2 強調像,STIR 像で液体や肉芽の介在による高信号を示す[37]（NOTE 9.7,図 9.25～図 9.29）.骨髄浮腫がほとんどみられない場合もある（図 9.28）.二次骨端に付着する筋肉,腱,靱帯の損傷などの合併損傷も描出可能である（図 9.28,図 9.29）.ただし,CT,MRI は補助的なものであり,診断の基本は臨床所見と単純 X 線写真である.

> **NOTE 9.6　裂離骨折と剥離骨折**
>
> 裂離骨折は介達外力により筋肉,腱,靱帯の付着部に起こる.剥離骨折は直達外力により生じ,どこの部位にも起こりうる.単純 X 線写真ではともに小骨片がみられるが,剥離骨折のほうがより薄い.

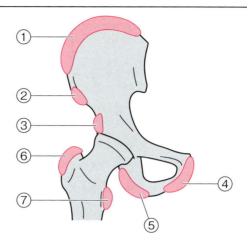

好発部位	付着筋
1. 腸骨稜（iliac crest）	腹筋群（abdominal muscles）
2. 上前腸骨棘 （anterior superior iliac spine）	縫工筋（sartorius muscle） 大腿筋膜張筋（tensor fasciae latae muscle）
3. 下前腸骨棘 （anterior inferior iliac spine）	大腿直筋（rectus femoris muscle）
4. 恥骨体部〜下枝 （pubic body and inferior pubic ramus）	内転筋群（adductor muscles）
5. 坐骨結節（ischial tuberosity）	ハムストリング（hamstring）
6. 大転子（greater trochanter）	回旋筋群（rotator muscles）
7. 小転子（lesser trochanter）	腸腰筋（iliopsoas muscle）

図 9.24 裂離骨折の好発部位（文献 33, 34 より，一部改変）

NOTE 9.7　圧迫型骨折と牽引型骨折の MRI 所見（文献 37 より）

圧迫型骨折（impaction fracture）では骨髄浮腫は広く強い．骨折線は T1 強調像，T2 強調像，脂肪抑制 T2 強調像，STIR 像のいずれも線状低信号を示すが，骨梁圧縮，仮骨形成による．これに対して牽引型骨折（distraction fracture）では，骨髄浮腫は軽度である．骨折線は T1 強調像で低信号の，T2 強調像，脂肪抑制 T2 強調像，STIR 像で高信号の線状信号を示すが，骨梁圧縮がなく，離開部に肉芽や液体貯留がみられるためである．

BOX 9.4　裂離骨折の画像所見のポイント

単純 X 線写真：二次骨端線離開，骨折線，骨片，骨輪郭不整，左右の比較が重要
　亜急性期・慢性期に過剰な仮骨形成・溶骨性変化で腫瘍・骨髄炎と類似
CT：二次骨端線離開，骨折線，骨片，3 次元像による立体的把握
MRI：軽度の骨髄浮腫，線状信号（二次骨端線離開，骨折線：T1 強調像で低信号，T2 強調像・脂肪抑制 T2 強調像・STIR 像で高信号）

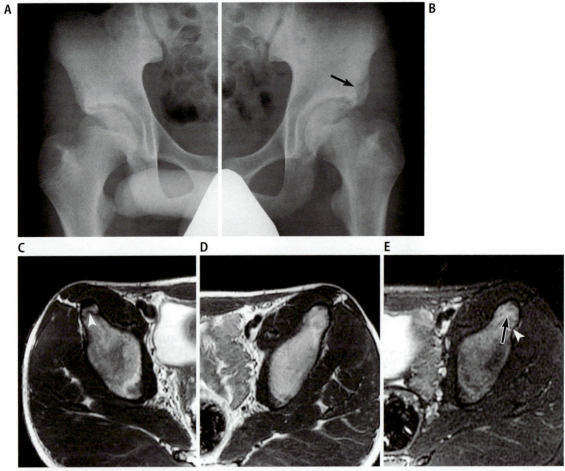

図 9.25 13 歳男児　下前腸骨棘の裂離骨折
A：単純 X 線写真正面像（右側：健側），B：正面像（左側：患側），C：MRI, T2 強調横断像（右側：健側），D：T2 強調横断像（左側：患側），E：脂肪抑制 T2 強調横断像　左側（患側）の単純 X 線写真（B）で，左下前腸骨棘の二次骨端線離開がみられる（B, →）．右側（健側）（A）と比較するとわかりやすい．左側（患側）の MRI, T2 強調像（D）では，同部において右側（健側）（C）でみられる二次骨端線に相当する線状低信号（C, ▶）が不明瞭化している．脂肪抑制 T2 強調横断像（E）では，同部の二次骨端線に沿った線状高信号（E, →），その周囲の骨髄浮腫（E, ▶）を認める．

治療・予後

　大部分は局所安静，非ステロイド性抗炎症薬による薬物療法などの保存療法で骨癒合がみられる．骨折部の離開が大きく保存療法では癒合困難な場合や早期のスポーツ復帰を望む場合には，骨片の整復，ピンやスクリューを用いた骨接合術による手術療法が施行される．骨癒合後に十分な時間が経過すれば，運動に支障はなく，予後良好である．

　下前腸骨棘骨折では，治癒過程の骨過形成により突出した下前腸骨棘と大腿骨頸部との衝突による疼痛をきたすことがあり，anterior inferior iliac spine impingement や subspine impingement, iliac spine impingement とよばれる[38]．この疼痛は股関節前部，鼠径部前部にみられ，屈曲位で増強する．大腿骨頸部前部に herniation pit と類似した所見がみられるが，その部位は通常の herniation pit より遠位部である[38]．

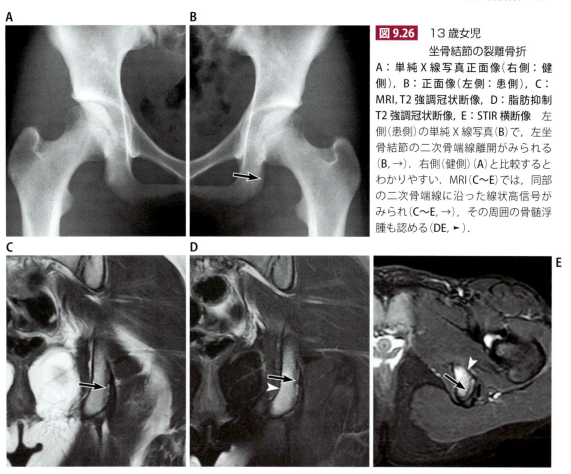

図 9.26 13歳女児
坐骨結節の裂離骨折
A：単純X線写真正面像（右側：健側），B：正面像（左側：患側），C：MRI, T2強調冠状断像，D：脂肪抑制T2強調冠状断像，E：STIR横断像　左側（患側）の単純X線写真（B）で，左坐骨結節の二次骨端線離開がみられる（B, →）．右側（健側）（A）と比較するとわかりやすい．MRI（C〜E）では，同部の二次骨端線に沿った線状高信号がみられ（C〜E, →），その周囲の骨髄浮腫も認める（DE, ▶）．

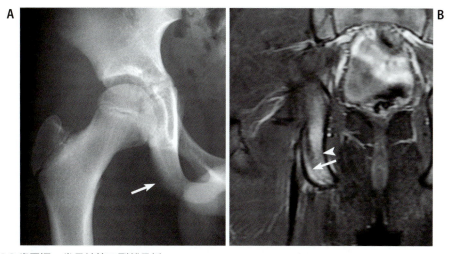

図 9.27 12歳男児　坐骨結節の裂離骨折
A：単純X線写真正面像，B：MRI, STIR冠状断像　単純X線写真（A）で，右坐骨結節の輪郭は不明瞭化している（A, →）．MRI（B）では，同部の二次骨端線に沿った線状高信号（B, →），その周囲の骨髄浮腫（B, ▶）がみられる．

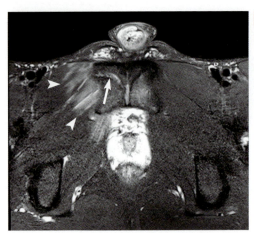

図 9.28　16 歳男性　恥骨体部の裂離骨折
MRI, 脂肪抑制 T2 強調横断像　恥骨結合の右前部（右恥骨体部の前部）に二次骨端線に沿った線状高信号（→）がみられる．この周囲の骨髄浮腫は明らかでないが，近傍の筋肉に損傷を示す浮腫を認める（▶）．

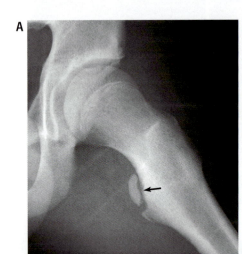

図 9.29　14 歳男児　小転子の裂離骨折
A：単純 X 線写真 Lauenstein 像，B：MRI, STIR 冠状断像，C：STIR 横断像　単純 X 線写真（A）で，小転子の二次骨端線離開が明らかである（A, 小矢印）．MRI（B, C）では，同部の二次骨端線に沿った線状高信号（BC, 小矢印），この周囲の軽度の骨髄浮腫（BC, ▶）がみられる．周囲の軟部組織浮腫もみられ，腸腰筋腱移行部にも損傷を示す浮腫を認める（C, 大矢印）．

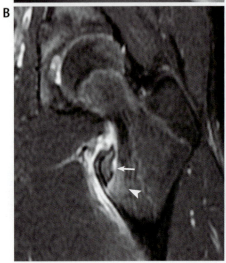
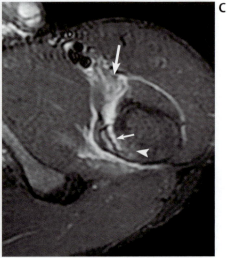

9.6 坐骨恥骨軟骨結合
ischiopubic synchondrosis

臨床的事項 (BOX 9.5)

坐骨恥骨軟骨結合は小児の坐骨枝 (ischial ramus) と恥骨下枝 (inferior pubic ramus) の間の硝子軟骨 (hyaline cartilage) よりなる一過性軟骨性関節 (temporary cartilaginous joint) である[39]．1924年に van Neck[40] により osteochondritis ischiopubica として初めて報告されたが，現在は正常変異とされている[39]．成長とともに骨性癒合により閉鎖していくが，これは幼少期より始まり思春期までに完結する[41]．

頻度は，Caffey ら[42] により 6〜8歳で50%，Palme[43] により 2〜19歳で20%，Herneth ら[44] により 4〜15歳で60.7%と報告されている．頻度は年齢に依存し，年齢が低い場合には両側性に，高い場合には片側性にみられる[44,45]．片側性の場合は非利き足側，左側に多くみられるが，利き足側は早期に閉鎖するためと考えられている[46]．

多くは無症状だが，殿部痛，股関節の運動制限をきたすことがある．症候性の場合には疾患として扱われ，ischiopubic synchondritis, van Neck 病，van Neck-Odelberg 病とよばれる．骨端症 (osteochondrosis)（NOTE 9.8）に含められる場合もある．しかし，骨端症は単純X線写真にて小児の未熟骨の骨端核 (epiphyseal center)，二次骨端核 (apophyseal center) の分節化や骨硬化像を特徴とする疾患の総称とされており，この概念は本疾患と異なっている[47]．骨端症に含めるには問題がある．

画像所見 (BOX 9.6)

単純X線写真正面像は画像診断の基本である．坐骨枝と恥骨下枝の間の紡錘状骨膨隆，骨透亮像がみられる[39]（図9.30）．片側性の場合には腫瘍や posttraumatic osteolysis, 骨髄炎，ストレス骨折との鑑別が問題になる[39,47〜49]．

MRIは上記した疾患との鑑別に有用である．坐骨枝と恥骨下枝の間の骨膨隆部に恥骨軸に対して垂直方向に走行する辺縁平滑な帯状低信号 (fibrous bridging) がみられ（図9.30），最も特徴的な所見とされている[44]．症候性の場合には，周囲の骨髄，軟部組織の浮腫を認める[44]（図9.30）．造影MRIでは増強効果を認めるが[44]，通常造影は必要ない．ストレス骨折は骨折線を反映する線状低信号と骨髄浮腫がみられ，症候性の症例と類似した所見を示すが，線状低信号は辺縁平滑でなくより不整である[44,50]．

骨シンチグラフィでは集積亢進がみられるが，非特異的所見で，CTとともに他の疾患との鑑別における有用性はあまり高くない．

治療・予後

基本的に小児の未熟骨の temporary joint（正常変異）であり，経過観察にて自然消失していく．無症状の場合には無治療でよい．有症状の場合でも，ほとんどは局所安静，非ステロイド性抗炎症薬による薬物療法などの保存療法で改善される．難治性で他の疾患との鑑別が困難な場合には，切除術による手術療法が選択されることもある．

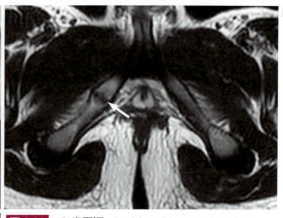
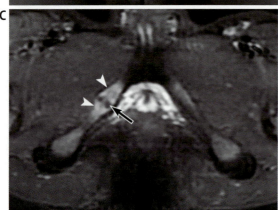

図 9.30 8歳男児　ischiopubic synchondritis
A：単純X線写真正面像，B：MRI, T2強調横断像，C：STIR横断像　単純X線写真(A)で，右側の坐骨枝と恥骨下枝の間に紡錘状骨膨隆，骨透亮像がみられる(A, →)．MRI (B, C)では，同部に恥骨軸と垂直に走行する辺縁平滑な帯状低信号がみられ(BC, →)，その周囲の骨髄浮腫も認める(C, ▶)．患者の利き足は左側で，患側は非利き足側である．

BOX 9.5　坐骨恥骨軟骨結合の概念

小児の坐骨枝と恥骨下枝の間の硝子軟骨よりなる一過性軟骨性関節で，正常変異とされている．通常は無症状だが，症候性の場合には疾患（ischiopubic synchondritis, van Neck病, van Neck–Odelberg病）として扱われる．骨端症に含められる場合もあるが，問題がある．

BOX 9.6　坐骨恥骨軟骨結合の画像所見のポイント

単純X線写真：坐骨枝・恥骨下枝間の紡錘状骨膨隆・骨透亮像
MRI：坐骨枝・恥骨下枝間の恥骨軸に対して垂直方向に走行する辺縁平滑な帯状低信号（fibrous bridging），症候性の場合には周囲骨髄・軟部組織の浮腫・増強効果

NOTE 9.8　骨端症として記載されている疾患 (文献46より，一部改変)

疾患名	部 位	年 齢
ペルテス病	大腿骨頭	4〜8
Freiberg 病	中足骨頭	13〜18
Kienböck 病	月状骨	20〜40
Köhler 病	足の舟状骨	3〜7
Panner 病	上腕骨小頭	5〜10
Thiemann 病	手の指節骨	11〜19
Osgood-Schlatter 病	脛骨粗面	11〜15
Blount 病	近位脛骨骨端	1〜3 8〜15
Scheuermann 病	椎間板椎体境界	13〜17
Sinding-Larsen-Johansson 病	膝蓋骨下端	10〜14
Sever 病	踵骨結節	9〜11
van Neck 病	坐骨恥骨軟骨結合	4〜11

■ 文 献

9.1 大腿骨頸部・転子部骨折
1) 日本整形外科学会診療ガイドライン委員会，大腿骨頸部/転子部骨折ガイドライン策定委員会，厚生労働省医療技術評価総合研究事業「大腿骨頸部骨折の診療ガイドライン作成」班：大腿骨頸部/転子部骨折診療ガイドライン．南江堂，2005．
2) 日本整形外科学会診療ガイドライン委員会，大腿骨頸部/転子部骨折ガイドライン策定委員会，厚生労働省医療技術評価総合研究事業「大腿骨頸部骨折の診療ガイドライン作成」班：大腿骨頸部/転子部骨折診療ガイドライン，改訂第2版．南江堂，2011．
3) 折茂 肇，坂田清美：第四回大腿骨頸部骨折全国頻度調査成績 2002年における新発生患者数の推定と15年間の推移．日本医事新報 2004；4180：25-30．
4) Rizzo PF, Gould ES, Lyden JP, et al：Diagnosis of occult fractures about the hip. Magnetic resonance imaging compared with bone-scanning. J Bone Joint Surg Am 1993；75-A：395-401.
5) Evans PD, Wilson C, Lyons K：Comparison of MRI with bone scanning for suspected hip fracture in elderly patients. J Bone Joint Surg Br 1994；76-B：158-159.
6) May DA, Purins JK, Smith DK, et al：MR imaging of occult traumatic fractures and muscular injuries of the hip and pelvis in elder patients. AJR 1996；166：1075-1078.
7) Holder LE, Schwartz C, Wernicke PG, et al：Radionuclide bone imaging in the early detection of fractures of the proximal femur (hip)：multifactorial analysis. Radiology 1990；174：509-515.
8) Garden RS：Low-angle fixation in fractures of the femoral neck. J Bone Joint Surg Br 1961；43-B：647-663.
9) Evans EM：The treatment of trochanteric fractures of the femur. J Bone Joint Surg Br 1949；31-B：190-203.
10) Jansen JS：Classification of trochanteric fractures. Acta Orthop Scand 1980；51：803-810.
11) Fracture and dislocation compendium. Orthopaedic Trauma Association Committee for Coding and Classification. J Orthop Trauma 1996；10 Suppl 1：1-154.
12) Levi N：Dynamic hip screw versus 3 parallel screws in the treatment of garden 1+2 and garden 3+4 cervical hip fractures. Panminerva Med 1999；41：233-237.
13) 越智龍弥，中野哲雄，阿部靖之ほか：大腿骨頸部内側骨折 Garden stageⅢ骨接合術後か人工骨頭置換術か．整形外科 2000；別冊：96-99．
14) Barquet A, Mayora G, Guimaraes JM, et al：Avascular necrosis of the femoral head following trochanteric fractures in adults：a systematic review. Injury 2014；45：1848-1858.

9.2 大腿骨頸部ストレス骨折
15) Egol KA, Koval KJ, Kummer F, et al：Stress fractures of the femoral neck. Clin Orthop Relat Res 1998；348：72-78.
16) Tountas AA：Insufficiency stress fractures of the femoral neck in elderly women. Clin Orthop Relat Res 1993；292：202-209.
17) Fullerton LR Jr, Snowdy HA：Femoral neck stress fractures. Am J Sports Med 1988；16：365-377.
18) Shin AY, Morin WD, Gorman JD, et al：The superiority of magnetic resonance imaging in differentiating the cause of hip pain in endurance athletes. Am J Sports Med 1996；24：168-176.
19) Johansson C, Ekenman I, Törnkvist H, et al：Stress fractures of the femoral neck in athletes. The consequences of a delay in diagnosis. Am J Sports Med 1990；18：524-528.

9.3 骨盤骨折
20) 林 大輝，福田国彦，丸毛啓史：骨折の分類．福田国彦，丸毛啓史，小川武希・編：骨折の画像診断 改訂版．羊土社，2014：21-31．
21) 江原 茂：骨外傷の画像診断ハンドブック．メディカル・サイエンス・インターナショナル，2012：8-25．
22) Bucholz RW, Heckman JD, Court-Brown CM (eds)：Rockwood and Green's fractures in adults, 7th ed. Philadelphia：Lippincott Williams & Wilkins, 2009.
23) Pohlemann T(糸満盛憲ほか訳)：骨盤輪損傷：評価と外科的治療の概念．Rüedi TP, Buckley RE, Moran CG (eds)：AO法骨折治療．医学書院，2003：306-321．
24) Helfet DL, Bartlett, Ⅲ CS (糸満盛憲ほか訳)：寛骨臼骨折：評価/分類/治療の概念と進入法．Rüedi TP, Buckley RE, Moran CG (eds)：AO法骨折治療．医学書院，2003：324-340．

9.4 骨盤ストレス骨折

25) Roger LF, Brandser E：The pelvis. In：Roger LF (ed)：Radiology of skeletal trauma, 3rd ed. Philadelphia：Churchill Livingstone, 2002：930-1029.
26) 藤本 肇：骨・軟部外傷の画像診断　その新たな展開―その他の疲労骨折・脆弱性骨折．臨床画像 2015；31：356-368.
27) Gaeta M, Minutoli F, Scribano E, et al：CT and MR imaging findings in athletes with early tibial stress injuries：comparison with bone scintigraphy findings and emphasis on cortical abnormalities. Radiology 2005；235：553-561.
28) Dixon S, Newton J, Teh J：Stress fractures in the young athlete：a pictorial review. Curr Probl Diagn Radiol 2011；40：29-44.
29) Krestan CR, Nemec U, Nemec S：Imaging of insufficiency fractures. Semin Musculoskelet Radiol 2011；15：198-207.
30) Schneider R, Yacovone J, Ghelman B：Unsuspected sacral fractures：detection by radionuclide bone scanning. AJR 1985；144：337-341.
31) Gupta AC, Chandra RV, Yoo AJ, et al：Safety and effectiveness of sacroplasty：a large single-center experience. AJNR 2014；35：2202-2206.

9.5 裂離骨折

32) O'Connor PJ, Groves C：Trauma and Sports-related Injuries. In：Wilson DJ (ed)：Paediatric musculoskeletal disease：with an emphasis on ultrasound. Berlin：Springer, 2005：21.
33) El-Khoury GY, Daniel WW, Kathol MH：Acute and chronic avulsion fractures. Radiol Clin North Am 1997；35：747-766.
34) Stevens MA, El-Khoury GY, Kathol MH, et al：Imaging features of avulsion injuries. RadioGraphics 1999；19：655-672.
35) Miller A, Stedman GH, Beisaw NE, et al：Sciatica caused by avulsion fracture of the ischial tuberosity 1987. J Bone Joint Surg Am 1987；69-A：143-145.
36) Brandser EA, El-Khoury GY, Kathol MH, et al：Adolescent hamstring avulsions that simulate tumors. Emerge Radiol 1995；2：273-278.
37) Palmer WE, Levine SM, Dupuy DE：Knee and shoulder fractures：association of fractures detection and marrow edema on MR imaging with mechanism of injury. Radiology 1997；204：395-401.
38) Sutter R, Pfirrmann CWA：Atypical hip impingement. AJR 2013；201：W437-W442.

9.6 坐骨恥骨軟骨結合

39) Keats TE：Plain film radiography：sources of the diagnostic errors. In：Resnick D (ed)：Diagnosis of Bone and Joint Disorders, 3rd ed. San Diego：Saunders, 1996：41-67.
40) van Neck M：Osteochondrite du pubis. Arch Franco-Belges Chir 1924；27：238-241.
41) Thomas PS, Renton P, Hall C, et al：Chapter 8. In：Carty H (ed)：Imaging Children. Edinburgh：Churchill Livingstone, 1995：845-1291.
42) Caffey J, Ross SE：The ischiopubic synchondrosis in healthy children：some normal roentgenologic findings. AJR 1956；76：488-494.
43) Palme E：Occlusive disorders of ischiopubic synchondrosis with reference to pathologic hip findings. Beitr Orthop Traumatol 1973；20：570-576.
44) Herneth AM, Tratting S, Bader TR, et al：MR imaging of the ischiopubic synchondrosis. Magn Reson Imaging 2000；18：519-524.
45) Herneth AM, Philipp MO, Pretterklieber ML, et al：Asymmetric closure of ischiopubic synchondrosis in pediatric patients：correlation with foot dominance. AJR 2004；182：361-365.
46) Resnick D, Kransdorf MJ：Chapter 68, osteochondroses. In：Resnick D, Kransdorf MJ (ed)：Bone and Joint Imaging, 3rd ed. Philadelphia：Elsevier Saunders, 2005：1089-1107.
47) Kozlowski K, Hochberger O, Povysil B：Swollen ischiopubic synchondrosis：a dilemma for the radiologist. Australas Radiol 1995；39：224-227.
48) Kloiber R, Udjus K, McIntyre W, et al：The scintigraphic and radiographic appearance of the ischiopubic synchondroses in normal children and in osteomyelitis. Pediatric Radiol 1988；18：57-61.
49) Iqubal A, McKenna D, Hayes R, et al：Osteomyelitis of the ischiopubic synchondrosis：imaging

findings. Skeletal Radiol 2004 ; 33 : 176-180.
50) Daffner RH, Pavlov H : Stress fractures : current concepts. AJR 1992 ; 159 : 245-252.

各 論 腫瘍，腫瘍類似疾患：

骨

A. 良性疾患
- **10.1** 類骨骨腫/骨芽細胞腫 ……………………………………………… 240
- **10.2** 骨軟骨腫 …………………………………………………………… 244
- **10.3** 軟骨芽細胞腫 ……………………………………………………… 247
- **10.4** 骨巨細胞腫 ………………………………………………………… 250
- **10.5** 骨内脂肪腫 ………………………………………………………… 254
- **10.6** 良性脊索細胞腫 …………………………………………………… 256
- **10.7** 動脈瘤様骨囊腫 …………………………………………………… 258
- **10.8** 骨 Paget 病 ………………………………………………………… 260
- **10.9** 骨内ガングリオン ………………………………………………… 264
- **10.10** 線維性骨異形成 …………………………………………………… 265

B. 悪性疾患
- **10.11** 骨肉腫 ……………………………………………………………… 268
- **10.12** 軟骨肉腫 …………………………………………………………… 271
- **10.13** ユーイング肉腫 …………………………………………………… 278
- **10.14** 脊索腫 ……………………………………………………………… 281
- **10.15** 転移性骨腫瘍 ……………………………………………………… 284

A. 良性疾患

10.1 類骨骨腫/骨芽細胞腫
osteoid osteoma/osteoblastoma

臨床的事項

nidus とよばれる骨吸収域を伴う骨腫瘍である．一般的に，大きさが 2 cm 以下の場合には類骨骨腫（図 10.1，図 10.2）と，それを超える場合には骨芽細胞腫と診断される．これらの臨床経過は異なり，類骨骨腫は縮小し自然治癒する（self-limiting）ことがあるが，骨芽細胞腫は増大する傾向にある．2013 年版 WHO 分類では，骨芽細胞腫は，骨形成性腫瘍のなかの中間性（局所浸潤性）に分類された[1]．

頻度は，良性骨腫瘍の約 13％を占める[2]．比較的若年者に発生することが多く，5〜24 歳で全体の約 76％を占める[3]．男女比は 3：1 で，男性に多い[3]．いずれの骨にも発生しうるが，大腿骨（図 10.1，図 10.2）や脛骨などの長管骨骨幹の骨皮質に好発する．Unni ら[3]によると，類骨骨腫 396 例のなかで，股関節，骨盤での発生例は，大腿骨近位部で 89 例（22％），腸骨で 8 例（2％），恥骨で 1 例（0.3％）であった．骨芽細胞腫は脊椎の後方要素や仙骨に好発する．腫瘍と骨皮質との関係より，皮質骨内性（皮質型）（図 10.1），髄内性（骨髄型）（図 10.2），骨膜性（骨膜下型）に分類され，皮質型が大部分を占める．関節との関係からは，関節外，関節内，傍関節に分けられる．

皮質型の症状は，夜間に増悪する痛みが特徴的である．しばしば，腫瘍と離れた関節の痛みを訴えることがあり，注意が必要である．関節内や傍関節の病変は，滑膜炎の症状が出現するため，類骨骨腫の診断が遅れる傾向にある[4]．成長期に発生した大腿骨頸部の類骨骨腫では，頸部の拡大や短縮，前捻，過成長をきたす[4]．

組織学的には，骨芽細胞（osteoblast）と相互に吻合する類骨（osteoid），または骨梁からなり，石灰化の程度はさまざまである．腫瘍周囲の骨は反応性の骨硬化を示す．類骨骨腫と骨芽細胞腫の組織像はほぼ同じであり，両者を組織像から区別することは困難である．

画像所見（BOX 10.1）

単純 X 線写真では，楕円形の骨透亮像，いわゆる nidus が特徴的である．骨皮質型は周囲に著明な骨硬化像や骨膜反応を伴うことが多いが（図 10.1），髄内型はこれらの所見があまりみられない[5]（図 10.2）．まれに nidus が複数存在することがあり，multicentric/multifocal type とよばれる．nidus の中心には，さまざまな程度の石灰化を伴う．ただし，単純 X 線写真は nidus を同定できないことがある．

CT は単純 X 線写真よりも nidus の検出に優れており，特に骨盤骨や椎体などの複雑な構造の部位で推奨される．nidus の計測や微細な石灰化の同定にも有用である（図 10.1，図 10.2）．肥厚した骨皮質に骨膜から nidus へ向かう拡張した血管溝がみられることがある[6]（vascular groove sign）（NOTE 10.1）．この所見は特異性が高く，ほかの溶骨性骨腫瘍との鑑別に有用である[6]．

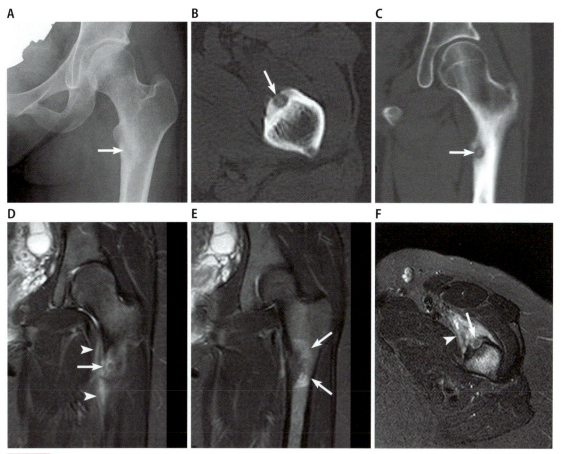

図 10.1　20 歳台女性　皮質型類骨腫

A：単純 X 線写真正面像，B：CT，C：CT, MPR 冠状断像，D, E：MRI, 脂肪抑制 T2 強調冠状断像，F：脂肪抑制造影 T1 強調横断像　単純 X 線写真（A）で，大腿骨近位骨幹端の骨皮質に nidus に相当する骨透亮像がみられ（A, →），周囲の強い骨硬化像を伴う．CT（B, C）では，微細な石灰化を伴う nidus が明瞭に描出されている（BC, →）．MRI, 脂肪抑制 T2 強調像（D, E）では，nidus は辺縁が高信号を，中心が石灰化による低信号を示す小領域としてみられる（D, →）．周囲の高信号を示す骨膜反応（D, ►），半月状の骨髄浮腫（half-moon sign：D, →）も認める．造影 MRI（F）では，nidus の辺縁に増強効果がみられ（F, →），周囲の軟部組織にも炎症波及による増強効果を認める（F, ►）．

　MRI では，nidus の描出とともに，周囲の骨髄浮腫がみられる（図 10.1, 図 10.2）．nidus は石灰化の程度によりいろいろな信号を示す（図 10.1, 図 10.2）．小さく石灰化が強い場合には見逃されやすく，注意が必要である．皮質型の骨髄浮腫は半月状を示し（half-moon sign），特徴的所見とされる[7]（NOTE 10.2, 図 10.1）．ダイナミック造影 MRI では，nidus に豊富な血流を反映して早期増強効果を認める（図 10.2）．

　骨シンチグラフィでは，nidus〜周囲の骨の反応性変化に集積亢進がみられ，nidus に相当する中心部で強い[8]（double density sign）．

　nidus が大きく骨皮質が破壊されている場合には，悪性腫瘍と鑑別する必要がある．皮質型は，骨皮質の骨硬化像や骨膜反応を伴う疲労骨折〔9.2 大腿骨頸部ストレス骨折（213 頁）参照〕と類似した所見を示すことがある（図 10.3）．鑑別のポイントは，骨折線や特徴的な半月状の骨髄浮腫（half-moon sign）の有無を確認することで，骨折線の有無の確認には CT による多方向からの観察が必要である．

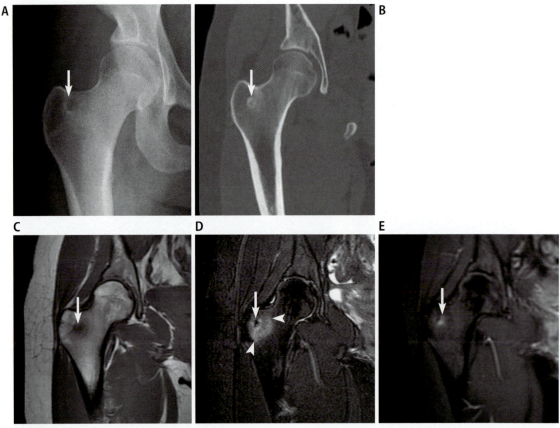

図10.2 20歳台女性　骨髄型類骨腫
A：単純X線写真正面像，B：CT, MPR冠状断像，C：MRI, T1強調冠状断像，D：脂肪抑制T2強調冠状断像，E：ダイナミック造影MRI（1相目）冠状断像　単純X線写真（A）で，大腿骨大転子にnidusに相当する骨透亮像（A, →），およびその周囲のわずかな骨硬化像がみられる．CT（B）では，nidusの石灰化（B, →），周囲の淡い骨硬化像が明瞭である．MRI（C, D）では，nidusはT1強調像（C）で低信号を，脂肪抑制T2強調像（D）で辺縁は高信号を，中心は石灰化による低信号を示す（CD, →）．脂肪抑制T2強調像（D）では，nidusを取り囲むように類円形の骨髄浮腫を認める（D, ▶）．ダイナミック造影MRI（E）では，nidusに早期増強効果を認める（E, →）．

NOTE 10.1　vascular groove sign

肥厚した骨皮質にみられる骨膜からnidusへ放射状に向かう線状や曲線状の骨透亮像である．栄養動脈の拡張により拡張した血管溝に相当する．ほかの骨腫瘍ではみられない特徴的所見である．

NOTE 10.2　half-moon sign

Klontzasらは，大腿骨頸部に発生した類骨骨腫群（11症例）と類骨骨腫以外の原因で起こった大腿骨頸部の骨髄浮腫群（19症例）において，脂肪抑制T2強調像での骨髄浮腫の形態を検討した．骨髄浮腫が半月状を示す，いわゆるhalf-moon signは類骨骨腫群全例でみられたが，類骨骨腫以外の群では19例中1例にしかみられなかった．類骨骨腫の診断において，half-moon signの感度は94.7%，特異度は100%，陽性的中率は91.7%，陰性的中率は100%であった．

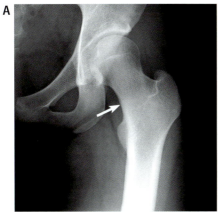
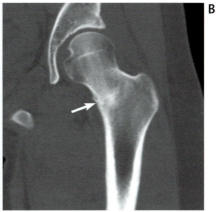
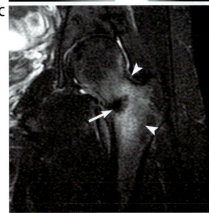

図 10.3 16歳女性 大腿骨頸部疲労骨折
A：単純X線写真正面像，B：CT, MPR 冠状断像，C：MRI, 脂肪抑制T2強調冠状断像　単純X線写真（A）で，大腿骨頸部の内側部に淡い骨硬化像がみられる（A, →）．CT（B）では，同部に骨皮質と直交する帯状骨硬化を認め（B, →），骨折線に沿う仮骨に相当する．MRI（C）では，骨硬化が低信号域としてみられ（C, →），その周囲の骨髄浮腫を伴う（C, ▶）．骨硬化，骨髄浮腫の形態は，類骨骨腫と明らかに異なる．

BOX 10.1　類骨骨腫/骨芽細胞腫の画像所見のポイント

単純X線写真：楕円形の骨透亮像（nidus），周囲の骨硬化像・骨膜反応（皮質型：あり，骨髄型：あまりない）

CT：nidus の詳細（微細な石灰化，正確なサイズなど），骨膜から nidus へ向かう線状・曲線状透亮像（拡張した血管溝：vascular groove sign）

MRI：nidus の描出（いろいろな信号），周囲の骨髄浮腫〔皮質型は半月状の骨髄浮腫（half-moon sign）〕，周囲の軟部組織浮腫，ダイナミック造影 MRI で nidus の早期増強効果

骨シンチグラフィ：集積亢進〔中心（nidus）で強い：double density sign〕

治療・予後

self-limiting であると考えられており，アスピリンなどの非ステロイド性抗炎症薬による疼痛コントロールが可能であれば，これによる保存療法，経過観察を選択する．6～7年で消退することが多い．疼痛が強い場合には，nidus 摘出術による手術療法の適応となる．近年では，低侵襲手術として，CTガイド下経皮的焼灼術が行われることが多い．従来の骨切除術に比べて骨切除量が少なく，下肢骨では早期荷重，入院期間短縮，早期社会復帰などの利点がある．治療が不完全であれば，数か月～数年後に再発する．ダイナミック造影 MRI で早期増強効果があれば，治療後再発を疑う[9]．

10.2 骨軟骨腫
osteochondroma

臨床的事項

最も頻度の高い原発性良性骨腫瘍で，全良性骨腫瘍の約1/3を占める．10歳台で発見されることが多く，男子にやや多い．大腿骨遠位部，上腕骨近位部，脛骨近位部などの骨幹端に好発するが，それらに次ぐ好発部位のひとつとして腸骨（図10.4）が挙げられる[10]．

肉眼的には有茎性（pedunculated type），または広基性（sessile type）のポリープ状形態をとる骨性腫瘍で，骨皮質と骨髄を有しており，それぞれ母床骨の骨皮質，骨髄と連続している．先端は薄い軟骨（軟骨帽：cartilage cap）で被覆されている．この軟骨帽は硝子軟骨（hyaline cartilage）により構成され，若年者では瑞々しいが，年齢とともに変性し，高齢者では消失することもある．軟骨細胞（chondrocyte）は集塊（cluster）を形成し，核の腫大があるものの異型性は乏しい．軟骨帽の周囲に滑液包（bursa）を伴うこともある[10]．

多発性にみられることもあり，多発性骨軟骨腫症（multiple osteochondromatosis），遺伝性多発性外骨腫症（hereditary multiple exostosis）（図10.6）とよばれる．常染色体優性遺伝で，罹患率は約1/50,000である．膝関節周囲，大腿骨近位部（図10.6），上腕骨近位部に好発し，単発性のものよりも大きく広基性である．悪性化することがあり，その多くは通常型軟骨肉腫〔10.12 軟骨肉腫（271頁）参照〕となる．頻度は0.5〜20%と報告により差がある[11]．

関与する遺伝子として，*EXT1*，*EXT2* が知られている[11,12]（NOTE 10.3）．

画像所見 （BOX 10.2）

単純X線写真，CTでは，骨より骨外へ突出する有茎性，または広基性の骨性腫瘤としてみられる（図10.4〜図10.6）．骨皮質，骨髄の存在，腫瘤と母床骨の間の骨皮質の連続性，骨髄の連続性も描出され，CTでより明瞭である（図10.4）．先端の軟骨帽に石灰化を伴うこともある．

MRIでは，骨髄の存在，腫瘤と母床骨の間の骨髄の連続性がより明瞭に描出される（図10.5, 図10.6）．先端の軟骨帽はT2強調像で円弧状の著明な高信号域としてみられる（図10.5）．周囲に滑液包を形成した場合には，囊胞成分を認める[10]．

悪性化を示唆する所見はいくつか知られている[13]（NOTE 10.4）．

NOTE 10.3 *EXT1* 遺伝子，*EXT2* 遺伝子

それぞれ第8染色体長腕（8q24.1），および第11染色体短腕（11p11-12）にある癌抑制遺伝子で，これらはヘパラン硫酸合成に関与する糖転移酵素群をコードしており，その変異が骨軟骨腫の発生に関与していると考えられている．多発性骨軟骨腫のなかで，約65%が *EXT1* 遺伝子変異，約35%が *EXT2* 遺伝子変異による．

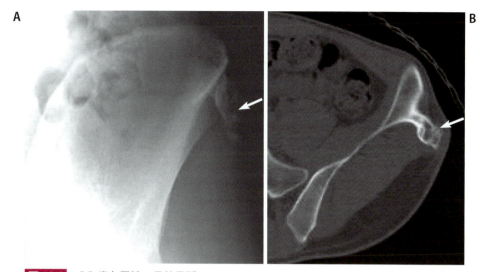

図 10.4 20 歳台男性　骨軟骨腫
A：単純 X 線写真 outlet view，B：CT　単純 X 線写真（A）で，左腸骨翼から後外側へ突出する骨性腫瘤がみられる（A, →）．CT（B）では，腫瘤の骨皮質・骨髄の存在，腫瘤と母床骨の間の骨皮質の連続性，骨髄の連続性が明らかである（B, →）．

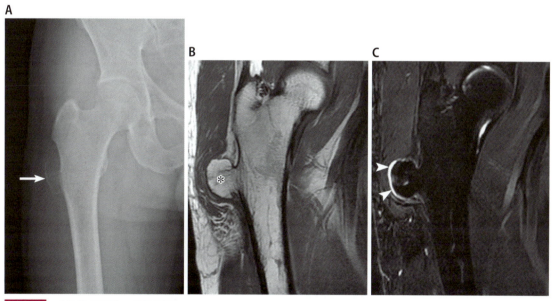

図 10.5 40 歳台男性　骨軟骨腫
A：単純 X 線写真正面像，B：MRI, T1 強調斜矢状断像，C：脂肪抑制 T2 強調斜矢状断像　単純 X 線写真（A）で，大腿骨近位骨幹から外側へ突出する骨性腫瘤がみられる（A, →）．MRI, T1 強調像（B）では，骨髄の存在（B, ＊），腫瘤と母床骨の間の骨髄の連続性が明らかである．脂肪抑制 T2 強調像（C）では，病変を縁取る薄い高信号域がみられ（C, ▶），軟骨帽に相当する．

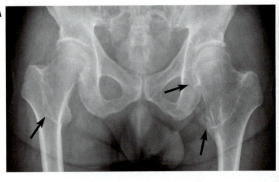 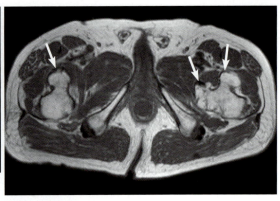

図 10.6 70 歳台男性　多発性骨軟骨腫症（遺伝性多発性外骨腫症）
A：単純 X 線写真正面像，B：MRI，T1 強調横断像　単純 X 線写真（A）で，両側大腿骨の近位骨幹端に骨性腫瘤が複数みられる（A，→）．MRI（B）では，腫瘤はいずれも骨髄がみられ，母床骨の骨髄と連続している（B，→）．

NOTE 10.4　骨軟骨腫の悪性化を示唆する所見

①骨端線の閉鎖する年齢以後における腫瘤の増大，または疼痛の出現
②骨皮質の破壊や内部の溶骨性変化
③厚さが 20 mm を超える軟骨帽

BOX 10.2　骨軟骨腫の画像所見のポイント

単純 X 線写真，CT：骨より骨外へ突出する骨性腫瘤，骨皮質・骨髄の存在，腫瘤・母床骨間の骨皮質の連続・骨髄の連続
MRI：骨髄の存在，腫瘤・母床骨間の骨髄，軟骨帽（T2 強調像で先端の円弧状の著明な高信号域），周囲に滑液包合併で囊胞成分

治療・予後

　単発性病変は，無症状ならば治療の必要はない．疼痛，周囲の神経・血管圧迫，関節変形等の症状をきたした場合や何らかの美容上の事由がある場合には，軟骨帽を含めた切除術による手術療法が考慮される．術後の再発率は約 2％で，その多くは軟骨帽，または病巣表面の骨膜様組織の不完全な切除に起因する[10]．

　多発性骨軟骨腫の場合も原則的には単発性病変に準ずるが，単発性病変と比較して悪性転化しやすく，その 80％は扁平骨病変から起こる．したがって，特に骨盤病変については画像による厳重な経過観察を行い，悪性化の徴候を認めた場合には，速やかに切除術を施行すべきである[11]．

10.3 軟骨芽細胞腫
chondroblastoma

臨床的事項

骨端線閉鎖前の長管骨骨端に好発し，軟骨分化を示す骨腫瘍である．従来は良性とされていたが，まれに肺へ転移することがあり，2013 年版 WHO 分類[14]では軟骨形成性腫瘍のなかで中間性（低頻度転移性）に分類された．

頻度は全骨腫瘍のうち 1% 以下である．好発年齢は 10 歳台で，5〜25 歳で全体の約 90% を占める[15]．男女比は 2：1 と，男性に多い[15]．好発部位は大腿骨近位骨端（図 10.7）・大転子（図 10.8），大腿骨遠位部，脛骨近位部，上腕骨近位部の順である[16]．まれに，扁平骨，短管骨，椎体にみられるが，骨端線閉鎖後に発生する傾向にある．

症状は弱い疼痛，関節炎症状（軟部組織の腫脹，関節痛，関節の可動制限，跛行など）などである[17]．症状は数年持続することもある．

組織学的には，軟骨芽細胞（chondroblast）に類似した腫瘍細胞がシート状に増生し，多核巨細胞や類骨（osteoid）に類似した無構造な軟骨様基質を認める．多核巨細胞が目立つ場合は骨巨細胞腫〔10.4 骨巨細胞腫（250 頁）参照〕と鑑別を要する．成熟した硝子軟骨（hyaline cartilage）は認めない．しばしば，動脈瘤様骨嚢腫変化〔10.7 動脈瘤様骨嚢腫（258 頁）参照〕を伴う．

画像所見（BOX 10.3）

単純 X 線写真では，骨端，または骨端より骨幹端へ及ぶ 5〜6 cm 以下の境界明瞭な類円形の溶骨性病変としてみられる（図 10.7，図 10.8）．骨端に発生するが，約 60% は骨端線を超えて骨幹端へ進展する[18]．約半数で薄い硬化縁を認める（図 10.7）．

CT では，溶骨性病変がより明瞭に描出される．約 30〜50% で内部に点状石灰化を認める[15]．

MRI では，T1 強調像で低〜中等度信号を，T2 強調像で比較的低〜高信号を示す（図 10.7，図 10.8）．T2 強調像で比較的低信号を示す理由は，腫瘍の軟骨基質がプロテオグリカンをほとんど含まない類軟骨優位成分であることが考えられる．しばしば，嚢胞変性（図 10.8）や二次性動脈瘤様骨嚢腫〔10.7 動脈瘤様骨嚢腫（258 頁）参照〕に伴う出血による液面形成がみられる．硬化縁を認める場合には，それに相当する低信号縁がみられる（図 10.7）．周囲には骨髄浮腫がみられ（図 10.7，図 10.8），骨膜反応，関節液貯留を認めることもある．

BOX 10.3　軟骨芽細胞腫の画像所見のポイント

単純 X 線写真：骨端（〜骨幹端）の境界明瞭な溶骨性病変，約半数で硬化縁

CT：約 30〜50% で点状石灰化

MRI：T1 強調像で低〜中等度信号，T2 強調像で比較的低〜高信号，嚢胞変性，二次性動脈瘤様骨嚢腫による液面形成，周囲の骨髄浮腫

骨シンチグラフィ：集積亢進

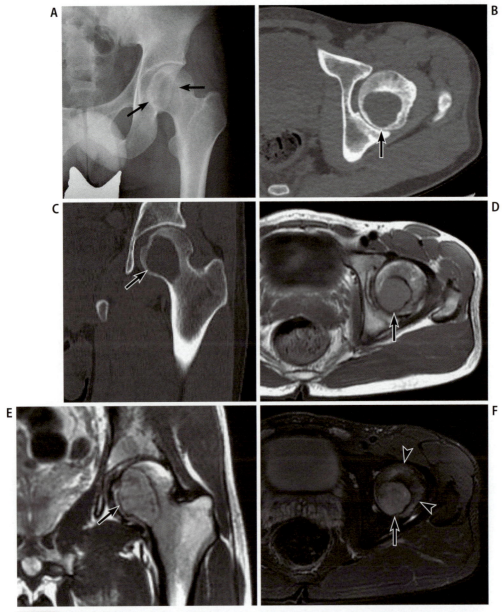

図 10.7 20 歳台男性　軟骨芽細胞腫
A：単純 X 線写真正面像，B：CT，C：CT, MPR 冠状断像，D：MRI, T1 強調横断像，E：T2 強調冠状断像，F：脂肪抑制 T2 強調横断像　単純 X 線写真(A)で，大腿骨頭〜頸部に薄い硬化縁を伴う境界明瞭な溶骨性病変がみられる(A, →)．CT(B, C)では，内部に石灰化を認めない(BC, →)．MRI(D〜F)では，T1 強調像(D)で低信号を，T2 強調像(E)，脂肪抑制 T2 強調像(F)で中等度信号を示し，硬化縁に相当する低信号縁を伴う(D〜F, →)．周囲の骨髄浮腫も認める(F, ▶)．

骨シンチグラフィでは，病変に集積亢進がみられる．
　鑑別診断は，骨端線閉鎖前にはランゲルハンス細胞組織球症（Langerhans cell histiocytosis），Brodie 膿瘍（Brodie abscess），軟骨下骨嚢胞などが，骨端線閉鎖後には骨巨細胞腫〔10.4 骨巨細胞腫（250 頁）参照〕，淡明細胞型軟骨肉腫（clear cell chondrosarcoma）〔10.12 軟骨肉腫（271 頁）参照〕などが挙げられる．特に，骨端線を超えて骨幹端に及ぶと，骨巨細

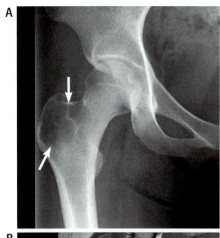

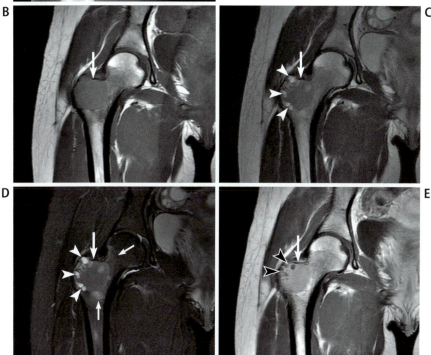

図10.8 18歳女性 軟骨芽細胞腫
A：単純X線写真正面像，B：MRI, T1強調冠状断像，C：T2強調冠状断像，D：脂肪抑制T2強調冠状断像，E：造影T1強調冠状断像 単純X線写真(A)で，大腿骨大転子に硬化縁を伴わない境界明瞭な溶骨性病変がみられる(A, →)．MRI(B～D)では，T1強調像(B)で低信号を，T2強調像(C)，脂肪抑制T2強調像(D)で大部分が比較的低信号を示す(B～D, →)．造影MRI(E)では，比較的強い増強効果を認める(E, →)．腫瘤の外側辺縁にT2強調像(C)，脂肪抑制T2強調像(D)で高信号を示し，増強効果のない小さな囊胞変性が散見される(C～E, ▶)．周囲の軽度の骨髄浮腫も認める(D, 小矢印)．

胞腫との鑑別が問題となる．骨巨細胞腫との鑑別点は，本疾患では内部の石灰化や周囲の骨髄浮腫を伴うことが多いことなどが，淡明細胞型軟骨肉腫との鑑別点は，本疾患では大きさがより小さいこと，周囲の骨髄浮腫や滑膜炎を伴いやすいことなどが挙げられる[19]．

治療・予後

治療は搔爬と骨移植術による手術療法が施行される．再発は13～18%と報告されており，そのほとんどは2年以内にみられる[20,21]．近年，経皮的焼灼術の有用性も報告されている[22]．まれに肺へ転移（2%以下）することがあるが，致死的になることはなく，切除術で治癒可能である．骨盤発生例では複雑な解剖学的形態や出血量の多さから，搔爬が不十分となり，再発率が高いと報告されている[23]．

骨巨細胞腫
giant cell tumor of bone

臨床的事項

破骨細胞様多核巨細胞と円形細胞よりなる良性骨腫瘍だが，局所浸潤性と術後再発率の高さから，2013年版WHO分類において，破骨細胞性富巨細胞腫瘍のなかの中間性骨腫瘍（局所浸潤性，低頻度転移性）に分類された[24]．

原発性骨腫瘍の5％，良性骨腫瘍の20％を占める．発症年齢は，約85％が20歳以上で，そのピークは20歳台である．男女比は1：2で，女性に多い．好発部位は長管骨の骨幹端～骨端（図10.10）で，大腿骨遠位部，脛骨近位部，橈骨遠位部，上腕骨近位部の順に多い[25]．骨幹端に発生し，骨端線を超えて骨端へ進展する．まれに骨端線閉鎖前の小児に発生することがあり，その場合は骨幹端に病変が限局する．長管骨以外では，仙骨（図10.9），腸骨，脊椎，肋骨，頭蓋骨などに発生する．約5％が扁平骨に発生し，仙骨で最多である．長管骨病変と比較して，仙骨病変は巨大化する傾向にある．Paget病に合併して二次性に発生する場合もある．同時性に2か所以上に発生することもあるが，頻度は1％以下とまれである[26]．

臨床症状は痛み，患部の腫脹，病的骨折などである．

組織学的には，円形または卵円形の単核間質細胞と破骨細胞様多核巨細胞の混在がみられる．約半数に動脈瘤様骨嚢腫の領域を認める．原発巣に良性巨細胞腫の成分と悪性異型腫瘍細胞の成分を同時に認める原発性悪性巨細胞腫は，1％以下とまれである．

画像所見（BOX 10.4）

単純X線写真，CTで，長管骨病変は骨幹端～骨端に偏心性にみられる（図10.10）．いずれの部位の病変も境界明瞭な溶骨性病変としてみられ，硬化縁はなく，内部の石灰化はまれである（図10.9，図10.10）．周囲の骨皮質の圧排や菲薄化・膨隆（膨張性変化）をきたすことが多い（図10.9，図10.10）．

MRIでは，充実成分と嚢胞変性成分がさまざまな割合でみられる（図10.9，図10.10）．充実成分は，豊富な細胞成分やヘモジデリン沈着を反映して，T2強調像で比較的低信号を示す（図10.9，図10.10）．血流が豊富で，造影MRIで増強効果を示す（図10.9，図10.10）．嚢胞成分では，二次性動脈瘤様骨嚢腫〔10.7 動脈瘤様骨嚢腫（258頁）参照〕による液面形成を14％に認める[27]．骨外進展がしばしばみられ，骨端へ及んだ病変は，関節軟骨を破壊し関節腔へ進展することもある．これらの進展を評価することもMRIの重要な役割である．

骨シンチグラフィでは，病変に集積亢進がみられ，約半数で辺縁のみ集積亢進を示す（doughnut sign）[28〜30]．

鑑別診断は，脊索腫〔10.14 脊索腫（281頁）参照〕，軟骨芽細胞腫〔10.3 軟骨芽細胞腫（247頁）参照〕，明細胞型軟骨肉腫（clear cell chondrosarcoma）〔10.12 軟骨肉腫（271頁）参照〕，動脈瘤様骨嚢腫〔10.7 動脈瘤様骨嚢腫（258頁）参照〕などが挙げられる．

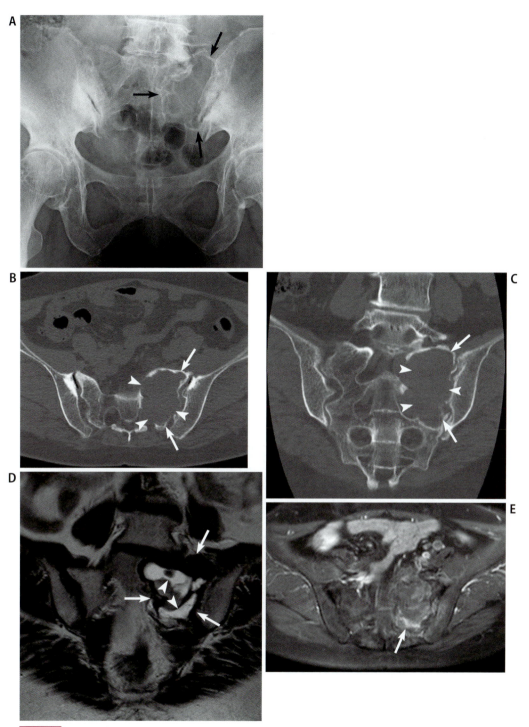

図 10.9 50歳台女性　骨巨細胞腫

A：単純X線写真正面像，B：CT，C：CT，MPR冠状断像，D：MRI，T2強調冠状断像，E：脂肪抑制造影T1強調横断像　単純X線写真（A）で，仙骨左側部に硬化縁を伴わない境界明瞭な溶骨性病変がみられる（A, →）．CT（B, C）では，溶骨性病変（BC, →）とともに，周囲の骨皮質の圧排や菲薄化・膨隆（膨張性変化），および一部の骨破壊（BC, ▶）を認める．内部の石灰化はみられない．MRI, T2強調像（D）では，低信号を示す充実成分（D, →）と高信号を示す囊胞変性（D, ▶）がみられる．充実成分の低信号はヘモジデリン沈着を反映している．造影MRI（E）では，充実成分は増強効果を示す（E, →）．

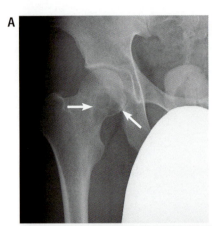
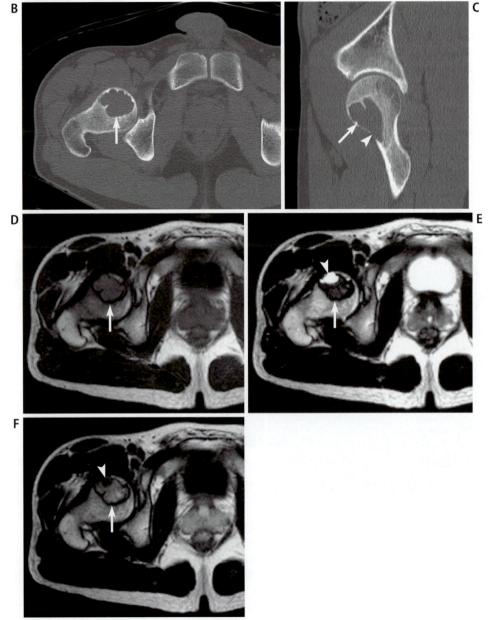

図10.10 20歳台男性　骨巨細胞腫

A：単純X線写真正面像，B：CT，C：CT，MPR矢状断像，D：MRI, T1強調横断像，E：T2強調横断像，F：造影T1強調横断像　単純X線写真（A）で，右大腿骨頭〜頸部の内側部に硬化縁を伴わない境界明瞭な溶骨性病変がみられる（A, →）．CT（B, C）では，溶骨性病変（BC, →）とともに，周囲の骨皮質の一部の菲薄化を認める（C, ▶）．内部の石灰化はみられない．MRI（D, E）では，充実成分（DE, →）に囊胞変性（E, ▶）を混在し，充実成分はT1強調像（D）で筋肉よりやや高信号，T2強調像（E）で不均一な低信号を，囊胞変性はT2強調像（E）で強い高信号を示す．造影MRI（F）では，充実成分に増強効果を認め（F, →），囊胞変性の増強効果はみられない（F, ▶）．

BOX 10.4　骨巨細胞腫の画像所見のポイント

単純X線写真，CT：長管骨では骨幹端〜骨端に偏心性，境界明瞭な溶骨性病変，硬化縁なし，骨皮質の圧排・膨隆・菲薄化（膨張性変化）

MRI：充実・嚢胞変性成分の混在，T2強調像で充実成分は比較的低信号，二次性動脈瘤様骨嚢腫による液面形成，造影MRIで充実部分は増強効果，ときに骨外・関節腔進展

骨シンチグラフィ：集積亢進（約半数で辺縁のみ集積亢進：doughnut sign）

NOTE 10.5　単純X線写真による骨巨細胞腫の活動性分類（Campanacci分類）（文献33より）

grade I	潜在期	腫瘍の境界は明瞭で，骨皮質は変化なし
grade II	活動期	腫瘍の境界は比較的明瞭だが，骨皮質は非薄化・膨隆
grade III	侵襲期	腫瘍の境界は不明瞭で，骨皮質は破壊

NOTE 10.6　抗RANKL抗体製剤（デノスマブ）

RANKLは破骨細胞および破骨細胞前駆細胞表面のRANKと結合し，破骨細胞の形成，機能，生存にかかわる分子である．骨巨細胞腫にみられる間質の単核細胞はRANKLを発現し，多核巨細胞にはその受容体であるRANKの発現が高率にみられ，RANKL-RANKシグナルが骨巨細胞腫の病態形成に深くかかわっている．抗RANKL抗体であるデノスマブ（ランマーク®）はRANKLを標的としたヒト型IgG2モノクローナル抗体製剤である．RANKLが阻害されることで，破骨細胞様巨細胞が消失し，骨溶解や腫瘍の進行が抑制される．

治療・予後

治療法は手術療法や放射線療法，薬物療法があり，単純X線写真による活動性分類であるCampanacci分類（Campanacci grading system）[31]（NOTE 10.5）に基づいて決定される．初発のgrade I・IIでは，掻爬と骨移植術による手術療法が施行される．初発のgrade III，または再発では，関節温存が可能な場合には同様の手術療法が施行されるが，関節温存が困難な場合に広範切除術が行われる．手術困難例では，動脈塞栓術，放射線療法，抗RANKL抗体製剤（デノスマブ）（NOTE 10.6）を用いた薬物療法などが行われる．初回の掻爬後の局所再発率は10％だが，再発例の掻爬後の局所再発率は35％である[32]．約2％で肺転移をきたすが，転移巣の増大は通常遅く，自然消退することもある[33]．

10.5 骨内脂肪腫
intraosseous lipoma

臨床的事項

骨内に限局した成熟脂肪細胞よりなる良性腫瘍である．頻度は原発性骨腫瘍の0.1％未満と非常にまれである[34]．しかし，近年，CTやMRI検査で偶然に発見される機会が増えており，実際は考えられている以上に頻度は高いと推測される．

多くは無症状だが，まれに軽度の痛みや病的骨折を合併することがある．発症年齢は幅広いが，40歳台で最も多い．男女比は同等である[35]．好発部位は踵骨，大腿骨転子間，腸骨（図10.11）である[36]．そのほか脛骨近位部，腓骨，上腕骨，頭蓋骨，脊椎などにも発生する．骨髄内発生（図10.11）がほとんどだが，まれに骨皮質内発生もある．

組織学的には，成熟脂肪細胞よりなる分葉状の脂肪組織を髄腔内に認め，しばしば取り込まれた既存の骨梁を伴う．脂肪組織に粘液変性を伴うことも多い．線維化や泡沫状の組織球を伴う脂肪壊死像や骨梗塞像に類似した石灰化もよくみられる．

画像所見

単純X線写真では，薄い硬化縁を伴う境界明瞭な溶骨性病変から分葉状で内部に異栄養性石灰化を伴う溶骨性病変まで，さまざまな所見を示し，骨破壊や骨膜反応はみられない[37]（図10.11）．

CTは，内部の脂肪成分と石灰化の検出に有用である（図10.11）．

MRIでは，内部の脂肪成分は正常な脂肪組織と同様にT1・T2強調像で高信号を（図10.11），脂肪抑制像で低信号を示す．硬化縁や腫瘍内の石灰化は，それぞれ低信号縁，内部の低信号域としてみられる．壊死部はT1強調像でさまざまな信号を，T2強調像で高信号を示す[38]．

病期分類

組織学的に3つに分けるMilgram分類（Milgram classification）[39]（NOTE 10.7）がある．単純X線写真では，stage Iは薄く境界明瞭な溶骨性病変として，stage IIは中央部に石灰化を伴う境界明瞭な溶骨性病変として，stage IIIは厚く不整な硬化縁があり中央以外にも石灰化を認める病変としてみられる[35,37,38]．

MRIでは，stageに応じてさまざまな信号を示す．stage IIIでは，大部分が石灰化，粘液変性，囊胞変性で占められ，脂肪成分をほとんど認めないことがある[35,38]．

鑑別診断は，線維性骨異形成〔10.10 線維性骨異形成（265頁）参照〕，動脈瘤様骨囊腫〔10.7 動脈瘤様骨囊腫（258頁）参照〕，単純性骨囊腫（simple bone cyst），骨壊死（bone infarction），内軟骨腫（enchondroma）などが挙げられる[40,41]．

治療・予後

症状がなく，偶然に発見されたものは，経過観察でよい．病的骨折を起こし，痛みの原因となる場合には，搔爬と骨移植術による手術療法が施行される[42]．非常にまれではあるが，悪性化の報告もある[43]．

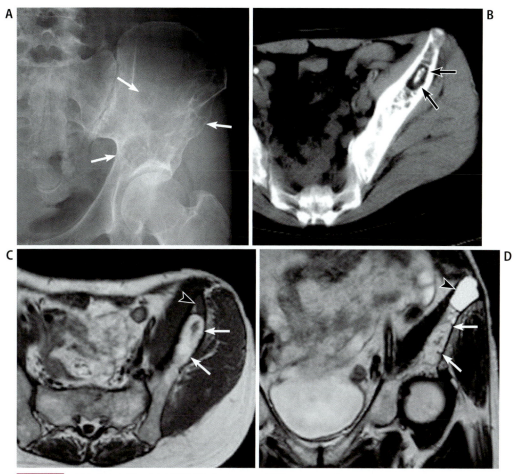

図 10.11 50歳台女性　骨内脂肪腫（Milgram分類 stage Ⅲ）
A：単純X線写真，B：CT，C：MRI, T1強調横断像，D：T2強調冠状断像　単純X線写真（A）で，左腸骨に薄い硬化縁を伴う溶骨性病変がみられる（A, →）．CT（B）では，脂肪成分に石灰化の混在を認める（B, →）．MRI（C, D）では，高信号を示す脂肪成分（CD, →），およびT1強調像で低信号を，T2強調像で高信号を示す囊胞変性（CD, ▸）がみられる．

NOTE 10.7　骨内脂肪腫の病期分類（Milgram分類）（文献39より）

stageⅠ：成熟脂肪細胞，しばしば既存の骨梁の取り込み
stageⅡ：脂肪壊死，反応性の類骨形成を伴う成熟脂肪細胞で構成
stageⅢ：さまざまな程度の石灰化，骨新生，粘液変性，囊胞変性あり．ときに脂肪組織や脂肪壊死像はわずかのみ

10.6 良性脊索細胞腫
benign notochordal cell tumor（BNCT）

臨床的事項

脊索細胞（notochordal cell）由来の良性骨腫瘍である．脊索腫〔10.14 脊索腫（281頁）参照〕の前駆病変とされているが，脊索腫への移行はきわめてまれと考えられる[44～46]．giant notochordal rest，notochordal hamartoma，benign chordoma と同義である[46,47]．

好発部位は脊索腫と同様に仙尾骨（図 10.12）や斜台だが，頸椎，胸椎，腰椎にもみられる[48]．好発年齢は 30 歳以降である．大きさは 0.6～3.0 cm である[46]．通常は無症状で，CT や MRI で偶然にみつかることが多い．

組織学的には，脂肪細胞類似の空胞状細胞や空胞の乏しい淡好酸球性腫瘍細胞のシート状増生を示し，線維性被膜形成を欠く．脊索腫や遺残脊索でみられる豊富な粘液性背景を欠くが，コロイド様物質をためた小嚢胞腔形成を認める．

画像所見（BOX 10.5）

単純 X 線写真では，病変を指摘できないか，または椎体正中部の限局性の淡い骨硬化像としてみられる（図 10.12）．CT では，より明瞭な骨硬化像として描出されるが，その程度は軽度から高度までさまざまである（図 10.12）．MRI では，T1 強調像で低信号を，T2 強調像で不均一な高信号を示し，造影 MRI で増強効果を認めないことが多い[48,49]（図 10.12）．骨シンチグラフィでは集積を認めない[46,49]．

脊索腫との鑑別が重要である．病変が椎体全体に及ぶこともあるが，脊索腫と異なり，骨皮質を破壊し骨外性へ発育することはまれである[49,50]．溶骨性変化もみられない（NOTE 10.8）．

治療

緩徐に増大する腫瘍で通常は無症状であるため，特徴的な画像所見であれば，経過観察が推奨される．

BOX 10.5　良性脊索細胞腫の画像所見のポイント

単純 X 線写真，CT：椎体正中部の限局性骨硬化像
MRI：T1 強調像で低信号，T2 強調像で不均一な高信号，造影 MRI で増強効果なし
骨シンチグラフィ：集積なし

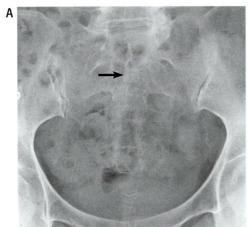

図 10.12 50 歳台女性　良性脊索細胞腫
A：単純 X 線写真正面像，B：CT，C：CT MPR, 矢状断像，D：MRI, T1 強調横断像，E：脂肪抑制 T2 強調横断像，F：脂肪抑制造影 T1 強調矢状断像　単純 X 線写真（A）で，第 2 仙椎の椎体正中部に限局性の淡い骨硬化像がみられる（A, →）．CT（B, C）では，同部の骨硬化像はより明瞭で，境界明瞭な類円形硬化像として描出されている（BC, →）．MRI（D, E）では，T1 強調像（D）で低信号を，脂肪抑制 T2 強調像（E）でやや不均一な高信号を示す（DE, →）．造影 MRI（F）では，軽度の増強効果を認める（F, →）．

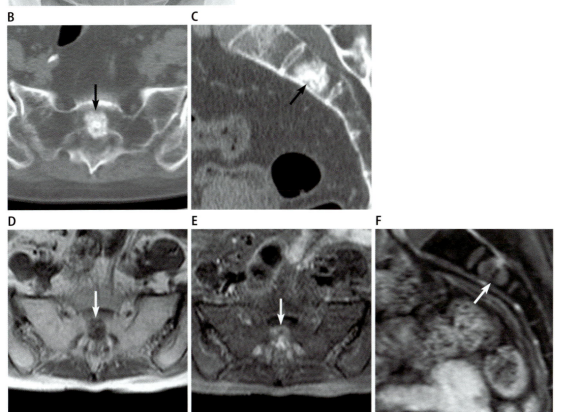

NOTE 10.8　良性脊索細胞腫と脊索腫の鑑別

	骨外病変	CT	T1 強調像	T2 強調像	造影増強効果
良性脊索細胞腫	まれ	全体的に軽度～高度の骨硬化	低信号	高信号	なし～軽度
脊索腫	高頻度, pseudopodia appearance	溶骨性病変, 腫瘍内に不整形石灰化	出血, 高蛋白成分, 粘液による高信号の存在	隔壁様構造を伴う高信号	中等度～高度

10.7 動脈瘤様骨嚢腫
aneurysmal bone cyst

臨床的事項

内腔に血液を貯留する多房性骨腫瘤である．一次性（図10.13，図10.14）と二次性に分類される．一次性は原因不明だが，潜在的な外傷性損傷により生じた血流増加，出血に伴う嚢胞形成と推定されている．二次性は先行する骨疾患に続発するもので，先行疾患は骨巨細胞腫，軟骨芽細胞腫，骨芽細胞腫，線維性骨異形成，単純性骨嚢腫（simple bone cyst），非骨化性線維腫（non-ossifing fibroma），軟骨粘液線維腫（chondromyxoid fibroma）などが知られている．2013年版WHO分類では，新生物としての性質が不明確な腫瘍群の中間性（局所浸潤性）に分類された[51]．

発症年齢は，90%が30歳以下で，そのピークは10歳台である[52]．男女比は1：1.2で，わずかに女性に多い[52]．長管骨では大腿骨（図10.14），脛骨，上腕骨の骨幹端に，扁平骨では骨盤（図10.13），脊椎に好発する．症状は局所の圧痛，腫脹，病的骨折などである．

組織学的には，血液を貯留する多数の嚢胞腔と線維性嚢胞壁がみられる．嚢胞壁は被覆細胞を欠き，線維芽細胞の増生を主体とし，散在する破骨細胞（osteoclast）様多核巨細胞，反応性骨形成，ヘモジデリン沈着を伴う[53]．

画像所見 （BOX 10.6）

単純X線写真，CTでは，長管骨病変は骨幹端に偏心性に，ときに中心性にみられる（図10.14）．いずれの部位の病変も境界明瞭な溶骨性病変としてみられ，硬化縁はなく，内部の石灰化はまれである（図10.13，図10.14）．周囲の骨皮質の圧排や菲薄化・膨隆（膨張性変化）をきたすことが多い（図10.13，図10.14）．菲薄化した皮質骨が骨膜新生骨により縁取られる所見（eggshell-like calcification）（図10.13）や腫瘍内部が隔壁様構造により泡沫様を示す所見（soap-bubble appearance）（NOTE 10.9，図10.14）がみられる．

MRIでは，多房性の嚢胞性腫瘤として描出される．各房の液体は多彩な信号を示す血液で，T1強調像で中等度〜高信号を，T2強調像で液面形成を示す(NOTE 10.9，図10.13，図10.14）．菲薄化した皮質骨が病的骨折などにより断裂すると，周囲の軟部組織に浮腫や出血による信号を認める（図10.14）．腫瘤の壁や隔壁は血管に富むため，造影MRIで強い増強効果を示す．Mahnkenら[54]は，単純X線写真とMRIを合わせて診断することで，それぞれ単独で診断するよりも，感度，特異度ともに上昇すると報告している．

BOX 10.6　動脈瘤様骨嚢腫の画像所見のポイント

- **単純X線写真，CT**：長管骨では骨幹端に偏心性・ときに中心性，境界明瞭な溶骨性病変，骨皮質の圧排・菲薄化・膨隆（膨張性変化），eggshell-like calcification, soap-bubble appearance
- **MRI**：多房性の嚢胞性腫瘤，出血による液面形成，造影MRIで壁や隔壁の増強効果

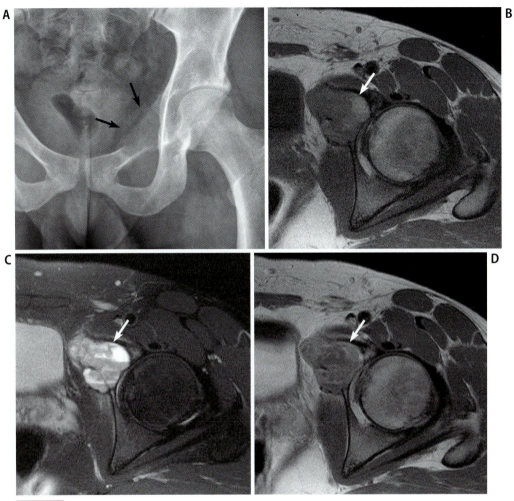

図 10.13 20歳台男性　動脈瘤様骨嚢腫
A：単純 X 線写真正面像，B：MRI, T1 強調横断像，C：脂肪抑制 T2 強調横断像，D：造影 T1 強調横断像
単純 X 線写真（A）で，左恥骨の上枝〜臼蓋内側部に硬化縁を伴わない境界明瞭な溶骨性病変がみられる（A, →）．膨張性変化を伴っており，表面は薄い骨皮質（eggshell-like calcification）により覆われている．MRI（B, C）では，多房性嚢胞性病変としてみられ，内腔は T1 強調像（B）で不均一な軽度の高信号を，T2 強調像（C）で各房において液面形成を示す（BC, →）．造影 MRI（D）では，壁や隔壁に不均一な軽度の増強効果を認める（D, →）．

NOTE 10.9　soap-bubble appearance，液面形成

soap-bubble appearance や液面形成は，動脈瘤様骨嚢腫以外に単純性骨嚢腫，非骨化性線維腫，軟骨粘液線維腫，褐色腫（brown tumor），血友病性偽腫瘍（hemophilic pseudotumor），骨巨細胞腫，骨転移（腎癌，甲状腺癌），形質細胞腫（plasmacytoma），拡張型骨肉腫などでも認めることがある．

治療・予後

一次性は，一般的に掻爬と骨移植術による手術療法が施行される．再発は 20％にみられ，多くは 2 年以内に起こる[55]．

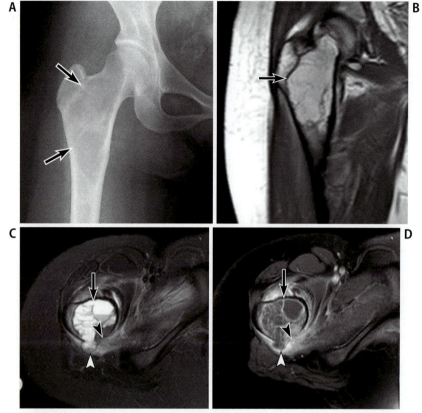

図 10.14 20 歳台女性　動脈瘤様骨嚢腫

A：単純 X 線写真正面像，B：MRI, T2 強調冠状断像，C：脂肪抑制 T2 強調横断像，D：脂肪抑制造影 T1 強調横断像　単純 X 線写真（A）で，大腿骨頸部〜近位骨幹端に境界明瞭な溶骨性病変がみられる（A, →）．膨張性変化を伴っており，内部に隔壁様構造による泡沫様所見（soap-bubble appearance）を認める．MRI（B, C）では，多房性を示し（BC, →），脂肪抑制 T2 強調横断像（C）で各房に液面形成がみられる．造影 MRI（D）では，壁や隔壁に増強効果を認める（D, →）．横断像（C, D）では，後部に病的骨折を示す骨皮質の断裂もみられ（CD, ►），その周囲に脂肪抑制 T2 強調像（C）で高信号を示し，造影 MRI（D）で増強効果のない少量の液体貯留を認める（CD, ▷）．周囲の軟部組織の浮腫，増強効果も広くみられる．

10.8 骨 Paget 病
Paget's disease of bone

臨床的事項

異常に亢進した骨吸収と過剰な骨形成が起こった結果，骨微細構造の変化や骨の腫大・変形をきたし，最終的に局所骨強度の低下をきたす疾患である．骨融解期，骨吸収-骨形成混合期，骨硬化期の繰り返しがみられる．

　中年以降に発症し，男性にやや多い．英国で高頻度にみられる．その他，オーストラリア，ニュージーランド，西ヨーロッパ，米国でも比較的多く認めるが，北欧，アジア，中東，アフリカではまれである[56]．病因は不明である．ときに家族性の傾向があり，特異的な遺伝子の存在が示唆されている．また，ウイルス感染の可能性も考えられている[57,58]．

好発部位は骨盤骨（図 10.15〜図 10.17），大腿骨，頭蓋骨，脛骨，椎体である[59]．通常は無症状で，単純 X 線写真で偶然発見されることが多い．しかし，病変が進行すると，発生部位によりさまざまな症状をきたす．股関節や膝関節などの関節周囲に発生した場合には，二次性変形性関節症〔5.1 変形性関節症（64頁）参照〕の原因となる．頭蓋骨では頭痛や聴覚障害を，椎体では腰痛や末梢神経障害をきたす．

鑑別診断は，転移性骨腫瘍〔10.15 転移性骨腫瘍（284頁）参照〕，悪性リンパ腫（malignant lymphoma），骨髄線維症（myelofibrosis），線維性骨異形成〔10.10 線維性骨異形成（265頁）参照〕，椎体血管腫（vertebral hemangioma），腎性骨異栄養症（renal osteodystrophy）などが挙げられる．

組織学的には，骨融解期には破骨細胞（osteoclast）が多数みられ，その大きさも通常より大型である．骨吸収–骨形成混合期になると骨吸収像に加え，多数の骨芽細胞（osteoblast）が新生骨を覆う像がみられる．新生骨は初期の線維性骨から最終的には層状骨の像をとるようになる．骨硬化期には皮質骨，骨梁ともに肥厚がみられ，骨量が増加する[60]．

画像所見[61,62]（BOX 10.7）

単純 X 線写真・CT では，骨融解期には硬化縁のない骨吸収像が，骨吸収–骨形成混合期には骨吸収・骨硬化像の混在や骨皮質肥厚，骨梁粗大化が（図 10.15，図 10.16），骨硬化期には骨形成が優勢となり骨の増大，変形がみられる（図 10.17）．骨融解期の長管骨では，骨吸収像と正常骨の境界が明瞭な V 字型（blade of glass sign, flame sign）を示し，特徴的である．骨吸収像は年間約 1 cm の早さで，骨端から骨幹端や骨幹へ進む．頭蓋骨では，特に前頭骨や後頭骨に広範囲に及ぶ骨吸収像（osteoporosis circumscripta）を認める．混合期の頭蓋骨では，骨吸収域内に硬化巣を混在し綿花状を示す所見（cotton wool appearance）を，骨盤骨では，腸骨から恥骨・坐骨に連続する線状硬化像（brim sign）を（図 10.15），椎体では，骨皮質の額縁状肥厚（picture frame appearance）を認める．骨硬化期には，骨強度は低下しており，多発する不全骨折と修復像がみられるようになる．椎体では，びまん性の強い骨硬化像（ivory vertebral body）を認める．

MRI では，混合期には，肉芽組織，骨髄浮腫，血管増生を反映して，骨髄が T1 強調像で比較的低信号を，T2 強調像で比較的高信号を示し，不均一になる（図 10.16）．骨硬化期には，強い低信号を示す骨皮質肥厚や粗大化した骨梁が目立つようになり，骨髄に脂肪髄を認める（図 10.17），または骨髄が T1・T2 強調像ともに低信号を示す．脂肪髄の存在は，悪性転化の除外に有用である[63]．

骨シンチグラフィでは，いずれの時期においても集積亢進を示す（図 10.17）．悪性転化した部位は集積が低下する[61]．

治療・予後

カルシトニン，ビスホスホネートによる薬物療法が病期の進行停止，疼痛の軽減に有効である[64,65]．手術療法は，長管骨の変形に対する骨切り術，病的骨折に対する内固定術，関節変形に対する人工関節置換術，神経圧迫に対する除圧術が行われる．骨折を保存療法で経過観察したときには，偽関節などの合併症が多いとされている[60]．悪性化は約 1% にみられる．

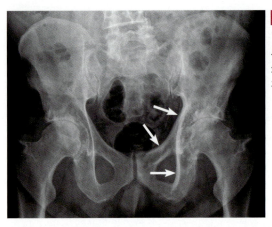

図10.15 50歳台男性　骨Paget病
（骨吸収-骨形成混合期）
単純X線写真正面像　左腸骨下部〜恥骨上枝・坐骨に連続する線状硬化像（brim sign）がみられる（→）．

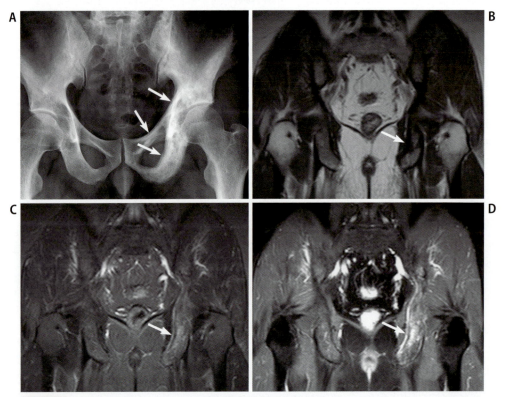

図10.16 40歳台男性　Paget病（骨吸収-骨形成混合期）
A：単純X線写真正面像，B：MRI, T1強調冠状断像，C：脂肪抑制T2強調冠状断像，D：脂肪抑制造影MRI冠状断像　単純X線写真（A）で，左腸骨下部〜恥骨上枝・坐骨に不均一な骨硬化像がみられる（A，→）．MRI（B, C）では，左坐骨の骨髄はT1強調像（B）で不均一な低信号を，脂肪抑制T2強調像（C）で軽度の高信号を示す（BC,→）．造影MRI（D）では，同部に不均一な増強効果を認める（D,→）．

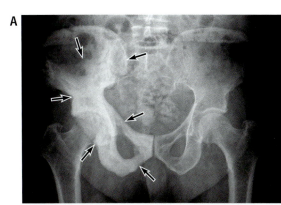

図 10.17 70 歳台男性
骨 Paget 病（骨硬化期）
A：単純 X 線写真正面像，B：MRI, T1 強調横断像，C：T2 強調横断像，D：T2 強調冠状断像，E：骨シンチグラフィ（前面像）　単純 X 線写真（A）で，右腸骨〜恥骨・坐骨に広範囲に及ぶ強い骨硬化像，および骨の増大がみられる（A, →）．MRI（B〜D）では，右腸骨に強い低信号を示す骨皮質肥厚がみられ（B〜D, →），この骨髄に脂肪髄を認める．骨シンチグラフィ（E）では，右腸骨〜恥骨・坐骨の病変に集積亢進を認める（E, →）．

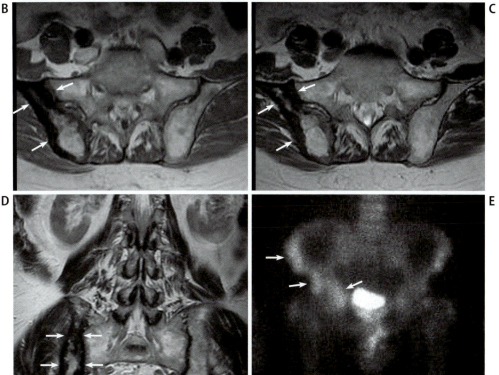

BOX 10.7　骨 Paget 病の単純 X 線写真の徴候

徴候	時期	所見
blade of glass sign (flame sign)	骨融解期	長管骨で骨吸収像と正常骨の境界が明瞭な V 字型
osteoporosis circumscripta	骨融解期	頭蓋骨（特に前頭骨や後頭骨）の広範囲に及ぶ骨吸収像
cotton wool appearance	混合期	頭蓋骨で骨吸収域内に硬化巣を混在し綿花状所見
brim sign	混合期	骨盤骨の腸骨から恥骨・坐骨に連続する線状骨硬化
picture frame appearance	混合期	椎体の骨皮質の額縁状肥厚
ivory vertebral body	骨硬化期	椎体のびまん性骨硬化

10.9 骨内ガングリオン
intraosseous ganglion

臨床的事項

関節近傍の骨内に限局した囊胞性病変で，20〜50歳台の成人男性に偶然発見されることが多く，通常は無症状である．股関節周囲〔臼蓋（図10.18），大腿骨頭〕は，脛骨近位・遠位および手根骨と並ぶ好発部位である[66,67]．

組織学的には，単房性，または多房性の線維性囊胞壁で区画され，内部にゼリー状の粘液を含んでいる．

画像所見

単純X線写真，CTでは，関節近傍の境界明瞭な骨透亮像としてみられる（図10.18）．通常は硬化縁を伴い，内部に隔壁様構造を認め（図10.18），石灰化はない．

MRIのT1強調像では内部は均一な低信号を，T2強調像では均一な高信号を示す（図10.18）．多房性病変でも，液面形成を認めることはまれである．関節腔との交通はみられない[67,68]．

治療・予後

ほとんどの病変は緩徐な増大をするのみで，3cm以上になることはまれである．無症状ならば経過観察のみでよいが，疼痛などの症状をきたした場合では搔爬，骨移植術による手術療法の適応がある[67]．

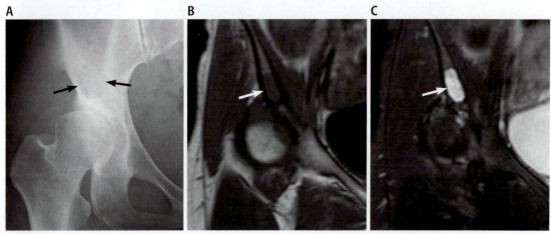

図10.18 40歳台女性　骨内ガングリオン
A：単純X線写真正面像，B：MRI, T1強調冠状断像，C：脂肪抑制T2強調冠状断像　単純X線写真（A）で，臼蓋上部に境界明瞭な骨透亮像がみられる（A, →）．MRI（B,C）では，T1強調像（B）で低信号を，脂肪抑制T2強調像（C）で均一な高信号を示す（BC, →）．

10.10 線維性骨異形成
fibrous dysplasia

臨床的事項

骨髄内に線維性組織の増生と未熟な線維性骨で構成される骨梁を認める良性骨腫瘍のひとつで，単骨性のものと多骨性のものがある．10歳台までに好発し，やや女児に多い．多発性のものは低年齢で発見されることが多い[69]．

長管骨に多く発生し，なかでも大腿骨近位部（図10.19, 図10.20）は最も好発する部位である．そのほかに肋骨や頭蓋骨などに多く認められる．無症状で偶然発見されることが多いが，大きくなると骨の膨隆や変形をきたし，病的骨折を伴うこともある[69]．

肉眼的には灰白色の腫瘤で，硬さはさまざまである．組織学的には，線維性組織を伴う紡錘形細胞の増殖と未熟な線維性骨の形成がみられる．この紡錘形細胞の細胞密度は低いものから高いものまでさまざまで，高い場合には骨内高分化型骨肉腫との鑑別が問題となるが，細胞異型はなく，核分裂像も認めない．線維性骨は"C"ないし"Y"字形の緩やかに弯曲した骨梁からなり，骨芽細胞による縁取りを認めない．長期にわたり経過すると泡沫細胞や破骨細胞様巨細胞の集簇，出血，粘液変性，硝子化，囊胞形成などの二次性変化を高頻度に伴う[69,70]．

関与する遺伝子として，*GNAS*が知られている[69,71]（NOTE 10.10）．

関連する疾患としてMcCune-Albright症候群とMazabraud症候群がある[72]（NOTE 10.11）．

NOTE 10.10　*GNAS*遺伝子

*GNAS*遺伝子は細胞内のシグナル伝達に関わるGタンパク質のαサブユニット（guanine nucleotide-binding protein/α-subunit）をコードする遺伝子で，遺伝子座は20番染色体長腕（20q13.2-q13.3）に存在する．線維性骨異形成やその関連疾患であるMcCune-Albright症候群でこの遺伝子の変異がみられるが，骨内高分化型骨肉腫ではこの変異は認められない．

なお，消化管のさまざまな腫瘍（たとえば膵管内乳頭粘液性腫瘍，胆管腺腫，大腸癌，大腸絨毛腺腫，胃幽門型腺腫，虫垂低異型度粘液性腫瘍）や分葉状子宮頸部腺過形成などでもこの遺伝子変異があることが判明している．

NOTE 10.11　線維性骨異形成に関連する症候群

1) McCune-Albright症候群：多骨性の線維性骨異形成＋皮膚色素沈着＋思春期早発症．圧倒的に女児に多い．
2) Mazabraud症候群：線維性骨異形成（多くは多骨性）＋筋肉内粘液腫．女性にやや多く，殿部や大腿に好発する．骨肉腫を合併することがある．

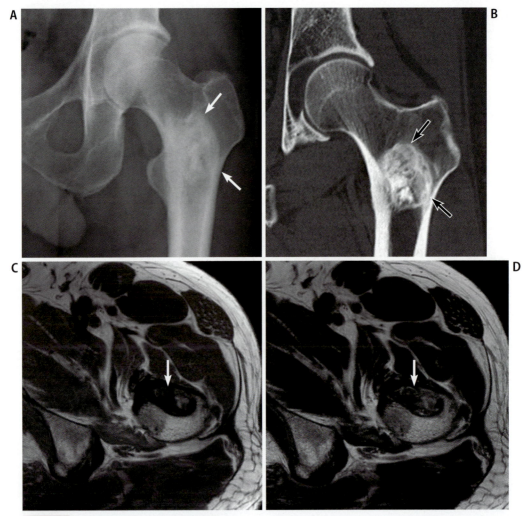

図 10.19 40 歳台男性　線維性骨異形成

A：単純 X 線写真正面像，B：CT, MPR 冠状断像，C：MRI, T1 強調横断像，D：T2 強調横断像　単純 X 線写真（A），CT（B）で，大腿骨転子間部に境界明瞭な病変がみられる（AB, →）．内部は無構造なすりガラス様濃度を示す部位と明瞭な硬化性変化を示す部位が混在している．MRI（C, D）では，低信号を示す領域と中等度信号を示す領域が混在している（CD, →）．

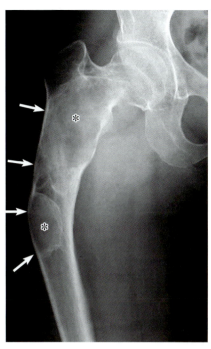

図 10.20 30歳台女性　線維性骨異形成
単純X線写真正面像　大腿骨頸部〜近位骨幹にすりガラス様陰影を示す病変があり，一部で骨膨隆を認める（＊）．羊飼いの杖変形（shepherd's crook deformity）と称される特徴的弯曲をきたしている（→）．（東京慈恵会医科大学放射線医学講座 福田国彦名誉教授のご厚意による）

画像所見

単純X線写真，CTでは，溶骨性変化，無構造なすりガラス様陰影，不整な石灰化や硬化性変化がみられ，大きな病変ではこれらが混在した多彩な所見を示す（図 10.19, 図 10.20）．病巣は太い硬化縁で縁取られることが多い（rind sign）．膨張性に発育し，骨皮質は菲薄化する（図 10.20）．大腿骨では近位骨幹端〜骨幹に発生し，微小な病的骨折を繰り返す結果，羊飼いの杖変形（shepherd's crook deformity）と称される特徴的弯曲を認めることがある[69,72]（図 10.20）．

MRIでは，T1強調像で低〜中等度信号を，T2強調像で多彩な組織像を反映してさまざまな信号を示す（図 10.19）．T2強調像では，線維化や石灰化に富む部位は低信号，囊胞変性をきたした部位は著明な高信号となる．造影MRIでの増強効果もさまざまである[69,72]．

良性腫瘍ではあるが，骨シンチグラフィで強い集積を認める疾患のひとつである[73]．ほかの目的で検査を行ったときに偶発的に発見されることもまれではなく，転移性骨腫瘍などと紛らわしいこともあるので注意を要する．

治療・予後

単骨性で典型的画像所見を示し，自覚症状もない場合には，生検は不要で経過観察にとどめるのみでよい．ただし，画像診断で確定できないものは，生検を施行する．病的骨折をきたした場合には，装具装着・安静による保存療法を行う．変形が進行するものや疼痛が激しいもの，骨折後の遷延治癒例や偽関節に至ったものは，搔爬・骨移植術などの手術療法の適応となる[69]．

B. 悪性疾患

10.11 骨肉腫
osteosarcoma

臨床的事項

腫瘍性の類骨（osteoid），または骨形成を特徴とする間葉組織由来の悪性腫瘍で，軟骨形成の有無は問わない．原発性悪性骨腫瘍では，造血器腫瘍を除き最も頻度が高く，27.5％を占める[74]．骨肉腫は単一の疾患単位ではなく，種々雑多な腫瘍を包括する腫瘍群である（NOTE 10.12）．そのため，臨床像，画像所見，組織像，予後はさまざまである[75,76]．通常型骨肉腫（conventional osteosarcoma）が約90％を占めており，その他の亜型は比較的まれである（NOTE 10.12）．

好発部位は長管骨の骨幹端（図10.21）で，大腿骨遠位部，脛骨近位部，上腕骨近位部の順に多い．骨盤発生は8％でみられ，骨盤原発の悪性骨腫瘍では軟骨肉腫に次いで2番目に多く，22％を占める[76]．多くは腸骨，臼蓋に発生し，仙骨，坐骨，恥骨に起こることはまれである[77,78]．50歳台以上の骨肉腫は約40％が骨盤に発生し，その多くはPaget病に合併，または放射線治療に続発した二次性骨肉腫である[77]〔11.4 放射線誘発性肉腫（312頁）参照〕．

通常型は組織学的に，骨芽細胞型（osteoblastic）（図10.21），軟骨芽細胞型（chondroblastic），線維芽細胞型（fibroblastic）の3つに分類される．骨芽細胞型は最も多く，約50％を占める．類円形，多角形，ないし短紡錘形の異型の強い腫瘍細胞が未熟で不規則なレース状の類骨を多量に産生する．軟骨芽細胞型は細胞外基質として軟骨基質（cartilage matrix）の形成が著明なもので，約25％を占める．線維芽細胞型は紡錘形細胞肉腫の像が優勢なものである．骨盤に発生する骨肉腫は軟骨芽細胞型の頻度が高く，悪性度は高い[79,80]．

NOTE 10.12　骨肉腫の分類と臨床像

分類	頻度（％）	好発年齢	性差
骨髄内骨肉腫（medullary osteosarcoma）			
通常型骨肉腫（conventional osteosarcoma） 　（骨芽細胞型，軟骨芽細胞型，線維芽細胞型）	90	10歳台	男＞女
骨内低悪性度型骨肉腫（intraosseous low-grade osteosarcoma）	1	20〜30歳台	男＝女
血管拡張型骨肉腫（telangiectatic osteosarcoma）	1.2〜7	10歳台	男＞女
小細胞型骨肉腫（small cell osteosarcoma）	1	10〜20歳台	男＞女
表在性骨肉腫（surface osteosarcoma）			
傍骨性骨肉腫（parosteal osteosarcoma）	5	20〜30歳台	男＜女
骨膜性骨肉腫（periosteal osteosarcoma）	1.5	10〜20歳台	男＜女
高悪性度表在性骨肉腫（high-grade surface osteosarcoma）	0.4	10〜20歳台	男＞女
二次性骨肉腫（secondary osteosarcoma）	5	高齢者	男＜女

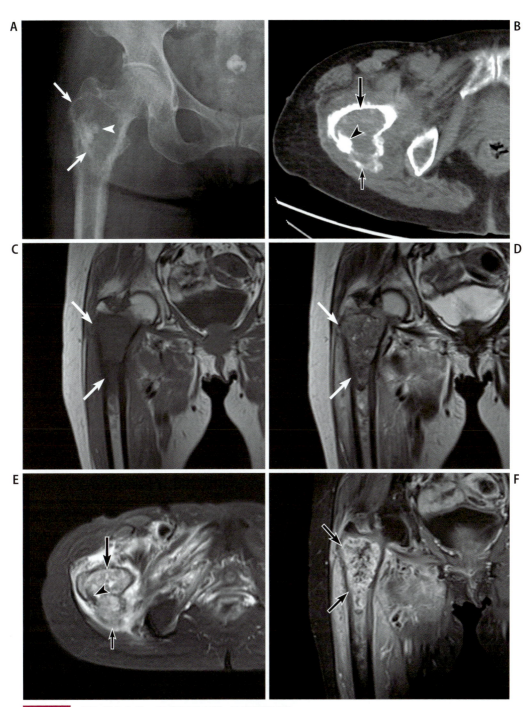

図10.21 70歳台女性 通常型骨肉腫（骨芽細胞型）
A：単純X線写真正面像，B：CT，C：MRI，T1強調冠状断像，D：T2強調冠状断像，E：脂肪抑制T2強調横断像，F：脂肪抑制造影T1強調冠状断像　単純X線写真（A）で，大腿骨近位部に粗大な硬化性変化（A, ▶）を伴う境界不明瞭な溶骨性病変（A, →）がみられる．CT（B）では，骨内腫瘤（B, 大矢印），その硬化性変化（B, ▶），骨皮質破壊がより明瞭に描出されており，後部に骨皮質の全層破壊と骨外進展を認める（B, 小矢印）．MRI（C～E）では，T1強調像（C）で低信号を，T2強調像（D），脂肪抑制T2強調像（E）で不均一な高信号を示す（C～E, 大矢印）．脂肪抑制T2強調像（B）では，硬化性変化が低信号域としてみられ（E, ▶），背側部の骨外進展も描出されている（E, 小矢印）．造影MRI（F）では，不均一な増強効果を示す（F, →）．周囲の軟部組織にも浸潤や浮腫を反映する脂肪抑制T2強調像（E）での高信号域，造影MRI（F）での軽度の増強効果を認める．

画像所見（BOX 10.8）

ここでは大部分を占める通常型について述べる．単純X線写真では，純粋な溶骨性病変から，溶骨性病変に骨形成や石灰化による硬化性変化を混在する病変（図10.21），硬化性骨肉腫とよばれる硬化性変化のきわめて強い病変まで，さまざまな所見を示す．硬化性変化は雲状と形容され，さまざまな形，大きさ，濃度，程度でみられる．Codman三角（Codman triangle）や放射状（spicula, sunburst）などの強い浸潤性増殖を示す骨膜反応を伴う．高率に骨皮質破壊をきたし，骨外進展による軟部腫瘤影を認める．

CTでは，腫瘍，内部の硬化性変化，骨皮質破壊，進展範囲が単純X線写真よりも明瞭に描出される（図10.21）．

MRIは，腫瘍の描出，進展範囲，軟部組織や神経血管束への浸潤，関節内への進展，スキップ転移の評価に最も有用で，手術範囲の決定や治療計画に不可欠である．出血，囊胞性変化，壊死，血管拡張を混在することも多く，内部性状は不均一である（図10.21）．T1強調像で低～中等度信号を，T2強調像で不均一な高信号を示し，硬化性変化は低信号に描出される[77]（図10.21）．造影MRIでは，辺縁優位，または不均一な増強効果がみられる[80]（図10.21）．ダイナミック造影MRIでは，充実成分に早期より増強効果がみられ，化学療法後の効果判定や術前評価に有用な情報が得られる[81,82]．

骨シンチグラフィでは，病変に集積亢進がみられる．時に骨外病変も集積亢進を示し，同定できる．

鑑別診断は，転移性骨腫瘍〔10.15 転移性骨腫瘍（284頁）参照〕，多発性骨髄腫（multiple myeloma），悪性リンパ腫（malignant lymphoma），ユーイング肉腫〔10.13 ユーイング肉腫（278頁）参照〕，軟骨肉腫〔10.12 軟骨肉腫（271頁）参照〕などが挙げられる．

治療・予後

標準治療は術前・術後の化学療法と患肢温存手術で，温存手術の適応がない場合のみ肢切断術が施行される．おもな抗腫瘍薬はシスプラチン，アドリアマイシン，メトトレキサート，イホスファミドである．

5年生存率は，四肢発生の骨肉腫では67％であるのに対し，骨盤部発生では19％と予後不良である[83～85]．この理由は，悪性度が高いこと，広範切除術が困難であることなどが考えられる．予後不良因子は，高齢発症（40歳以上），仙骨浸潤，化学療法に対する反応不良，放射線治療の既往，初診時肺転移などが挙げられる[85]．

BOX 10.8　通常型骨肉腫の画像所見のポイント

単純X線写真，CT：溶骨性病変，溶骨性病変に硬化性変化（骨形成・石灰化）の混在，硬化性病変，骨膜反応（Codman三角・放射状），軟部腫瘤影/軟部腫瘤

MRI：T1強調像で低～中等度信号，T2強調像で不均一な高信号，低信号域（骨硬化），造影MRIで辺縁優位または不均一な増強効果，ダイナミック造影MRIで充実成分の早期増強効果

骨シンチグラフィ：集積亢進

10.12 軟骨肉腫
chondrosarcoma

臨床的事項

軟骨分化を示す悪性骨腫瘍である．原発性悪性骨腫瘍では，骨肉腫に次いで 2 番目に頻度が高く，20〜27%を占める[86]．ただし，骨盤原発の悪性骨腫瘍では 32%を占めており，最も多い[87]．

一次性（図 10.22〜図 10.24）と内軟骨腫（enchondroma）や骨軟骨腫〔10.2 骨軟骨腫（244頁）参照〕に続発する二次性（図 10.25）に大別される．二次性は多発性内軟骨腫症（multiple enchondromatosis）である Ollier 病や Maffucci 病，および遺伝性多発性骨軟骨腫症（hereditary multiple osteochondromatosis）（図 10.25）〔10.2 骨軟骨腫（244頁）参照〕に伴うものが多く，前者で 20%に，後者で 10%に発生する．発生部位からは，骨内発生の中心型（図 10.22〜図 10.24），骨軟骨腫の軟骨帽（cartilage cap）由来の末梢型（図 10.25），骨表面発生の表在型，骨外型に分類される．組織学的には，通常型（conventional）（図 10.22，図 10.23），脱分化型（dedifferentiated）（図 10.24），間葉性（mesenchymal），淡明細胞型（clear cell）に分けられ，それぞれ臨床像が異なる（NOTE 10.13）．

組織学的には，通常型は豊富な硝子軟骨基質（hyaline cartilage matrix），または粘液腫状基質を有し，分葉状に増殖する．核異型や細胞密度など悪性度に応じて，grade 1〜3 に分類される（NOTE 10.14）．脱分化型は通常型から非軟骨性高悪性度腫瘍が生じる現象で，両者は明瞭な境界をもって隣接している．間葉性は未分化な小円形腫瘍細胞の充実性増殖と硝子軟骨島形成という二相性を示す．軟骨島の分化は良好で，高分化軟骨肉腫の所見に類似する．淡明細胞型は類円形の大型核と豊富で淡明な細胞質を有する腫瘍細胞がシート状に増殖する．細胞密度は高いが，核分裂像は乏しい．

画像所見（BOX 10.9）

単純 X 線写真では，通常型は純粋な溶骨性病変を示すこともあるが，60〜78%で溶骨性病変に軟骨性石灰化の混在がみられる[86]（図 10.22）．骨皮質の骨髄腔側からの侵食（endosteal scalloping）・膨隆・破壊（膨張性・破壊性変化）を認め，骨外進展による軟部腫瘤影を伴うことも多い[86]（図 10.22）．石灰化は，典型的には点状や輪状・円弧状（ring-and-arc），それが融合した綿状を示すが（図 10.22），高悪性度ではあまり目立たなくなり，微細不整なものが不均一に分布する[86]．脱分化型は，通常型の所見に石灰化が少なく骨破壊の強い領域を混在する[86]．硬化性変化の強い領域を混在することもあり，これは骨肉腫への脱分化を反映する．間葉性は虫食い状（motheaten）や浸透状（permeative）の骨破壊を示し，多くは大きな軟部腫瘤影を伴う[86,91]．67%で軟骨性石灰化を認めるが，その範囲は広くない[86,91]．淡明細胞型は，長管骨の骨端に好発し，骨頭も好発部位となる．境界明瞭な溶骨性変化としてみられ，硬化縁を伴うこともある．

CT では，腫瘍，その内部の石灰化，骨皮質侵食・破壊，進展範囲が単純 X 線写真よりも明瞭に描出される（図 10.22，図 10.23）．通常型は境界明瞭な分葉状腫瘤としてみられ，軟骨基質のために筋肉よりやや低い濃度を示す[86]（図 10.22，図 10.23）．脱分化型は，筋

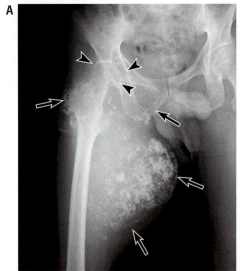

図10.22 70歳台男性 通常型軟骨肉腫（grade 1）
A：単純X線写真正面像，B：CT，C：MRI，T1強調横断像，D：T2強調横断像，E：脂肪抑制造影T1強調横断像
単純X線写真（A）で，右臼蓋内側部や右大腿骨頭の骨破壊（A，▶），および右股関節〜大腿内側部の点状・綿状石灰化を伴う大きな軟部腫瘤影（A，→）がみられる．CT（B）では，股関節〜その周囲の腫瘤（B，→），その内部の石灰化，臼蓋や骨頭の骨破壊（B，▶）がより明瞭に描出されており，特に臼蓋の骨破壊が強い．腫瘤は境界明瞭，分葉状形態で，石灰化以外の部位は筋肉よりもやや低濃度を示す．MRI（C，D）では，T1強調像（C）で低信号を示し（C，→），T2強調像（D）で強い高信号に低信号縁や低信号の隔壁，石灰化に相当する小さな低信号域を混在している（D，→）．造影MRI（E）では，辺縁，隔壁に沿った増強効果を認める（E，→）．

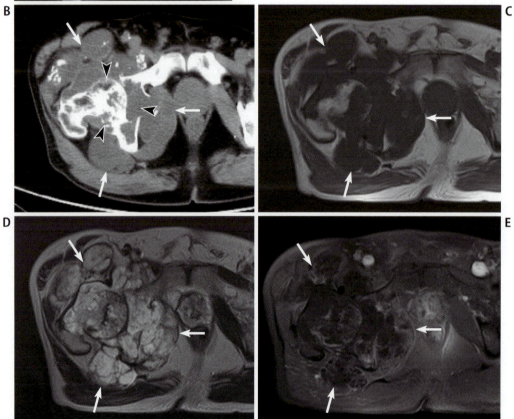

肉よりやや低い濃度の低悪性度（通常型）の領域と筋肉と等濃度の高悪性度（脱分化型）の領域を認める[86,89]．

　MRIでは，通常型はT1強調像で低信号を示し，T2強調像で軟骨基質を反映する強い高信号域に低信号縁や低信号の隔壁，石灰化に相当する低信号域を混在する[86]（図10.22，図10.23）．造影MRIでは，辺縁，隔壁に増強効果を認める[86]（図10.22）．grade 1は内軟

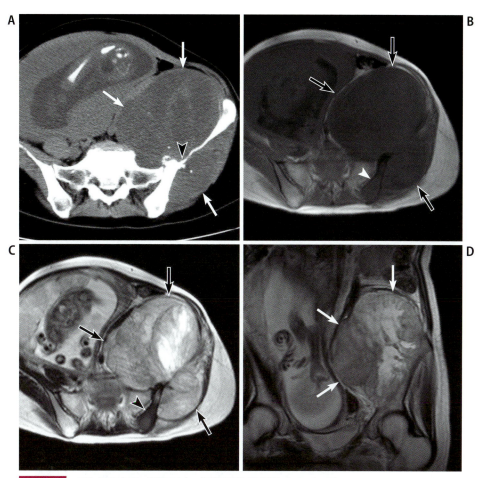

図 10.23 30 歳台女性（妊娠中） 通常型軟骨肉腫（grade 3）
A：CT，B：MRI，T1 強調横断像，C：T2 強調横断像，D：T2 強調冠状断像　CT（A）で，左腸骨の一部の骨破壊（A，▶），および左腸骨の骨盤腔側，殿部側の大きく境界明瞭な骨外腫瘤（A，→）がみられる．腫瘤は筋肉よりやや低い濃度を示し，数個の点状石灰化を伴う．MRI（B～D）では，T1 強調像（B）で低信号を，T2 強調像（C, D）で不均一な高信号を示す（B～D，→）．左腸骨後部の骨髄は低信号で，骨硬化を反映する（BC，▶）．

骨腫と区別が困難なことが多いが，より辺縁が不整で分葉状に発育する傾向がある．脱分化型は，T2 強調像で強い高信号を示す低悪性度（通常型）の領域とそれよりも低い信号を示す高悪性度（脱分化型）の領域を認める[86〜89]（図 10.24）．造影 MRI では，低悪性度（通常型）の領域は通常型で述べたような辺縁や隔壁の増強効果がみられ，高悪性度（脱分化型）の領域ではびまん性，または粘液変性などにより不均一なより強い増強効果を認める[86]（図 10.24）．間葉性は，プロテオグリカンの含量が少ない類軟骨成分が多いために，T2 強調像で通常型よりも低信号を示す．ダイナミック造影 MRI で早期に増強効果を，後期に wash-out を認める[91]．淡明細胞型は，囊胞変性や出血により T2 強調像で不均一な等～高信号を示す[90]．軟骨芽細胞腫〔10.3 軟骨芽細胞腫（247 頁）参照〕と類似するが，T2 強調像でより高信号を示し，多くは周囲の骨髄浮腫を認めず[90]，これらの特徴は鑑別点となる．

骨軟骨腫〔10.2 骨軟骨腫（244 頁）参照〕より生じる二次性（図 10.25）においては，軟骨帽の厚さが 2 cm 以上あると，これを疑う[92]．

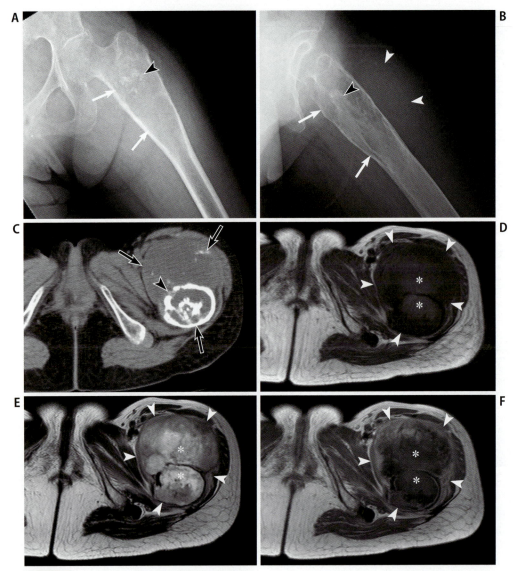

図 10.24 60 歳台女性　脱分化型軟骨肉腫
A：単純 X 線写真正面像，B：側面像，C：CT，D：MRI, T1 強調横断像，E：T2 強調横断像，F：造影 T1 強調横断像　単純 X 線写真(A, B)で，左大腿近位部に点状・綿状石灰化(AB, ►)を伴う中心性の溶骨性病変(AB, →)がみられる．骨皮質の骨髄腔側からの骨侵食(endosteal scalloping)・圧排・膨隆，大腿骨前方の軟部腫瘤影(B, ▷)も認める．CT(C)では，骨内・骨外腫瘤(C, →)，その石灰化，骨皮質侵食がより明瞭に描出されており，前内側部に骨皮質の全層破壊があることもわかる(C, ►)．MRI(D, E)では，腫瘤の中心側に T1 強調像(D)でやや高信号または低信号を，T2 強調像(E)で強い高信号を示す領域がみられ(DE, *)，造影 MRI(F)では，同部の増強効果は乏しい(F, *)．出血壊死を伴う低悪性度(通常型)の領域に相当する．辺縁に T1 強調像(D)で低信号を，T2 強調像(E)でやや高信号を，造影 MRI(F)で増強効果を示す領域がみられ，高悪性度(脱分化型)の領域に相当する(D〜F, ▷)．

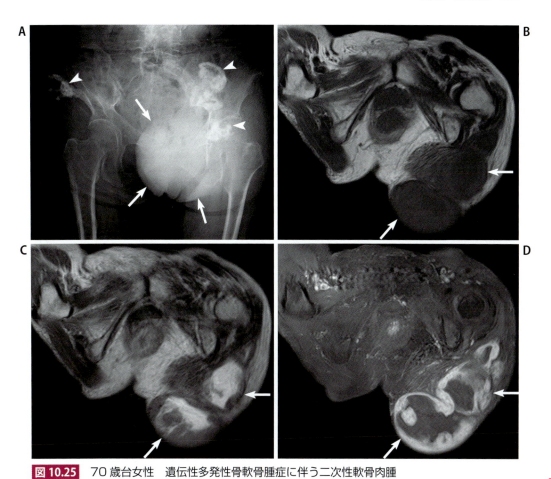

図 10.25 70 歳台女性　遺伝性多発性骨軟骨腫症に伴う二次性軟骨肉腫

A：単純 X 線写真正面像，B：MRI，T1 強調横断像，C：T2 強調横断像，D：脂肪抑制造影 T1 強調横断像
単純 X 線写真（A）で，骨盤に多発性の骨軟骨腫がみられる（A，▶）．左股関節の内側部に大きな軟部腫瘤影を認める（A，→）．MRI（B, C）では，左殿部に境界明瞭な分葉状腫瘤がみられ，T1 強調像（B）で低信号を，T2 強調像（C）で辺縁が中等度信号，内部が強い高信号を示す（BC，→）．造影 MRI（D）では，辺縁のみ増強効果を認める（D，→）．肉眼的に辺縁は充実成分，内部は血腫であった．

NOTE 10.13　軟骨肉腫の分類と臨床像 （文献88〜90より）

分　類	頻度（%）	好発年齢	性　差	好発部位
通常型軟骨肉腫 (conventional chondrosarcoma)	60〜70	50〜60歳台	やや男＞女	骨盤骨，大腿骨，肋骨，上腕骨
二次性軟骨肉腫 (secondary chondrosarcoma)	10〜15	20〜30歳台	男＞女	骨盤骨，大腿骨近位，肋骨，肩甲骨，上腕骨近位
脱分化型軟骨肉腫 (dedifferentiated chondrosarcoma)	10〜15	60〜70歳台	男＝女	大腿骨，骨盤骨，上腕骨，肩甲骨
間葉性軟骨肉腫 (mesenchymal chondrosarcoma)	3〜10	10〜30歳台	やや男＞女	顎骨，脊椎，腸骨，肋骨，大腿骨
淡明細胞型軟骨肉腫 (clear cell chondrosarcoma)	2	20〜50歳台	男＞女	大腿骨頭，上腕骨頭，椎体，肋骨

NOTE 10.14　組織学的悪性度

grade 1：細胞密度は低〜中等度で，核は濃縮し，2核細胞が散見．内軟骨腫の組織像と類似．
grade 2：細胞密度は一様に高く，核異型が増し，2核細胞の頻度が高い．
grade 3：細胞密度は更に増し，核は多形性を示し，核分裂像が散見され，軟骨基質の形成が乏しい．

治療・予後

放射線療法や化学療法が無効なため，手術療法が第一選択である[86]．通常型のgrade 3では，骨肉腫に準じて化学療法が行われることもある．通常型の手術療法後の5年生存率は，grade 1で90〜94%，grade 2で61〜81%，grade 3で27〜29%である[86]．しかし，広範囲切除術が困難な骨盤骨，脊椎，頭頸部では，これらよりも予後は悪くなる．脱分化型の5年生存率は10〜25%，間葉性の5年生存率は42%である[86]．

BOX 10.9　軟骨肉腫の画像所見のポイント

単純X線写真：
　通常型；溶骨性病変，内部の軟骨性石灰化，骨皮質の骨髄腔側からの骨侵食（endosteal scalloping）・圧排・膨隆・破壊（膨張性・破壊性変化），軟部腫瘤影
　石灰化；低悪性度…点状，輪状・円弧状（ring-and-arc），綿状
　　　　　　高悪性度…目立たなくなり微細不整・不均一な分布
　脱分化型；通常型の所見＋石灰化の少なく骨破壊の強い領域（高悪性度［脱分化型］）・ときに硬化性変化の強い領域（骨肉腫）
　間葉性；虫食い状・浸透状骨破壊像，軟部腫瘤影，広くない範囲の軟骨性石灰化
　淡明細胞型；骨頭の境界明瞭な溶骨性病変，ときに硬化縁

CT：
　通常型；境界明瞭な分葉状腫瘤，筋肉よりやや低濃度
　脱分化型；筋肉よりやや低濃度の領域（低悪性度［通常型］）＋筋肉と等濃度の領域（高悪性度［脱分化型］）

MRI：
　通常型；T1強調像で低～中等度信号，T2強調像で強い高信号域に低信号縁・低信号隔壁・低信号域（石灰化）の混在，造影MRIで辺縁と隔壁の増強効果
　脱分化型；T2強調像で強い高信号の領域（低悪性度［通常型］）＋より低信号の領域（高悪性度［脱分化型］），造影MRIで辺縁と隔壁の増強効果のある領域（低悪性度［通常型］）＋びまん性・不均一なより強い増強効果のある領域（高悪性度［脱分化型］）
　間葉性；T2強調像で通常型より低信号，ダイナミック造影MRIで早期増強効果・後期wash-out
　淡明細胞型；T2強調像で不均一な等～高信号，周囲の骨髄浮腫なし

10.13 ユーイング肉腫
Ewing sarcoma

臨床的事項

未分化小円形細胞の増殖からなる悪性骨腫瘍である．1921年にJames Ewingによってdiffuse endothelioma of boneとして報告され，のちにユーイング肉腫と命名された．原始神経外胚葉腫瘍（NOTE 10.15）と同一範疇の腫瘍である．

原発性悪性骨腫瘍の6～8％を占め，小児の悪性腫瘍では骨肉腫に次いで2番目に多い[93]．

発症年齢は，4～25歳で95％を占める．男女比は1.5：1で，男性にやや多い．好発部位は長管骨の骨幹端や骨端で，大腿骨，腸骨（図10.27），上腕骨，脛骨，肋骨，腓骨，仙骨の順に多い[94]．

症状は局所の腫脹と痛み，発熱，体重減少，白血球増多，赤沈亢進などである．初診時に，すでに遠隔転移を25％に認める．転移部位は肺，骨髄，肝臓に多く，リンパ節や中枢神経はまれである．

組織学的には，細胞質に乏しく，クロマチンが繊細な核を有する未分化小円形細胞がびまん性にシート状，分葉状に増殖する．免疫組織学的染色では，CD99が陽性となり，細胞遺伝学的検査では，22番染色体上の*EWS*遺伝子が関与した相互転座によるキメラ遺伝子（融合遺伝子）（*EWS-FLI 1*）の発現を認める．

画像所見（BOX 10.10）

単純X線写真では，強い浸潤性を反映して虫食い状（motheaten）や浸透状（permeative）の骨破壊を示す境界不明瞭な溶骨性病変としてみられ（図10.26），硬化性変化を認めることもある[95]（図10.27）．多層状（onionskin）や放射状（spicula, sunburst）の活動性が高い骨膜反応を伴う[95]（図10.26）．骨外進展による軟部腫瘤影を伴うことが多いが，大きな軟部腫瘤影を認めても骨皮質は比較的保たれる（図10.27）．まれ（7～9％）に石灰化を伴う[95]（図10.27）．

CTでは，腫瘍，骨皮質破壊，進展範囲が単純X線写真よりも明瞭に描出される（図10.27）．腫瘍は均一な筋肉と等濃度を示す[95]．まれにみられる石灰化の描出も明瞭である（図10.27）．

MRIでは，T1強調像で低信号を，T2強調像で均一な高信号を示し，造影MRIでは，均一な増強効果を認める[95]（図10.26，図10.27）．これらの均一性は腫瘍細胞密度が高いことを反映している．ただし，腫瘍が大きくなると出血や壊死をきたし，T1強調像で27％の，T2強調像で14％の頻度で不均一な信号となる[95]．骨皮質破壊を介した骨髄内病変と骨外腫瘤の連続性も明瞭に描出される．明らかな骨皮質破壊はなく，骨髄内病変と骨外腫瘤を繋ぐ腫瘍細胞の進展による栄養管〔ハバース管（Hervers canal）〕の拡張を認めることもある[95]．ダイナミック造影MRIでは，充実部分は早期より増強効果がみられ，化学療法後の効果判定や術前評価に有用な情報が得られる[96,97]．

骨シンチグラフィ，ガリウムシンチグラフィ，FDG-PETでは，病変への集積亢進を認める．

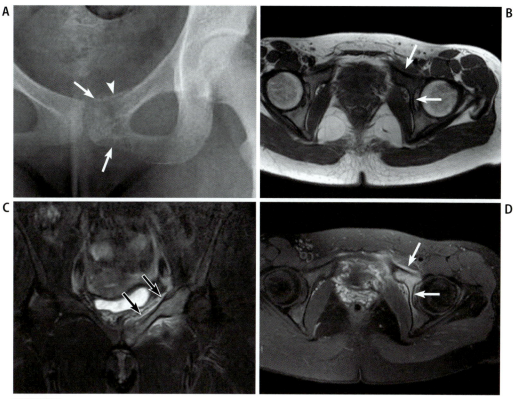

図 10.26 17 歳女性　ユーイング肉腫

A：単純 X 線写真正面像，B：MRI，T1 強調横断像，C：脂肪抑制 T2 強調冠状断像，D：脂肪抑制造影 T1 強調横断像　単純 X 線写真（A）で，左恥骨内側部に浸透状骨破壊を示す境界不明瞭な溶骨性病変がみられ（A, →），恥骨櫛に沿った多層状の骨膜反応を伴う（A, ▶）．MRI（B, C）では，左恥骨〜臼蓋内側部に T1 強調像（B）で低信号を，脂肪抑制 T2 強調像（C）で高信号を示す境界不明瞭な領域がみられる（BC, →）．造影 MRI（D）では，同部に均一な増強効果を認める（D, →）．骨皮質破壊は明らかでないが，骨外進展をきたしている．病変は単純 X 線写真で予想される範囲よりも広範囲に及ぶ．

BOX 10.10　ユーイング肉腫の画像所見のポイント

単純 X 線写真：浸透状・虫食い状骨破壊像，境界不明瞭な溶骨性病変，ときに内部の硬化性変化，骨膜反応（多層状・放射状），軟部腫瘤影

CT：均一な筋肉と等濃度

MRI：T1 強調像で低信号，T2 強調像で均一な高信号，腫瘍細胞進展により拡張した栄養管（ハバース管）の描出，造影 MRI で均一な増強効果，ダイナミック造影 MRI で早期増強効果

核医学検査：骨シンチグラフィ，ガリウムシンチグラフィ，FDG-PET で集積亢進

　鑑別診断は，悪性リンパ腫（malignant lymphoma），緑色腫（chloroma：白血病による骨腫瘤），横紋筋肉腫（rhabdomyosarcoma），神経芽細胞腫（neuroblastoma）の骨転移，小細胞癌の骨転移などが挙げられる．

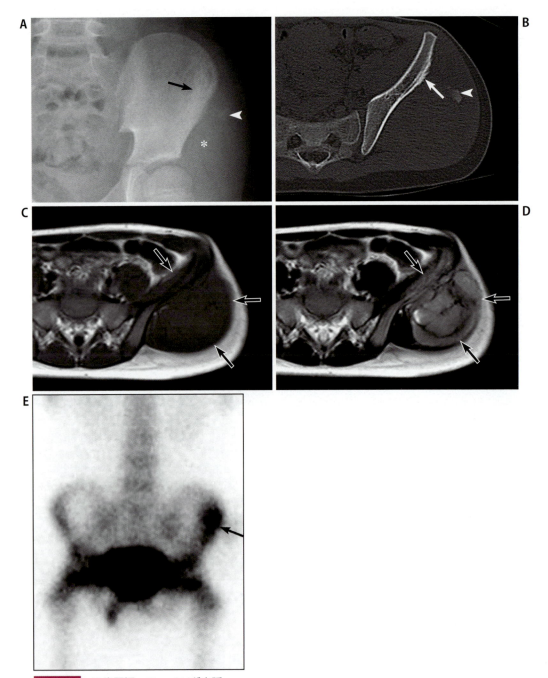

図 10.27 8歳男児　ユーイング肉腫
A：単純X線写真正面像，B：CT，C：MRI，T1強調横断像，D：T2強調横断像，E：骨シンチグラフィ（前面像）　単純X線写真（A）で，左腸骨稜外側部の硬化性変化（A，→），および左殿部の結節状石灰化（A，▶）を伴う軟部腫瘤影（A，＊）がみられる．CT（B）では，腸骨稜の殿部側の軽度の骨皮質肥厚，放射状骨膜反応を認めるが（B，→），骨破壊は明らかでない．殿部骨外腫瘤の石灰化も描出されている（B，▶）．MRI（C, D）では，殿部骨外腫瘤はT1強調像（C）で低信号を，T2強調像（D）で高信号に低信号の隔壁様構造の混在を示し，腸骨稜にも同様の信号があり，前方への骨外進展も認める（CD，→）．骨シンチグラフィ（E）では，左腸骨稜に集積亢進を認める（E，→）．

> **NOTE 10.15** 原始神経外胚葉腫瘍（primitive neuroectodermal tumor：PNET）
>
> 小円形細胞の増殖に加え，ロゼット形成などの神経への分化が顕著な腫瘍である．以前はユーイング肉腫とは別の範疇の腫瘍として取り扱われていたが，ユーイング肉腫に特徴的とされるキメラ遺伝子（融合遺伝子）*EWS-FLI 1* の発現が PNET にも認められることが判明した．現在では，両者は病理学的および分子遺伝子学的所見を同じくする腫瘍として，両者をユーイング肉腫とよぶ．

治療・予後

治療法は化学療法，手術療法，放射線治療を組み合わせた集学的治療となる．病変が限局している場合には広範囲切除術が有効だが，骨盤や脊椎などの広範囲切除術が難しい部位では術後放射線治療を併用する．転移のある場合は，化学療法を主体に放射線治療，手術療法を組み合わせた治療が施行される．限局性病変と転移における 5 年生存率は 68％と 39％，10 年生存率は 63％と 32％である[98]．

遠隔転移は強い予後不良因子となるが，肺転移のみでは比較的予後良好である．限局性病変では，予後不良因子は，骨盤発症，15 歳以上での発症，腫瘍体積が 100 mL 以上，初診時から再発までの期間が 2 年以内が挙げられる[99]．

10.14 脊索腫
chordoma

臨床的事項

脊索細胞（notochordal cell）由来の悪性腫瘍である．従来は遺残脊索組織（notochordal remnant）から生じると考えられていたが，良性脊索細胞腫〔10.6 良性脊索細胞腫（256 頁）参照〕が前駆病変であることが明らかになった[100,101]．悪性骨腫瘍の 1～4％を占める．

好発部位は椎体正中部，斜台だが，仙尾骨発生（図 10.28）は最も多く 50～65％を占める．いずれの年齢にも発生しうるが，30 歳以下ではまれである[102]．仙尾骨病変は斜台病変と比較して，好発年齢が高い傾向にある[102]．男女比は，仙尾骨病変では 2：1 とやや男性に多いが，斜台病変では同等である．

仙尾骨病変では，症状は徐々に進行する会陰部痛，下肢の痺れ，直腸を直接圧迫することによる便秘などである．腫瘍は前方のみならず，後方や側方へも高率に浸潤する[103]．自覚症状に乏しく局所浸潤性に発育するため，初診時にすでに巨大化していることが多い．

組織学的には，豊富な粘液腫状基質を背景に小胞巣状，索状，孤在状の増殖を示す．核異型は弱いものから著しいものまで多様で，分化傾向が乏しくなると多形核を有する腫瘍細胞の充実性増殖が目立つ．脱分化型脊索腫（dedifferentiated chordoma）では定型的な脊索腫に境界明瞭に隣接した低分化肉腫像を示す．

画像所見（BOX 10.11）

単純X線写真では，境界明瞭な溶骨性病変としてみられ，50〜70％で不整形な石灰化を認める[102]．仙骨病変はおもに前部への骨外進展をきたし，軟部腫瘤影を伴う．

CTでは，腫瘍，その内部の石灰化，骨皮質破壊，進展範囲が単純X線写真よりも明瞭に描出される（図10.28）．筋肉よりもやや低い濃度を示すことが多い（図10.28）．仙骨病変は前部骨外腫瘤が大きくなると，直腸の前方への圧排をきたす（図10.28）．

MRIでは，T1強調像で低信号域に出血や高蛋白成分，粘液による高信号域を混在し，T2強調像で強い高信号域に，低信号の隔壁様構造や石灰化による低信号域を混在する[103〜105]（図10.28）．造影MRIでは，増強効果は中等度〜高度とさまざまである（図10.28）．周囲の関節や軟部組織へ進展し，アメーバの仮足様所見（pseudopodia appearance）を示す[103]（図10.28）．

鑑別診断は，良性脊索細胞腫〔10.6 良性脊索細胞腫（256頁）参照〕，骨巨細胞腫〔10.4 骨巨細胞腫（250頁）参照〕が挙げられる．骨巨細胞腫との鑑別では，Tsujiら[106]は，年齢が50歳以上，部位が第3仙椎以下，初診時に骨外発育あり，T2強調像で高信号，腫瘍内に隔壁構造あり，shell状の骨皮質破壊なし，の6項目をスコアー化（すべて満たすと6点）し，合計の平均が骨巨細胞腫で0.9に対し，脊索腫では4.8であり，脊索腫が有意に高かったと報告している．ダイナミック造影MRIでは，骨巨細胞腫は早期に強い増強効果を示すが，脊索腫は漸増型の増強効果を示す傾向にある[107]．

治療・予後

手術による広範囲切除術が最も予後良好である[108,109]．しかし，腫瘍が大きい場合は，手術の困難さに加え，切断高位に伴う神経障害などの合併症が問題となる．手術での残存病変に対し，陽子線治療，あるいは重粒子線治療を行うことで生存率の向上が期待できる[110]．また，切除不能症例においても，重粒子治療の5年間の局所制御率は77％，5年生存率は81％と良好な成績が報告されている[111]．予後不良因子は，若年発症，切除縁が不十分，腫瘍径が大きい（直径8 cm以上），組織学的に脱分化型を認めるなどが挙げられる[109]．

BOX 10.11　脊索腫の画像所見のポイント

単純X線写真：仙尾骨の境界不明瞭な溶骨性病変，内部の不整形石灰化，軟部腫瘤影

CT：筋肉よりやや低濃度

MRI：T1強調像で低信号域に高信号域の混在，T2強調像で高信号域に低信号域の混在，周囲への浸潤がアメーバの仮足様所見（pseudopodia appearance），造影MRIでさまざまな増強効果

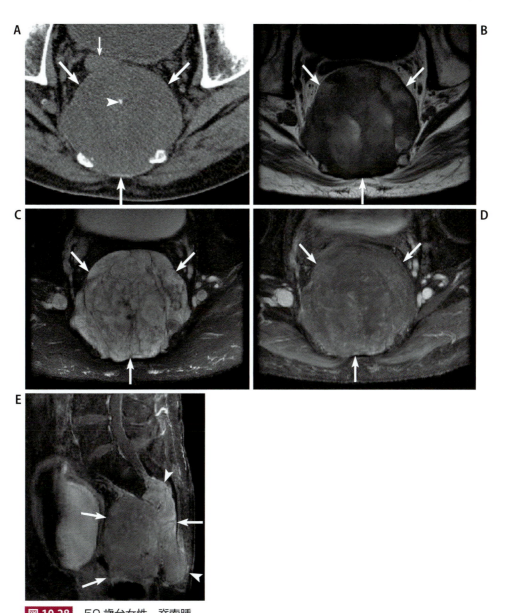

図 10.28 50歳台女性　脊索腫

A：CT，B：MRI，T1強調横断像，C：脂肪抑制T2強調横断像，D：脂肪抑制造影T1強調横断像，E：脂肪抑制造影T1強調矢状断像　CT(A)で，仙骨の骨破壊，および骨外，特に前部骨外への発育をきたした大きな腫瘤がみられる(A，大矢印)．筋肉よりやや低い濃度を示し，内部に小石灰化(A，▶)を認める．直腸は前方へ圧排されている(A，小矢印)．MRI(B，C)では，T1強調像(B)で低信号域に高信号域の混在を，T2強調像(C)で強い高信号域に低信号の隔壁様構造の混在を示す(BC，→)．造影MRI(D，E)では，不均一な増強効果を認める(DE，→)．腫瘤の背側部には軟部組織への浸潤(pseudopodia appearance)を認める(E，▶)．

10.15 転移性骨腫瘍
metastatic bone tumor

臨床的事項

あらゆる悪性腫瘍が骨転移をする可能性があり，その原発巣として乳癌，肺癌，前立腺癌が"御三家"として挙げられる（図10.29～図10.32）．これは骨転移をきたした症例を母数として，その原発巣を頻度順に挙げたものである．逆に原発巣別に骨転移をきたす頻度を多い順にならべると，乳癌，前立腺癌，肺癌の順になる[112～114]（NOTE 10.16）．本邦では，これらに加えて消化器癌，特に胃癌と肝細胞癌を忘れてはならない．

転移性骨腫瘍は躯幹，および四肢近位の骨格系を侵すことが多い．これらの部位は赤色髄が多く毛細血管網が発達しており，癌細胞がトラップされやすいからである．骨盤（図10.29，図10.31），大腿骨近位部（特に転子間部）（図10.30，図10.32）は，頭蓋骨や脊椎，肋骨，胸骨と並び，骨転移の好発部位となる[115]．転移の経路は，経動脈性のみならずBatson静脈叢を介した経静脈性も重要である[115,116]（NOTE 10.17）．

通常，骨転移は既知の悪性腫瘍の経過中に血行性転移の1つとして出現してくるが，初発時にすでに骨転移をきたしている場合も多い．原発性骨腫瘍を疑い精査すると，原発巣不明の骨転移だった症例もしばしば遭遇する．このような症例の原発巣は肺癌（35％）が最多で，前立腺癌（17％），乳癌（7％），肝細胞癌（7％）がこれに次ぐ．ただし，7％で，剖検でも原発巣特定ができないとされる[117]．逆に，原発巣の治療後に無再発で何年も経過してから，遅発性に骨転移が出現することもある．例えば，腎細胞癌がその代表である[118]．

初期の骨転移は通常は無症状だが，病変が増大し，骨皮質が破壊されると疼痛が出現する．さらに，神経の圧迫による知覚鈍麻や筋力低下もみられるようになる．最大の臨床的問題は病的骨折で，荷重のかかる部位に好発する．特に，大腿骨転子間部は脊椎と並ぶ二大好発部位の1つである[119]．臨床評価の指標として"骨関連事象（skeletal related event：SRE）"が用いられる[118]（NOTE 10.18）．

組織学的には，骨吸収，骨形成の2種類の反応が生じる可能性がある．それぞれ破骨細胞（osteoclast），骨芽細胞（osteoblast）の活性化に対応した変化で，腫瘍から産生されるさまざまな液性因子が関与している（NOTE 10.19，NOTE 10.20）．実際には，この2つの反応が混在することが多く，骨吸収が優位であれば溶骨型（osteolytic）（図10.29，図10.32）に，骨形成が優位であれば造骨型（osteoblastic）（図10.30）に，この両方が混在すれば混合型（mixed）（図10.31）になる．原発巣と骨転移の形態の間には，ある程度の関連がある．前立腺癌はほぼ全例で造骨型（図10.30）を，肝細胞癌や腎癌，甲状腺癌はほとんどが溶骨型を，肺癌や乳癌などの他の多くの悪性腫瘍は溶骨型（図10.29，図10.32），または混合型を示す[118]．

さらに，骨吸収・形成ともに起こらずに癌細胞が骨髄を置換するように浸潤するものもあり，骨梁間型骨転移（intertrabecular metastasis）とよばれる．剖検例の検討において脊椎転移の37％がこのタイプで，原発巣として頻度が高いのは，肺小細胞癌，肝細胞癌，胃癌，膵癌などである．

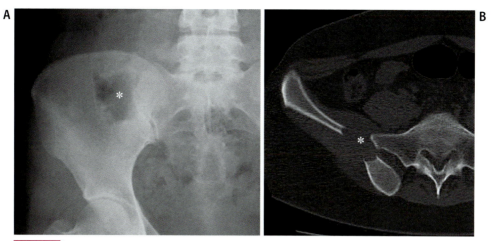

図10.29 30歳台女性　転移性骨腫瘍（原発巣は肺癌）
A：単純X線写真正面像，B：CT　単純X線写真（A），CT（B）で，右腸骨に硬化縁のない境界明瞭な溶骨性病変がみられる（AB, ＊）．CT（B）では，より明瞭に描出されている．溶骨型骨転移である．

NOTE 10.16　転移性骨腫瘍の原発巣

①骨転移患者の原発巣別割合
（文献113より）

原発巣	割合（%）
乳　癌	21.6
肺　癌	21.2
前立腺癌	7.6
腎　癌	7.5
胃　癌	6.8
子宮癌	6.6
肝　癌	5.1
大腸癌	4.0
甲状腺癌	3.5
膀胱癌	1.7

②剖検例による原発巣別の骨転移の頻度
（文献114より）

原発巣	骨転移率（%）
乳　癌	79.0
前立腺癌	76.7
肺　癌	52.7
直腸癌	22.7
子宮癌	22.7
胃　癌	21.1
肝　癌	15.8
甲状腺癌	15.8
膀胱癌	15.1
腎　癌	15.0

画像所見

ひとことで言ってしまえば，所見は非特異的で，"何でもあり"ということができる．単純X線写真では，溶骨性・造骨性変化が骨濃度に反映されるが，実際には病変が相当に進行しないと濃度変化として描出されない（図10.29，図10.30，図10.32），たとえば，溶骨性変化は，骨梁がおおむね50％以上減らないと認識できない．骨濃度よりも，むしろ骨皮質の消失の有無に着目することが読影のポイントになる．ただし，骨盤においては，骨相互の重なりがあるうえに腸管ガスも投影されるため，早期診断が困難なことが多い．

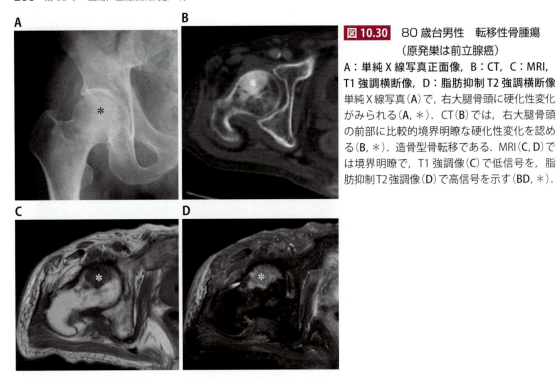

図10.30 80歳台男性 転移性骨腫瘍（原発巣は前立腺癌）
A：単純X線写真正面像，B：CT，C：MRI，T1強調横断像，D：脂肪抑制T2強調横断像
単純X線写真（A）で，右大腿骨頭に硬化性変化がみられる（A, *）．CT（B）では，右大腿骨頭の前部に比較的境界明瞭な硬化性変化を認める（B, *）．造骨型骨転移である．MRI（C, D）では境界明瞭で，T1強調像（C）で低信号を，脂肪抑制T2強調像（D）で高信号を示す（BD, *）．

NOTE 10.17 Batson静脈叢

- 椎体の周囲，および脊柱管内には，椎体からの導出静脈のネットワークが形成されており，Batson静脈叢（Batson's paravertebral venous plexus）とよばれ，最終的には下大静脈に流入する．
- 一方，腸管や生殖器などの骨盤内臓器からの静脈血も，骨盤静脈叢を経由して下大静脈に流入する．
- Batson静脈叢には弁がない．
- したがって，骨盤内臓器から下大静脈へ流入した血液は，容易にこの静脈叢へ逆流する．
- その結果，骨盤内臓器に悪性腫瘍の病巣があると，経静脈的に椎体へ転移が惹起される．

CTでは，基本的所見として，①海綿骨の濃度変化，②骨皮質破壊，③病的骨折，④軟部腫瘤形成が挙げられる（図10.29〜図10.32）．海綿骨の濃度変化は，骨条件ではなく軟部条件のウィンドウ値・ウィンドウ幅のほうが見やすい．一般的に，長管骨で骨皮質の50％以上が破壊されると病的骨折のリスクが増大し，骨盤周囲では，特に大腿骨転子間部の転移で病的骨折をきたしやすい[120〜122]（NOTE 10.21, 図10.32）．

MRIでは，T1強調像で低信号を，T2強調像やSTIR像で溶骨型は高信号，造骨型は低信号を，拡散強調像で高信号を示す（図10.30〜図10.32）．境界は，通常は明瞭だが，不明瞭なこともある（図10.30〜図10.32）．病巣のコントラストは次の2つの要素により変化する．1つは骨転移の組織学的パターン（造骨型か溶骨型か），もう1つは周囲骨髄の状

NOTE 10.18 骨関連事象（skeletal related event：SRE）

骨転移に対するさまざまな治療効果の判定の指標として用いられ，以下の項目が含まれる．これらが生じる（または実施される）までの期間をもって表すことが多い．
- ①著明な疼痛増悪
- ②病的骨折
- ③脊髄圧迫
- ④放射線治療
- ⑤手　術

NOTE 10.19 骨転移が溶骨性変化をきたす機序

- 腫瘍細胞はさまざまな液性因子を産生するが，破骨細胞活性化因子のひとつとして副甲状腺ホルモン関連ペプチド（parathyroid hormone related peptide：PTHrP）がある．
- 破骨細胞分化誘導因子として receptor activator of nuclear factor-κB-ligand（RANKL）がある．
- その結果，病巣周囲に多数の破骨細胞が現れ，過剰な骨吸収が生じるとともに，高カルシウム血症が引き起こされる．
- ビスホスホネート製剤（ゾメタ®，リカルボン®，ベネット®など）は，破骨細胞に取り込まれ，その作用を抑制する．
- デノスマブ（ランマーク®）は RANKL に対するモノクローナル抗体製剤で，破骨細胞の発現を抑制する．

NOTE 10.20 骨転移が造骨性変化をきたす機序

- 腫瘍そのものが骨を作る（基質的骨形成：stromal bone formation）：前立腺癌や骨肉腫など限られた種類の悪性腫瘍にのみ生ずる．
- 溶骨性変化に対する反応としての骨形成（反応性骨形成：reactive bone formation）：あらゆる悪性腫瘍に起こりうる．

態，すなわち黄色髄（脂肪髄）と赤色髄（造血髄）のどちらが優勢かである[118]（NOTE 10.22）．新生児の骨髄はほとんどが赤色髄だが，成長に従い四肢末梢から黄色髄に変化していく〔転換（conversion）〕．成人の骨盤，および大腿骨近位部には比較的赤色髄が残存してはいるが，貧血などのさまざまな疾患によりさらに多くの赤色髄が必要になると，黄色髄から赤色髄への変化〔再転換（reconversion）〕が生じる．このようにして赤色髄が優位になった部位に造骨型骨転移が起こると，いずれの撮像でもコントラストが低下するので注意を要する．

　骨シンチグラフィでは，全身骨における骨転移のスクリーニングが可能である．多くは集

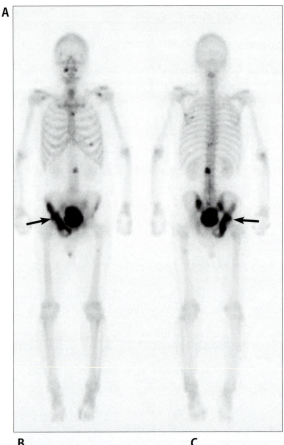

図 10.31 50歳台男性　転移性骨腫瘍（原発巣は前立腺癌）
A：骨シンチグラフィ全身像（左：前面像，右：後面像），B：CT，C：MRI，T1強調冠状断像，D：脂肪抑制T2強調冠状断像　骨シンチグラフィ(A)で，右臼蓋〜坐骨結節に広く集積亢進がみられる（A, →）．ほかにも，両側仙腸関節，腰椎，胸骨などに集積亢進を認める．多発骨転移の所見である．CT(B)では，右臼蓋に境界不明瞭な溶骨性・硬化性変化の混在した病変を認める（B, ＊）．混合型骨転移である．MRI(C, D)では境界不明瞭で，T1強調像(C)で低信号を，脂肪抑制T2強調像(D)で高信号を示す（CD, ＊）．

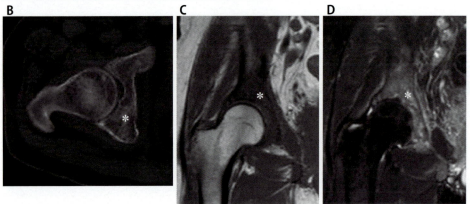

積亢進として描出される（図10.31）．ただし，この所見は非特異的で，悪性腫瘍以外にもさまざまな疾患でみられるので注意が必要である[123]（NOTE 10.23）．溶骨型（特に腎癌，肝細胞癌，甲状腺癌）では，逆に集積低下を示すことがあり，漫然と読影していると見逃してしまうので，特に注意が必要である．また，骨梁間型は，単純X線写真や骨シンチグラフィではまったく描出されないので，MRIやFDG-PETが不可欠である[124]．なお，極端に全身にわたり骨転移が進行した場合，一見正常と紛らわしいシンチグラフィ所見を呈することがある．これを"superscan"あるいは"beautiful bone scan"とよぶ[118]（NOTE 10.24）．

NOTE 10.21 転移性骨腫瘍における病的骨折のリスクと画像所見

- 骨転移により骨皮質が破壊されると病的骨折のリスクが増す.
- in vitro のデータでは,長管骨で皮質の厚さが 50%を超えて破壊されると,急速に荷重に耐えられなくなることが知られている[120].
- 一方,骨転移の部位や画像上のパターンと臨床所見から,病的骨折のリスクを推測する試みは以前からあり,Mirels のスコア(表A)として知られる.

表A Mirels' score

	1	2	3
部位	上肢	下肢	転子間部
画像所見	造骨型	混合型	溶骨型
疼痛の程度	軽度	中等度	重度
皮質の破壊程度	<1/3	1/3〜2/3	>2/3

- これらを合計して 9 点以上なら病的骨折のリスクが高く,早急な手術が推奨される.一方,7 点以下ならリスクは比較的低いとされている[121].
- ただし,その後の検討によると,9 点以上であっても必ずしも骨折のリスクが増大するわけではなく,長軸方向に 30 mm を超える病変の進展と 50%を超える皮質の破壊のみが骨折のリスクファクターであるとする報告もある[122].

NOTE 10.22 MRI における転移性骨腫瘍の信号強度

背景骨髄が黄色髄優位な場合(通常の成人における基本的な所見)

	造骨型	造骨型以外	備考
T1 強調像	低信号	低信号	
T2 強調像	低〜等信号	等〜高信号	脂肪抑制(−)ではコントラスト不良
STIR 像	等〜高信号	高信号	

背景骨髄に赤色髄が優位な場合(骨髄の再転換が顕著な症例)

	造骨型	造骨型以外	備考
T1 強調像	低〜等信号	低〜等信号	黄色髄優位なときよりもコントラスト不良
T2 強調像	低〜等信号	等〜高信号	
STIR 像	等〜高信号	高信号	

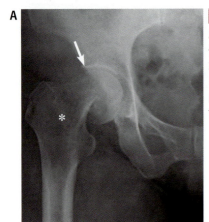
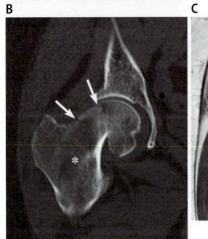
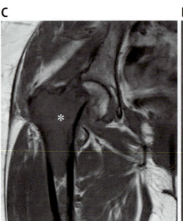
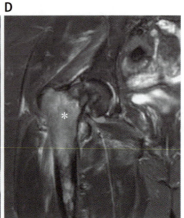

図10.32 50歳台女性　転移性骨腫瘍（原発巣は乳癌）病的骨折を合併
A：単純X線写真正面像，B：CT，MPR冠状断像，C：MRI，T1強調冠状断像，D：脂肪抑制T2強調冠状断像　単純X線写真（A）で，右大腿骨の頸部〜転子下に境界不明瞭な溶骨性病変がみられ（A，＊），頸部の病的骨折（A，→）をきたしている．CT（B）では，溶骨性病変（B，＊），頸部骨折（B，→）がより明瞭に描出されている．MRI（C，D）では，T1強調像（C）で低信号を，脂肪抑制T2強調像（D）で高信号を示す（CD，＊）．

治療・予後

症状がなく，画像診断により病変が判明した場合は，骨修飾薬〔ビスホスホネート製剤や抗RANKL抗体（NOTE 10.19）〕などの投与を行う．状況に応じて化学療法や予防的放射線療法を考慮する[125]．

　疼痛を認める場合は，麻薬を含めた鎮痛薬，および骨修飾薬の投与，さらに放射線療法（外照射療法）の併用を検討する．多発骨転移では放射性ストロンチウムによる内照射療法も検討される．また，荷重制限や危険動作の回避などのリハビリテーションも行い，病的骨折などの回避に努める．

　大腿骨の病変に対しては，外科的治療の対象となることがある．すでに病的骨折をきたした場合だけでなく，骨の破壊が3cm以上あり骨折のリスクが高いと判断された場合（切迫骨折）も手術適応となる．内固定術（骨接合術），骨セメント併用内固定術，病巣切除後人工骨頭置換術の3つの方法がある[126]．

NOTE 10.23　骨シンチグラフィで集積亢進を示す良性疾患

1）良性腫瘍および腫瘍類似疾患
　骨巨細胞腫
　軟骨芽細胞腫
　類骨骨腫・骨芽細胞腫
　線維性骨異形成
　骨線維性異形成〔osteofibrous dysplasia，骨化性線維症（ossifying fibroma）〕
　ランゲルハンス細胞組織球症（Langerhans cell hystiocytosis）
2）非腫瘍性疾患
　骨髄炎
　変形性関節症・変形性脊椎症
　骨　折（疲労骨折を含む）
　打　撲（特に肋骨）
　副鼻腔炎
　虫　歯

NOTE 10.24　superscan（beautiful bone scan）

- 躯幹骨のほとんど全部が一様に転移巣に置換されてしまうと，これらの病巣にびまん性に集積亢進が生じ，一見正常と紛らわしいことがある．これを"superscan"，あるいは"beautiful bone scan"とよぶ．
- 骨シンチグラフィに用いられるTc-99m methylene diphosphonate（MDP），あるいはTc-99m hydroxymethylene diphosphonate（HMDP）は生理的に腎から排泄されるので，正常例では必ず両腎が描出される．
- しかし，進行した骨転移例では，投与した製剤のほとんどすべてが転移巣に集積する結果，腎からの排泄がほとんどなくなる．
- 正常像との鑑別点は，両腎の描出を確認することである．

■ 文 献

10.1 類骨骨腫/骨芽細胞腫

1) de Andrea CE, Bridge JA, Schiller A：Osteoblastoma. In：Fletcher CDM (eds)：WHO classification of tumours of soft tissue and bone, 4th. Lyon：IARC, 2013：279-280.
2) Greenspan A：Benign bone-forming lesions：osteoma, osteoid osteoma and osteoblastoma：clinical, imaging, pathologic and differential considerations. Skeletal Radiol 1993；22：485-500.
3) Unni KK, Inwards CY：Osteoid osteoma. Dahlin's bone tumors：general aspects and data on 10,165 cases, 6th ed. Philadelphia：Lippinocott-Raven, 2010：102-111.
4) Song MH, Yoo WJ, Cho TJ, et al：Clinical and radiological features and skeletal sequelae in childhood intra-/juxta-articular versus extra-articular osteoid osteoma. BMC Musculoskelet Disord 2015；16：3.
5) Spouge AR, Thain LM：Osteoid osteoma：MR imaging revisited. Clin Imaging 2000；24：19-27.
6) Liu PT, Kujak JL, Roberts CC, et al：The vascular groove sign：a new CT finding associated with osteoid osteomas. AJR 2011；196：168-173.
7) Klontzas ME, Zibis AH, Karantanas AH：Osteoid osteoma of the femoral neck：Use of the half-moon sign in MRI diagnosis. AJR 2015；205：353-357.
8) Smith FW, Gilday DL：Scintigraphic appearances of osteoid osteoma. Radiology 1980；137：191-195.
9) Teixeira PA, Chanson A, Beaumont M, et al：Dynamic MR imaging of osteoid osteomas：correlation of semiquantitative and quantitative perfusion parameters with patient symptoms and treatment outcome. Eur Radiol 2013；23：2602-2611.

10.2 骨軟骨腫

10) 山口岳彦, 稲岡 努, 木村浩明ほか：単発性骨軟骨腫. 大塚隆信, 福田国彦, 小田義直・編：骨・軟部腫瘍―臨床・画像・病理, 改訂第2版. 診断と治療社, 2015：90-91.
11) 山口岳彦, 稲岡 努, 木村浩明：多発性骨軟骨腫. 大塚隆信, 福田国彦, 小田義直・編：骨・軟部腫瘍―臨床・画像・病理, 改訂第2版. 診断と治療社, 2015：92-93.
12) Wuyts W, Bovée JVM, Hogendoom PCW：Multiple osteochondromatosis. Fletcher CDM, Bridge JA, Hogendoom PCW (eds)：WHO classification of tumours of soft tissue and bone. Lyon：IARC, 2013：384-385.
13) 藤本 肇：MRI 骨・関節アトラス, 改訂新版. ベクトル・コア, 2009：216-237.

10.3 軟骨芽細胞腫

14) Kilpatrick SE, Romeo S：Chondroblastoma. In：Fletcher CDM (eds)：WHO classification of tumours of soft tissue and bone, 4th. Lyon：IARC, 2013：262-263.
15) Resnick D, Kyriakos M, Greenway GD：Chondroblastoma. In：Resnick D, Kransdorf MJ (eds)：Bone and joint imaging, 3rd ed. Philadelphia：Elsevier Saunders, 2005：1144-1145.
16) Robbin MR, Murphey MD：Benign chondroid neoplasms of bone. Semin Musculoskelet Radiol 2000；4：45-58.
17) Kaneko H, Kitoh H, Wasa J, et al：Chondroblastoma of the femoral neck as a cause of hip synovitis. J Pediatr Orthop B 2012；21：179-182.
18) Unni KK, Inwards CY：Benign chondroblastoma. Dahlin's bone tumors：general aspects and data on 10,165 cases, 6th ed. Philadelphia：Lippinocott-Raven, 2010：41-49.
19) Kaim AH, Hügli R, Bonél HM, et al：Chondroblastoma and clear cell chondrosarcoma：radiological and MRI characteristics with histopathological correlation. Skeletal Radiol 2002；31：88-95.
20) Suneja R, Grimer RJ, Belthur M, et al：Chondroblastoma of bone：long-term results and functional outcome after intralesional curettage. J Bone Joint Surg Br 2005；87：974-978.
21) Turcotte RE, Kurt AM, Sim FH, et al：Chondroblastoma. Hum Pathol 1993；24：944-949.
22) Xie C, Jeys L, James SL：Radiofrequency ablation of chondroblastoma：long-term clinical and imaging outcomes. Eur Radiol 2015；25：1127-1134. doi：10.1007/s00330-014-3506-1.
23) 柴田宏明, 松本誠一, 下地 尚ほか：当院における軟骨芽細胞腫の診断と治療. 東日本整災会誌 2015；27：83-87.

10.4 骨巨細胞腫

24) Athanasou NA, Bansal M, Forsyth R, et al : Giant cell tumour of bone. In : Fletcher CDM (eds) : WHO classification of tumours of soft tissue and bone, 4th. Lyon : IARC 2013 : 321-324.
25) Resnick D, Kyriakos M, Greenway GD : Chondroblastoma. In : Resnick D, Kransdorf MJ (eds) : Bone and joint imaging, 3rd ed. Philadelphia : Elsevier Saunders, 2005 : 1164-1167.
26) Bandyopadhyay R, Biswas S, Bandyopadhyay SK, et al : Synchronous multicentric giant cell tumor. J Cancer Res Ther 2010 ; 6 : 106-108.
27) Murphey MD, Nomikos GC, Flemming DJ, et al : From the archives of AFIP. Imaging of giant cell tumor and giant cell reparative granuloma of bone : radiologic-pathologic correlation. RadioGraphics 2001 ; 21 : 1283-1309.
28) Levine E, De Smet AA, Neff JR, et al : Scintigraphic evaluation of giant cell tumor of bone. AJR 1984 ; 143 : 343-348.
29) Van Nostrand D, Madewell JE, McNiesh LM, et al : Radionuclide bone scanning in giant cell tumor. J Nucl Med 1986 ; 27 : 329-338.
30) O'Reilly M, Chew FS : The scintigraphic features of giant-cell tumors in relation to other imaging modalities. Clin Nucl Med 1996 ; 21 : 43-48.
31) Campanacci M, Giunti A, Olmi R : Metaphyseal and diaphyseal localization of giant cell tumors. Chir Organi Mov 1975 ; 62 : 29-34.
32) Turcotte RE, Wunder JS, Isler MH, et al : Canadian Sarcoma Group. Giant cell tumor of long bone : a Canadian Sarcoma Group study. Clin Orthop Relat Res 2002 ; (397) : 248-258.
33) Hoch B, Inwards C, Sundaram M, et al : Multicentric giant cell tumor of bone. Clinicopathologic analysis of thirty cases. J Bone Joint Surg Am 2006 ; 88 : 1998-2008.

10.5 骨内脂肪腫

34) Rosenberg AE, Bridge JA : Myogenic, lipogenic and epithelial tumours ; lipoma. In : Fletcher CDM (eds) : WHO classification of tumours of soft tissue and bone, 4th. Lyon : IARC, 2013 : 341-342.
35) Campbell RS, Grainger AJ, Mangham DC, et al : Intraosseous lipoma : report of 35 new cases and a review of the literature. Skeletal Radiol 2003 ; 32 : 209-222.
36) Ramos A, Castello J, Sartoris DJ, et al : Osseous lipoma : CT appearance. Radiology 1985 ; 157 : 615-619.
37) Resnick D, Kyriakos M, Greenway GD : Tumors and tumor-like lesions of bone : imaging and pathology of specific lesions ; tumors of fatty differentiation. In : Resnick D, Kransdorf MJ (eds) : Bone and joint imaging, 3rd ed. Philadelphia : Elsevier Saunders, 2005 : 1169-1171.
38) Mannem RR, Mautz AP, Baynes KE, et al : AIRP best cases in radiologic-pathologic correlation : intraosseous lipoma. RadioGraphics 2012 ; 32 : 1523-1528.
39) Milgram JW : Intraosseous lipomas. A clinicopathologic study of 66 cases. Clin Orthop Relat Res 1988 ; 231 : 277-302.
40) Milgram JW : Intraosseous lipomas : radiologic and pathologic manifestations. Radiology 1988 ; 167 : 155-160.
41) Propeck T, Bullard MA, Lin J, et al : Radiologic-pathologic correlation of intraosseous lipomas. AJR Am J Roentgenol 2000 ; 175 : 673-678.
42) Bertram C, Popken F, Rütt J : Intraosseous lipoma of the calcaneus. Langenbecks Arch Surg 2001 ; 386 : 313-317.
43) Milgram JW : Malignant transformation in bone lipomas. Skeletal Radiol 1990 ; 19 : 347-352.

10.6 良性脊索細胞腫

44) Yamaguchi T, Suzuki S, Ishiiwa H, et al : Intraosseous benign notochordal cell tumours : overlooked precursors of classic chordomas? Histopathology 2004 ; 44 : 597-602.
45) Deshpande V, Nielsen GP, Rosenthal DI, et al : Intraosseous benign notochord cell tumors (BNCT) : further evidence supporting a relationship to chordoma. Am J Surg Pathol 2007 ; 31 : 1573-1577.
46) Kyriakos M : Benign notochordal lesions of the axial skeleton : a review and current appraisal. Skeletal Radiol 2011 ; 40 : 1141-1152.
47) Darby AJ, Cassar-Pullicino VN, McCall IW, et al : Vertebral intra-osseous chordoma or giant

notochordal rest? Skeletal Radiol 1999 ; 28 : 342-346.
48) Bjornsson J, Wold LE, Ebersold MJ, et al : Chordoma of the mobile spine. A clinicopathologic analysis of 40 patients. Cancer 1993 ; 71 : 735-740.
49) Yamaguchi T, Iwata J, Sugihara S, et al : Distinguishing benign notochordal cell tumors from vertebral chordoma. Skeletal Radiol 2008 ; 37 : 291-299.
50) Nishiguchi T, Mochizuki K, Ohsawa M, et al : Differentiating benign notochordal cell tumors from chordomas : radiographic features on MRI, CT, and tomography. AJR 2011 ; 196 : 644-650.

10.7 動脈瘤様骨嚢腫

51) Nielsen GP, Fletcher JA, Oliveira AM, et al : Aneurysmal bone cyst. Fletcher CDM (eds) : WHO classification of tumours of soft tissue and bone. Lyon : IARC, 2013 : 348-349.
52) Leithner A, Windhager R, Lang S, et al : Aneurysmal bone cyst. A population based epidemiologic study and literature review. Clin Orthop Relat Res 1999 ; 363 : 176-179.
53) Unni KK, Inwards CY : Cystic lesions of bone ; aneurysmal bone cyst. Dahlin's bone tumors : general aspects and data on 10,165 cases, 6th ed. Philadelphia : Lippinocott-Raven, 2010 : 333-340.
54) Mahnken AH, Nolte-Ernsting CC, Wildberger JE, et al : Aneurysmal bone cyst : value of MR imaging and conventional radiography. Eur Radiol 2003 ; 13 : 1118-1124.
55) Mankin HJ, Hornicek FJ, Ortiz-Cruz E, et al : Aneurysmal bone cyst : a review of 150 patients. J Clin Oncol 2005 ; 23 : 6756-6762.

10.8 骨 Paget 病

56) Cooper C, Dennison E, Schafheutle K, et al : Epidemiology of Paget's disease of bone. Bone 1999 ; 24 : 3S-5S.
57) Roodman GD, Windle J : Paget disease of bone. J Clin Invest 2005 ; 115 : 200-208.
58) Cundy T : Is Paget's disease of bone disappearing? Skeletal Radiol 2006 ; 35 : 350-351.
59) Unni KK, Inwards CY : Paget disease. Dahlin's bone tumors : general aspects and data on 10,165 cases, 6th ed. Philadelphia : Lippinocott-Raven, 2010 : 364.
60) 田宮貞史，福田大記，木村浩明ほか：骨 Paget 病．大塚隆信，福田国彦，小田義直・編：骨・軟部腫瘍─臨床・画像・病理，改訂第 2 版．診断と治療社，2015：190-191．
61) Theodorou DJ, Theodorou SJ, Kakitsubata Y : Imaging of Paget disease of bone and its musculoskeletal complications : review. AJR 2011 ; 196 : S64-75.
62) Mirra JM, Brien EW, Tehranzadeh J : Paget's disease of bone : review with emphasis on radiologic features—part I. Skeletal Radiol 1995 ; 24 : 163-171.
63) Kaufmann G, Sundaram M, McDonald D : Magnetic resonance imaging in symptomatic Paget's disease. Skeletal Radiol 1991 ; 20 : 413-418.
64) Monfort J, Sala R, Romero A, et al : Epidemiological, clinical, biochemical, and imaging characteristics of monostotic and polyostotic Paget's disease. Bone 1999 ; 24 : 13S-14S.
65) Roodman GD, Windle J : Paget disease of bone. J Clin Invest 2005 ; 115 : 200-208.

10.9 骨内ガングリオン

66) Schajowicz F, Clavel-Sainz M, Slullitel JA : Juxta-articular bone cysts (intra-osseous ganglia) : a clinicopathological study of eighty-eight cases. J Bone Joint Surg Br 1979 ; 61 : 107-116.
67) 小田義直，小庭栄治，木村浩明ほか：骨内ガングリオン．大塚隆信，福田国彦，小田義直・編：骨・軟部腫瘍─臨床・画像・病理，改訂第 2 版．診断と治療社，2015：184-185．
68) Grey AC, Mangham DC, Davies AM, et al : Fluid-fluid level in an intraosseous ganglion. Skeletal Radiol 1997 ; 26 : 667-670.

10.10 線維性骨異形成

69) 小田義直，福田国彦，木村浩明ほか：線維性骨異形成．大塚隆信，福田国彦，小田義直・編：骨・軟部腫瘍─臨床・画像・病理，改訂第 2 版．診断と治療社，2015：166-169．
70) Sakamoto A, Oda Y, Iwamoto Y, et al : A comparative study of fibrous dysplasia and osteofibrous dysplasia with regard to expressions of c-fos and c-jun products and bone matrix proteins : a clinicopathologic review and immunohistochemical study of c-fos, c-jun, type I collagen, osteo-

nectin, osteopontin, and osteocalcin. Hum Pathol 1999 ; 30 : 1418-1426.
71) Tabareau-Delalande F, Collin C, Gomez-Brouchet A, et al : Diagnostic value of investigating GNAS mutations in fibro-osseous lesions : a retrospective study of 91 cases of fibrous dysplasia and 40 other fibro-osseous lesions. Mod Pathol 2013 ; 26 : 911-921.
72) Feldman F : Fibrous dysplasia. Resnick D, Kransdorf MJ（eds）: Bone and joint imaging, 3rd ed. Philadelphia : Elsevier Saunders, 2005 : 1417-1423.
73) 隅屋 寿：核医学診断 骨シンチ・タリウムシンチ．藤本 肇・編：新 骨軟部 画像診断の勘ドコロ．メジカルビュー社，2015：84-92．

10.11 骨肉腫

74) Unni KK, Inwards CY : Osteosarcoma. Dahlin's bone tumors : general aspects and data on 10,165 cases, 6th ed. Philadelphia : Lippinocott-Raven, 2010 : 122-157.
75) 石田 剛：骨腫瘍の病理．文光堂，2012：55-118．
76) Yarmish G, Klein MJ, Landa J, et al : Imaging characteristics of primary osteosarcoma : nonconventional subtypes. RadioGraphics 2010 ; 30 : 1653-1672.
77) Rajiah P, Ilaslan H, Sundaram M : Imaging of sarcomas of pelvic bones. Semin Ultrasound CT MR 2011 ; 32 : 433-441.
78) Bloem JL, Reidsma II : Bone and soft tissue tumors of hip and pelvis. Eur J Radiol 2012 ; 81 : 3793-3801.
79) Bielack SS, Kempf-Bielack B, Delling G, et al : Prognostic factors in high-grade osteosarcoma of the extremities or trunk : An analysis of 1,702 patients treated on neoadjuvant cooperative osteosarcoma study group protocols. J Clin Oncol 2002 ; 20 : 776-790.
80) Park SK, Lee IS, Cho KH, et al : Osteosarcoma of pelvic bones : imaging features. Clin Imaging 2017 ; 41 : 59-64.
81) Fletcher BD, Hanna SL, Fairclough DL, et al : Pediatric musculoskeletal tumors : use of dynamic, contrast-enhanced MR imaging to monitor response to chemotherapy. Radiology 1992 ; 184 : 243-248.
82) van der Woude HJ, Bloem JL, Verstraete KL, et al : Osteosarcoma and Ewing's sarcoma after neoadjuvant chemotherapy : value of dynamic MR imaging in detecting viable tumor before surgery. AJR 1995 ; 165 : 593-598.
83) Bielack SS, Kempf-Bielack B, Delling G, et al : Prognostic factors in high-grade osteosarcoma of the extremities or trunk : An analysis of 1,702 patients treated on neoadjuvant cooperative osteosarcoma study group protocols. J Clin Oncol 2002 ; 20 : 776-790.
84) Matsuo T, Sugita T, Sato K, et al : Clinical outcomes of 54 pelvic osteosarcomas registered by Japanese musculoskeletal oncology group. Oncology 2005 ; 68 : 375-381.
85) Jawad MU, Haleem AA, Scully SP : Malignant sarcoma of the pelvic bones : Treatment outcomes and prognostic factors vary by histopathology. Cancer 2011 ; 117 : 1529-1541.

10.12 軟骨肉腫

86) Murphey MD, Walker EA, Wilson AJ, et al : From the archives of the AFIP : imaging of primary chondrosarcoma : radiologic-pathologic correlation. RadioGraphics 2003 ; 23 : 1245-1278.
87) Rajiah P, Ilaslan H, Sundaram M : Imaging of sarcomas of pelvic bones. Semin Ultrasound CT MR 2011 ; 32 : 433-441.
88) MacSweeney F, Darby A, Saifuddin A : Dedifferentiated chondrosarcoma of the appendicular skeleton : MRI-pathological correlation. Skeletal Radiol 2003 ; 32 : 671-678.
89) Littrell LA, Wenger DE, Wold LE, et al : Radiographic, CT, and MR imaging features of dedifferentiated chondrosarcomas : a retrospective review of 174 de novo cases. RadioGraphics 2004 ; 24 : 1397-1409.
90) Collins MS, Koyama T, Swee RG, et al : Clear cell chondrosarcoma : radioGraphic, computed tomographic, and magnetic resonance findings in 34 patients with pathologic correlation. Skeletal Radiol 2003 ; 32 : 687-694.
91) Yang BT, Wang YZ, Wang XY, et al : Mesenchymal chondrosarcoma of the orbit : CT and MRI findings. Clin Radiol 2012 ; 67 : 346-351.
92) Bernard SA, Murphey MD, Flemming DJ, et al : Improved differentiation of benign osteochondro-

mas from secondary chondrosarcomas with standardized measurement of cartilage cap at CT and MR imaging. Radiology 2010 ; 255 : 857-865.

10.13 ユーイング肉腫

93) de Alava E, Lessnick SL, Sorensen PH : Ewing sarcoma. In : Fletcher CDM (eds) : WHO classification of tumours of soft tissue and bone, 4th. Lyon : IARC, 2013 : 306-309.
94) Unni KK, Inwards CY : Ewing tumor. Dahlin's bone tumors : general aspects and data on 10,165 cases, 6th ed. Philadelphia : Lippinocott-Raven, 2010 : 211-224.
95) Murphey MD, Senchak LT, Mambalam PK, et al : From the radiologic pathology archives : Ewing sarcoma family of tumors : radiologic-pathologic correlation. RadioGraphics 2013 ; 33 : 803-831.
96) Fletcher BD, Hanna SL, Fairclough DL, et al : Pediatric musculoskeletal tumors : use of dynamic, contrast-enhanced MR imaging to monitor response to chemotherapy. Radiology 1992 ; 184 : 243-248.
97) van der Woude HJ, Bloem JL, et al : Osteosarcoma and Ewing's sarcoma after neoadjuvant chemotherapy : value of dynamic MR imaging in detecting viable tumor before surgery. AJR 1995 ; 165 : 593-598.
98) Esiashvili N, Goodman M, Marcus RB Jr : Changes in incidence and survival of Ewing sarcoma patients over the past 3 decades : Surveillance epidemiology and end results data. J Pediatr Hematol Oncol 2008 ; 30 : 425-430.
99) Cotterill SJ, Ahrens S, Paulussen M, et al : Prognostic factors in Ewing's tumor of bone : analysis of 975 patients from the European Intergroup Cooperative Ewing's Sarcoma Study Group. J Clin Oncol 2000 ; 18 : 3108-3114.

10.14 脊索腫

100) Yamaguchi T, Suzuki S, Ishiiwa H, et al : Intraosseous benign notochordal cell tumours : overlooked precursors of classic chordomas? Histopathology 2004 ; 44 : 597-602.
101) Yamaguchi T, Watanabe-Ishiiwa H, Suzuki S, et al : Incipient chordoma : a report of two cases of early-stage chordoma arising from benign notochordal cell tumors. Mod Pathol 2005 ; 18 : 1005-1010.
102) Resnick D, Kyriakos M, Greenway GD : Tumors of notochord origin ; chordoma. In : Resnick D, Kransdorf MJ (eds) : Bone and joint imaging, 3rd ed. Philadelphia : Elsevier Saunders, 2005 : 1178-1182.
103) Sung MS, Lee GK, Kang HS, et al : Sacrococcygeal chordoma : MR imaging in 30 patients. Skeletal Radiol 2005 ; 34 : 87-94.
104) Yamaguchi T, Iwata J, Sugihara S, et al : Distinguishing benign notochordal cell tumors from vertebral chordoma. Skeletal Radiol 2008 ; 37 : 291-299.
105) Nishiguchi T, Mochizuki K, Ohsawa M, et al : Differentiating benign notochordal cell tumors from chordomas : radiographic features on MRI, CT, and tomography. AJR 2011 ; 196 : 644-650.
106) Tsuji T, Chiba K, Watanabe K, et al : Differentiation of spinal giant cell tumors from chordomas by using a scoring system. Eur J Orthop Surg Traumatol 2016 ; 26 : 779-784.
107) Lang N, Su MY, Xing X, et al : Morphological and dynamic contrast enhanced MR imaging features for the differentiation of chordoma and giant cell tumors in the axial skeleton. J Magn Reson Imaging 2016 Aug 4. doi : 10.1002/jmri.25414.
108) Kayani B, Hanna SA, Sewell MD, et al : A review of the surgical management of sacral chordoma. Eur J Surg Oncol 2014 ; 40 : 1412-1420.
109) Ruosi C, Colella G, Di Donato SL, et al : Surgical treatment of sacral chordoma : survival and prognostic factors. Eur Spine J 2015 ; 24 (Suppl 7) : 912-917.
110) McDonald MW, Linton OR, Moore MG, et al : Influence of residual tumor volume and radiation dose coverage in outcomes for clival chordoma. Int J Radiat Oncol Biol Phys 2016 ; 95 : 304-311.
111) Imai R, Kamada T, Araki N : Working Group for Bone and Soft Tissue Sarcomas : Carbon ion radiation therapy for unresectable sacral chordoma : An analysis of 188 cases. Int J Radiat Oncol Biol Phys 2016 ; 95 : 322-327.

10.15 転移性骨腫瘍

112) 大森まいこ：骨転移のメカニズム．大森まいこ，辻 哲也，高木辰哉・編：骨転移の診療とリハビリテーション．医歯薬出版，2014：2-6．
113) 日本整形外科学会骨軟部腫瘍委員会：全国骨腫瘍患者登録一覧表，2005．
114) 森脇昭介：骨転移の病理～基礎と臨床のはざまで～．杏林書院，2007．
115) Resnick D, Kransdorf MJ：Skeletal metastases. Resnick D, Kransdorf MJ（eds）：Bone and joint imaging, 3rd ed. Philadelphia：Elsevier Saunders, 2005：1245-1264.
116) Batson OV：The function of the vertebral veins and their role in the spread of metastases. Ann Surg 1940；112：138-149.
117) Katagiri H, Takahashi M, Inagaki J, et al：Determining the site of the primary cancer in patients with skeletal metastasis of unknown origin：a retrospective study. Cancer 1999；86：533-537.
118) 藤本 肇：転移性骨腫瘍．藤本 肇・編：新 骨軟部画像診断の勘ドコロ．メジカルビュー社，2015：202-218．
119) 永澤博幸，岡田恭司：病的骨折（腫瘍による骨折）の診断．臨床画像 2011；27：1070-1077．
120) Hipp JA, Springfield DS, Hayes WC：Predicting pathologic fracture risk in the management of metastatic bone defects. Clin Orthop Relat Res 1995；312：120-135.
121) Mirels H：Metastatic disease in long bones. A proposed scoring system for diagnosing impending pathologic fractures. Clin Orthop Relat Res 1989；249：256-264.
122) Van der Linden YM, Dijkstra PD, Kroon HM, et al：Comparative analysis of risk factors for pathological fracture with femoral metastases. J Bone Joint Surg Br 2004；86：566-573.
123) 隅屋 寿：核医学診断 骨シンチ・タリウムシンチ．藤本 肇・編：新 骨軟部画像診断の勘ドコロ．メジカルビュー社，2015：84-92．
124) Yamaguchi T：Intertrabecular vertebral metastases：metastases only detectable on MR imaging. Semin Musculoskelet Radiol 2001；5：171-175.
125) 高木辰哉：転移性骨腫瘍の治療戦略．大森まいこ，辻 哲也，高木辰哉・編：骨転移の診療とリハビリテーション．医歯薬出版，2014：28-29．
126) 片桐浩久：転移性骨腫瘍の手術．大森まいこ，辻 哲也，高木辰哉・編：骨転移の診療とリハビリテーション．医歯薬出版，2014：35-42．

各論 腫瘍，腫瘍類似疾患：

軟部組織疾患，その他

A. 良性疾患
11.1 色素性絨毛結節性滑膜炎 ……………………………300
11.2 滑膜骨軟骨腫症 ……………………………303
11.3 腫瘍状石灰化症 ……………………………307

B. 悪性疾患
11.4 放射線誘発性肉腫 ……………………………312

A. 良性疾患

11.1 色素性絨毛結節性滑膜炎
pigmented villonodular synovitis（PVNS）

臨床的事項

滑膜の線維組織球性腫瘍（fibrohistiocytic tumor）である．組織学的には手や足の腱鞘に発生する腱鞘巨細胞腫（giant cell tumor of tendon sheath）と同一で，びまん型巨細胞腫（diffuse-type giant cell tumor）ともよばれる．腫瘍か炎症か長年議論があったが，現在のWHO分類では軟部腫瘍のなかに含められており"いわゆる線維組織球性腫瘍（so-called fibrohistiocytic tumours）"の範疇に分類される[1]．

好発年齢は20～40歳台で，性差はない．通常は単関節性に起こり，好発部位は膝関節，股関節，足関節，肩関節，肘関節で，股関節は膝関節に次いで多い．滑液包〔8.2 滑液包，滑液包炎（166頁）参照〕に起こることもある．

おもな症状は関節の疼痛，腫脹，可動域制限である．血性の関節液貯留を伴い，陳旧性の場合には関節液が褐色調を示すこともある．外傷歴のない関節内出血に遭遇した場合には，本疾患を考慮すべきである．

肉眼的には，絨毛状やスポンジ状の境界不明瞭な滑膜増殖がみられる．組織学的には，単核の滑膜様，ないし組織球様の細胞が浸潤性に増殖し，充実性に配列した腫瘍細胞間に滑液腔を想起させるスリット状の裂隙が形成される[2]．鉄を貪食した組織球が集簇し，大量のヘモジデリン（hemosiderin）沈着を伴うことも特徴である[2]．

画像所見（BOX 11.1）

単純X線写真では，関節内，または関節内より関節周囲へ進展した滑膜増殖を反映する関節周囲の軟部組織腫脹，骨侵食像がみられ，骨侵食像は薄い硬化縁を伴うことが多い[2,3]（図11.1）．股関節では関節腔が狭いために，骨侵食を生じやすい[3]．石灰化や関節周囲の骨粗鬆症はなく，関節裂隙は保たれ，開大することもある[2,3]．慢性期には二次性変形性関節症〔5.1 変形性関節症（64頁）参照〕を合併し，関節裂隙が狭小化する[3]．

CTでは，関節内（～関節周囲）の軟部組織濃度を示す単結節状，または多結節状の病変としてみられる[3]．筋肉と等濃度を示すことが多いが，ヘモジデリン沈着を反映して，筋肉よりもやや高い濃度を示すこともある[3]．骨侵食像は単純X写真よりも明瞭に描出される．

MRIでは，関節内（～関節周囲）の単結節状・多結節状病変が，その進展範囲とともに最も明瞭に描出される（図11.1）．T1・T2強調像ともに低信号を示すが（図11.1），T2強調像での低信号のおもな原因はヘモジデリン沈着による磁化率効果で（NOTE 11.1），T2*強調像で特に顕著となる[2〜4]．必ずしもみられるとはかぎらないが，特徴的な所見である．骨侵食，関節液も描出される（図11.1）．造影MRIでは，不均一な増強効果を認める[3]（図11.1）．

鑑別診断は，滑膜肥厚をきたす慢性疾患として関節リウマチ〔6.3 関節リウマチ（106頁）参

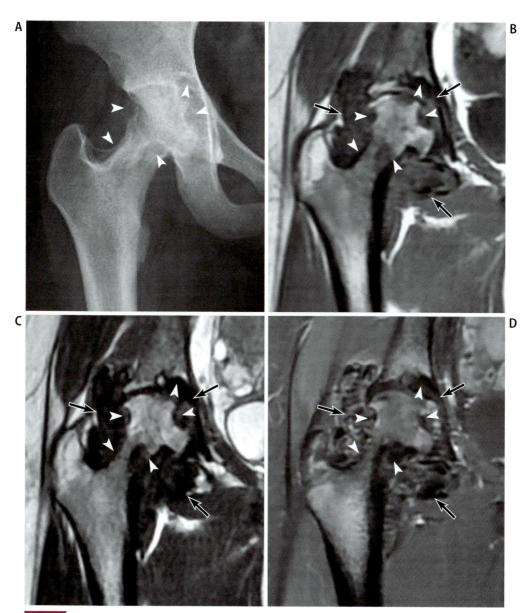

図 11.1 14 歳女児　色素性絨毛結節性滑膜炎
A：単純 X 線写真正面像，B：MRI，T1 強調冠状断像，C：T2 強調冠状断像，D：造影脂肪抑制 T1 強調冠状断像　単純 X 線写真（A）で，臼蓋上内側部，大腿骨頭～頸部の硬化縁を伴う骨侵食像（A，▶），および上部の関節裂隙狭小化がみられる．MRI（B，C）では，関節内～関節周囲に T1・T2 強調像ともに低信号を示す多結節状病変がみられる（BC，→）．造影 MRI（D）では，不均一な増強効果を認める（BC，→），骨侵食も明らかである（B～D，▶）．

照），アミロイド関節症〔6.6 アミロイド関節症（123 頁）参照〕，滑膜骨軟骨腫症〔11.2 滑膜骨軟骨腫症（303 頁）参照〕などが挙がるが，T2*強調像でのヘモジデリン沈着を示す低信号が診断の重要なポイントになる[2,3]．

NOTE 11.1 磁化率効果

静磁場中に物質があると局所磁場が不均一となり，MRI の信号強度や画像に影響を与える．これを磁化率効果（susceptibility effect）という．特にヘモジデリンなどの常磁性体があると著明で，局所的な信号強度低下をきたす（磁化率アーチファクト magnetic susceptibility artifact）．

グラジエントエコー法による撮像では特にこの影響が大きく，スピンエコー法での撮像に比べ低信号のアーチファクトの範囲が拡大する．この現象は blooming（開花）とよばれる．

BOX 11.1 色素性絨毛結節性滑膜炎の画像所見のポイント

単純 X 線写真：関節周囲の軟部組織腫脹，薄い硬化縁を伴う骨侵食像，石灰化・関節周囲の骨粗鬆症なし，関節裂隙保持

CT：関節内（～関節周囲）の単結節状・多結節状病変，筋肉と等濃度，ときに筋肉よりやや高濃度，骨侵食像

MRI：関節内（～関節周囲）の単結節状・多結節状病変，T1・T2 強調像で低信号，T2*強調像で顕著な低信号，造影 MRI で不均一な増強効果，骨侵食，関節液貯留

治療・予後

手術療法が施行される．通常は open surgery，または鏡視下にて増殖した滑膜の切除術が行われる[2,3,5]．浸潤性やびまん性の発育を示すために，完全切除が困難で，再発をきたすことも多い．鏡視下手術は open surgery と比較して，侵襲性は低いが，再発が多い傾向にある[3]．術後 10 年以上経過してから再発することもある[2]．高度の関節破壊や二次性変形性関節症〔5.1 変形性関節症（64 頁）参照〕をきたした進行例では，人工関節置換術が行われる[3,5]．

11.2 滑膜骨軟骨腫症
synovial osteochondromatosis

臨床的事項（BOX 11.2）

滑膜に硝子軟骨よりなる軟骨性結節が形成される疾患である．軟骨性結節は軟骨内骨化（endochondral ossification）を生じ，骨軟骨性結節になる．結節が滑膜から分離すると，関節内遊離体になる．一次性（図11.2）と二次性（図11.3）に分類されるが，一般的に，単なる滑膜骨軟骨腫症は一次性をさす．

一次性は原因不明だが，滑膜の軟骨化生により起こると考えられている[6]．好発年齢は20～40歳台，男女比は2～4：1である．通常は単関節性に起こり，好発部位は膝関節，股関節，肘関節，肩関節，足関節である．腱鞘，滑液包に起こることもある．結節は径3cm以下のものが数個～多数みられ，千個以上認める場合もある．大きさは比較的そろっている（図11.2）．おもな症状は関節の疼痛，腫脹，可動域制限である．慢性期には変形性関節症〔5.1 変形性関節症（64頁）参照〕を合併する．まれに軟骨肉腫への悪性転化がみられる[7]．

二次性はほかの先行する関節疾患に続発するもので，剥離した軟骨片，骨軟骨片が滑膜に着床，発育して起こると考えられている．先行疾患は変形性関節症が最多で（図11.3），そのほかにも多くの疾患が報告されている[8]（NOTE 11.2）．一次性と比較して，結節の数は少なく，大きさは大小不揃いである（図11.3）．好発部位は変形性関節症のよくみられる股関節，膝関節である．

BOX 11.2 一次性と二次性の滑膜骨軟骨腫症の比較

分類	原因	結節の大きさ	結節の数	その他
一次性	滑膜の軟骨化生	径3cm以下 比較的同じ	少数～多数	まれに軟骨肉腫への悪性転化
二次性	剥離軟骨片・骨軟骨片の滑膜着床，発育	大小不揃い	単発～少数	先行股関節疾患

NOTE 11.2 二次性滑膜骨軟骨腫症における先行関節疾患（文献9より）

変形性関節症（最多），骨壊死，離断性骨軟骨炎（oseochondritis dissecans），外傷，神経病性関節症（neuropathic arthropathy），関節リウマチ，結核

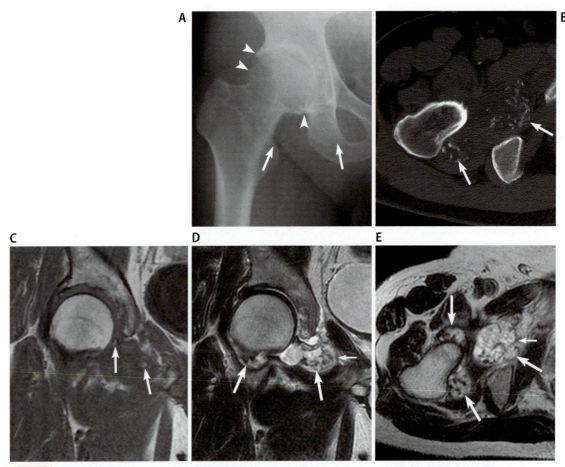

図11.2 60歳台女性 一次性滑膜骨軟骨腫症
A：単純X線写真正面像，B：CT，C：MRI, T1強調冠状断像，D：T2強調冠状断像，E：T2強調横断像 単純X線写真(A)で，大腿骨頸部〜坐骨の周囲に多数の点状，リング状の石灰化・骨化結節がみられる(A, →)．これらは小さく，大きさが比較的揃っている．変形性股関節症の合併を示す臼蓋，大腿骨頭の辺縁の骨棘も認めるが(A, ▶)，関節裂隙は保たれている．CT(B)では，大腿骨頸部の後方〜坐骨の前方に石灰化・骨化結節が明瞭に描出されている(B, →)．MRI(C〜E)では，T2強調像(D, E)で多数の関節内結節が明らかで，これらは高信号，または高信号域に点状低信号や低信号縁で囲まれた高信号域の混在を示す(DE, 大矢印)．結節を含む関節腔は内側へ突出し(DE, 小矢印)，外閉鎖筋は下方へ圧排されている．これは外閉鎖筋滑液包(obturator externus bursa)〔8.2 滑液包, 滑液包炎(166頁)参照〕と考えられる．T1強調像(C)では，低信号縁で囲まれた高信号結節は描出されているが(C, →)，ほかの結節は筋肉に近い信号を示し，不明瞭である．

画像所見（BOX 11.3）

一次性では，単純X線写真で関節内の軟骨性結節や滑膜肥厚を反映する関節周囲の軟部組織腫脹，石灰化・骨化結節，骨侵食像がみられる[8,9]（図11.2）．石灰化・骨化は70〜95％で描出され，点状，リング状・円弧状（ring-and-arc）を示す[9]（図11.2）．関節周囲の骨粗鬆症は廃用性変化によるものを除くとまれで，関節裂隙は保たれ，開大することもある[8,9]．慢性期には二次性変形性関節症〔5.1 変形性関節症(64頁)参照〕を合併し，関節裂隙が狭小化する[8,9]．股関節病変では，石灰化・骨化結節が80％に，骨侵食像が53％に，骨棘が47％に，骨粗鬆症と関節裂隙狭小化が33％にみられると報告されている[10]．骨侵食は，関節腔が

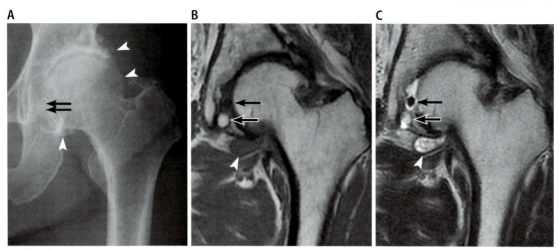

図11.3 70歳台男性 変形性股関節症に伴う二次性滑膜骨軟骨腫症
A：単純X線写真正面像，B：MRI, T1強調冠状断像，C：T2強調冠状断像　単純X線写真（A）で，変形性股関節症を示す臼蓋，大腿骨頭の辺縁の骨棘（A, ►），びまん性の関節裂隙狭小化がみられる．寛骨臼窩に2つの小さな骨性結節を認める（A, →）．MRI（B, C）では，寛骨臼窩の2つの関節内結節が描出されており，1つは低信号を，もう1つは低信号縁で囲まれた高信号を示す（BC, →）．外閉鎖筋滑液包〔8.2 滑液包，滑液包炎（166頁）参照〕もみられる（BC, ►）．

狭いためにほかの関節よりも生じやすく，大腿骨頸部の全周に強く認めることもある[8〜10]．

　CTでは，単純X線写真と同様の所見がみられるが，石灰化・骨化結節，骨侵食像がより明瞭に描出される[8,9,11]（図11.2）．関節造影やCT関節造影（CT arthrography）では，石灰化・骨化のない結節でも陰影欠損として描出できる．

　MRIでは，関節内結節が最も明瞭に描出される（図11.2）．石灰化・骨化のみられない結節はT1強調像で低〜中等度の信号（筋肉に近い高信号）を，T2強調像で強い高信号を示す分葉状結節としてみられる[8,9,12]（図11.2）．石灰化・骨化のある結節はこれに低信号域や低信号縁で囲まれた骨髄の混在を認める[8,9,12]（図11.2）．滑膜肥厚，関節液貯留，骨侵食も描出される[9〜11]．造影MRIでは，結節に軟骨性病変に特徴的な辺縁や内部の隔壁状の増強効果がみられ[9]，肥厚した滑膜の増強効果を認めることもある．

　二次性では，上記したように結節の大きさは大小不揃いで，数は少ない（図11.3）．先行関節疾患の所見もみられることからも一次性と容易に鑑別できる．

病期分類

一次性は，組織学的に活動性滑膜内病変と関節内遊離体の有無により3つに分けるMilgram分類（Milgram classification）[6]（NOTE 11.3）がある．

BOX 11.3 滑膜骨軟骨腫症の画像所見のポイント

単純X線写真，CT：関節周囲の軟部組織腫脹，石灰化・骨化結節［点状，リング状・円弧状（ring-and-arc）］，骨侵食像

MRI：関節内結節［石灰化・骨化のない結節；T1強調像にて低〜中等度信号（筋肉に近い信号），T2強調像にて高信号/石灰化・骨化のある結節；上記所見＋限局性低信号域または低信号縁で囲まれた骨髄］，造影MRIで関節内結節の辺縁・内部の隔壁状の増強効果，滑膜肥厚・増強効果，骨侵食，関節液貯留

NOTE 11.3 滑膜骨軟骨腫症の病期分類（Milgram分類）（文献6より）

活動性滑膜内病変と関節内遊離体の有無による分類
　phase Ⅰ：活動性の滑膜内病変あり，関節内遊離体なし
　phase Ⅱ：活動性の滑膜内病変と関節内遊離体あり（移行期病変）
　phase Ⅲ：活動性の滑膜内病変なく，多数の関節内遊離体あり

治療・予後

手術療法が施行されるが，これはopen surgery，または鏡視下にて行う関節内遊離体摘出術，滑膜切除術がある[7,13,14]．術式の選択は病期分類に基づいて決定されることが多いが，見解の一致がない．Milgram[6]はphase Ⅰでは滑膜切除術のみを，phase Ⅱでは関節内遊離体摘出術と滑膜切除術を，phase Ⅲでは関節内結節摘出術のみを推奨している．術後の再発の頻度は3〜23％で[9]，再発のある場合には再手術が必要となる．

11.3 腫瘍状石灰化症
tumoral calcinosis

臨床的事項

軟部組織に単発性，または多発性の腫瘍状石灰化をきたす疾患である．石灰化はリン酸カルシウム，炭酸カルシウム，ハイドロキシアパタイト結晶などが混在し，20 cm 以上に及ぶこともある．

Smack ら[15]は基礎疾患の有無により一次性（図11.4）と二次性（図11.5）に大別し，さらに一次性を血清リン値が正常なものと高リン血症を示すものに分類している．一次性は家族性に発生する傾向にあり，好発年齢は20歳以下で性差はなく，血清カルシウム値は正常を示す[15〜17]．本邦ではまれで，血清リン値が正常なものは熱帯・亜熱帯地方に多く，高リン血症を示すものはアフリカ（黒人）に多い[17]．特発性腫瘍状石灰化症（idiopathic tumoral calcinosis），家族性腫瘍状石灰化症（familiar tumoral calcinosis）ともよばれる．二次性は慢性腎不全，悪性腫瘍，サルコイドーシス，原発性副甲状腺機能亢進症（primary hyperparathyroidism）などの基礎疾患に続発するもので[15〜17]，本邦では大部分を占める．基礎疾患では慢性腎不全が最多で，透析患者の0.5〜3%で発生し，腫瘍状石灰化症様病変（tumoral calcinosis-like lesion），尿毒症性腫瘍状石灰化症（uremic tumoral calcinosis）ともよばれる[18,19]．

好発部位は股関節（図11.4，図11.5），肘関節，肩関節，足関節，手関節の周囲，特に伸側〔滑液包→8.2 滑液包，滑液包炎（166頁）参照〕で，大転子周囲〔大転子/大殿筋滑液包（greater trochanteric/subgluteus maximus bursa）〕に最も多い[15,16]．通常は無症状だが，部位や大きさにより腫脹，疼痛，可動域制限をきたすことがある．皮膚と瘻孔を形成し，白色クリーム状の石灰化の流出を認めることもある．

遺伝学的には，家族性で血清リン値が正常なものは *SAMD9* 遺伝子の突然変異が発現因子になり，高リン血症を示すものは *GALNT3* 遺伝子，*FGF23* 遺伝子，*KLOTHO* 遺伝子の突然変異が常染色体劣性遺伝を示す発現因子になることが知られている[16,17]．

画像所見 （BOX 11.4）

単純X線写真，CTでは，関節周囲，特に伸側の無構造や囊胞状の分葉状石灰化としてみられる[16,20,21]（図11.4，図11.5）．内部は隔壁状透亮像（chicken wire pattern）を伴い，多結節状石灰化（cobble stone appearance）を示す[20,21]（図11.4，図11.5）．隔壁状透亮像は線維性隔壁に相当する．石灰化の層による液面形成（sedimentation sign）を認めることもある[16,20,21]（図11.5）．これは病変の活動性を反映するとされている．石灰化の性状はCTでより明瞭に描出される（図11.4，図11.5）．筋内へ進展することがあり，筋内病変としてみられることもある（図11.4，図11.5）．隣接する骨の侵食や破壊はまれで，この特徴は石灰化をきたす他の疾患との鑑別点のひとつになる[16]．

MRIでは，多房性囊胞性腫瘤としてみられる[20]（図11.4，図11.5）．辺縁や隔壁はT1強調像で低信号を，T2強調像でさまざまな信号を示す[20]（図11.4，図11.5）．これは種々の程度の血管増生や炎症反応を伴う結合組織を反映している．囊胞成分はT1強調像で低信号

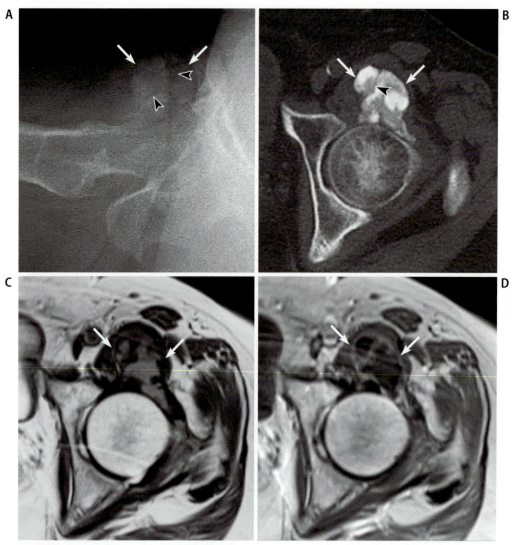

図11.4 60歳台女性 一次性腫瘍状石灰化症
A：単純X線写真軸位像，B：CT，C：MRI, T2強調横断像，D：造影T1強調横断像　単純X線写真(A)，CT(B)で，股関節の前方に境界明瞭な分葉状石灰化がみられる(AB, →)．内部は濃度が不均一で，隔壁状透亮像(chicken wire pattern)を伴い(AB, ►)，多結節状石灰化(cobble stone appearance)を示す．石灰化の性状はCT(B)でより明瞭に描出されている．MRI(C)では，腸腰筋内の多房性嚢胞性腫瘤としてみられ，辺縁，隔壁は低信号を，嚢胞腔は高信号を示す(C, →)．造影MRI(D)では，辺縁，隔壁にのみ増強効果を認める(D, →)．

を，T2強調像で高信号を示し，液面形成を認めることもある[20] (図11.4, 図11.5)．高度の石灰化が集積したものは，いずれの撮像法でも低信号となる[20]．造影MRIでは，辺縁，隔壁にのみ増強効果を認める[20] (図11.4)．

　鑑別診断は，関節近傍の軟部組織に石灰化，骨化をきたすいろいろな疾患が挙げられる[16,20,21] (NOTE 11.4)．

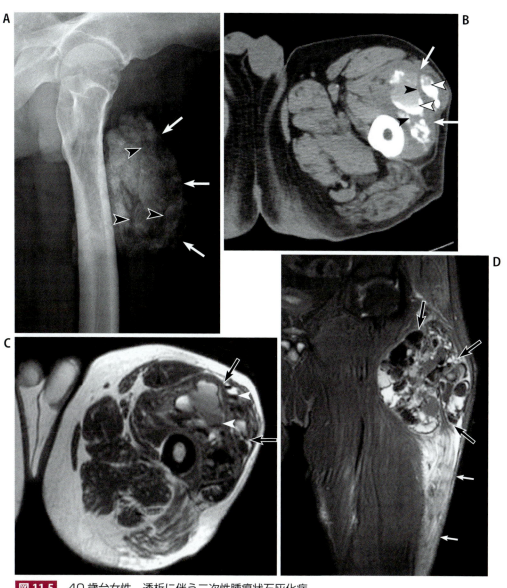

図 11.5 40 歳台女性 透析に伴う二次性腫瘍状石灰化症

A：単純 X 線写真 Lauenstein 像，B：CT，C：MRI（6 か月後），T2 強調横断像，D：脂肪抑制 T2 強調冠状断像　単純 X 線写真（A），CT（B）で，大腿骨近位骨幹の前方に境界明瞭な分葉状石灰化がみられる（AB, →）．内部は隔壁状透亮像（chicken wire pattern）を認め（AB, ▶），多結節状石灰化（cobble stone appearance）を示す．CT（B）では，石灰化が大腿四頭筋内に位置している．その性状がより明瞭に描出されており，一部に液面形成を認める（B, ▷）．MRI（C, D）では，大腿四頭筋内の多房性腫瘤としてみられる（CD, →）．辺縁，隔壁は低〜高信号を示し，高信号を示す嚢胞成分，液面形成を示す嚢胞成分（C, ▷），低信号の結節成分が混在している．脂肪抑制 T2 強調像では，より遠位側の大腿四頭筋の浮腫を伴う（D, 小矢印）．

NOTE 11.4　腫瘍状石灰化症の鑑別疾患（文献 16, 20, 21 より）

ピロリン酸カルシウム結晶沈着症（結節性偽痛風）〔6.5 ピロリン酸カルシウム結晶沈着症（117 頁）参照〕：高齢者に好発する．石灰化はより顆粒状で，淡く微細である．

石灰沈着性腱炎（カルシウムハイドロキシアパタイト沈着症〔8.6 石灰沈着性腱炎（184 頁）参照〕：腱内や腱周囲に発生する．石灰化は液面形成を示すことはまれである．急性期は疼痛や炎症反応を伴う．

骨化性筋炎（myositis ossificans）：外傷の既往がある．おもに筋内に発生する．淡い石灰化から骨化へ急速に進行する．骨化は分葉状ではなく，辺縁ほど強い（ゾーン現象）．

強皮症や皮膚筋炎/多発筋炎などの膠原病に伴う石灰化（汎発性石灰沈着症，限局性石灰沈着症）：

　汎発性石灰沈着症；石灰化はびまん性で，筋肉や筋膜に沿ったシート状の分布を示す．

　限局性石灰沈着症；石灰化は限局性で，皮下に発生する．隔壁や液面形成を認めない．

石灰化・骨化をきたす骨・軟部腫瘍：

　1）滑膜肉腫（synovial sarcoma）：腫瘍の一部に点状石灰化や骨化がみられる．

　2）骨肉腫（特に傍骨性骨肉腫）：骨に広く接する腫瘍で，強い骨化がみられる．

　3）軟骨肉腫：腫瘍に線状・弓状（ring-and-arc）石灰化がみられる．

BOX 11.4　腫瘍状石灰化症の画像所見のポイント

単純 X 線写真，CT：関節周囲（特に伸側）の無構造・嚢胞状分葉状石灰化，隔壁状透亮像（chicken wire pattern），多結節状石灰化（cobble stone appearance），石灰化の層による液面形成（sedimentation sign），骨侵食・破壊はまれ

MRI：多房性嚢胞性腫瘤，辺縁・隔壁は T1 強調像で低信号・T2 強調像でさまざまな信号，嚢胞成分は T1 強調像で低信号・T2 強調像で高信号・液面形成，造影 MRI で辺縁・隔壁のみ増強効果

診断基準

Harkness ら[22]が最初に診断基準を提唱した（NOTE 11.5）．その後，Touart ら[23]が皮膚石灰化症を転移性，異栄養性，特発性，医原性に分類し，「特発性皮膚石灰化症に属し高リン血症を伴う家族性疾患で，若年者の大関節周囲の皮下や筋肉に大きな石灰化腫瘤をきたすもの」と定義した．しかし，これらを満たさない症例も本疾患として多数報告されている．疾患概念が混乱しており，曖昧に診断されているのが現状である．より明確な診断基準，定義の提唱が望まれる．

> **NOTE 11.5** 腫瘍状石灰化症の診断基準 (文献 22 より，一部改変)
>
> 1）関節周囲，特に肘関節や股関節周囲の無症状で石灰化した大きな腫瘤
> 2）血清カルシウム値，血清リン値の異常なし
> 3）腎疾患，代謝性疾患，膠原病などの合併なし
> 4）20 歳台までの発症
> 5）家族性・人種性の素因の関与
> 6）不完全切除で再発

治療・予後

治療法は保存療法と切除術による手術療法がある．保存療法はリンの制限，炭酸カルシウムやリン吸着剤（炭酸ランタン，セベラマー炭酸塩など），炭酸脱水酵素阻害剤（アセタゾラミドなど）による薬物療法などがあるが，効果不良なことが多い[17,20,24]．

　一次性では，通常は手術療法が選択される[17,20]．病変の境界が不明瞭なために切除不十分となることも多く，再発率は高い[17,20]．複数回の切除術が行われることもある．再発は術前の病変よりも速く増大する[20]．高リン血症を伴う症例や遺伝子異常のある症例では，再発率が高いと考えられている[20]．手術療法と保存療法の併用が行われることもある[17]．まれに自然緩解することが報告されている[25]．

　二次性では，感染や瘻孔形成などの合併症のリスクが高く，おもに保存療法が選択される[17]．

B. 悪性疾患

11.4　放射線誘発性肉腫
radiation-induced sarcoma

臨床的事項

　診断基準は，少なくとも3年以上前に放射線治療を受けていること，放射線治療を行った領域内に発生すること，肉腫の組織型が原発腫瘍と異なること，である[26]．放射線総線量は30 Gy以上で起こり得るが，60 Gyを超えると発症率が有意に高くなる[27,28]．放射線照射から発症までの期間は4〜42年（平均11年）と長い[29]．発生頻度はすべての肉腫の1％以下と推測されている[30]．局所照射よりも，全身照射の方が発生リスクは高い[31]．また，抗癌剤を併用することで，発症リスクは4.7〜9倍になる[32]．

　Huangら[33]は，約20万の乳癌患者をretrospectiveに検討し，放射線治療患者群は対照群と比較して血管肉腫の発生が16倍，そのほかの軟部肉腫の発生が2倍増加することを明らかにしている．Sheppardら[32]は，放射線誘発性肉腫をきたした63例を検討し，骨由来は52例，軟部組織由来は11例であった．骨由来では骨肉腫が最多で，77％を占めており，軟部組織由来では従来の悪性線維性組織球腫が最多であった．男性が20例，女性が43例と女性に多い結果であった．これは乳癌や子宮頸癌（図11.6）など，女性特有の癌において放射線照射を行うことが多いためと考えられる．好発部位は骨盤部（図11.6），胸壁，肩甲骨，頭蓋顔面骨，胸骨の順であった．

　染色体13q14領域に存在する癌抑制遺伝子である*RB1*遺伝子の異常により発生する遺伝性網膜芽細胞腫では，放射線照射部に，高率に骨肉腫や軟骨肉腫を合併することが知られている[34]．

画像所見

　特徴的な画像所見はないため，先行する放射線治療の有無は重要な臨床情報となる．放射線性骨壊死部は発生母地になるため，これとの鑑別は重要である．放射線性骨壊死は骨濃度低下，不整な骨硬化像，骨梁の粗大化，骨皮質肥厚をきたし，骨外性腫瘤を形成することはない．一方，放射線誘発性骨肉腫は骨破壊，造骨性変化，骨膜反応をきたし，骨外腫瘤を伴いやすい（図11.6）．また，照射範囲，総線量，発症までの期間や経過でも違いがある（NOTE 11.6）．

予後

　放射線誘発性軟部肉腫の予後は，原発性軟部肉腫より不良である[35]．一方，放射線誘発性骨肉腫の予後は，原発性骨肉腫と大差ない[36]．

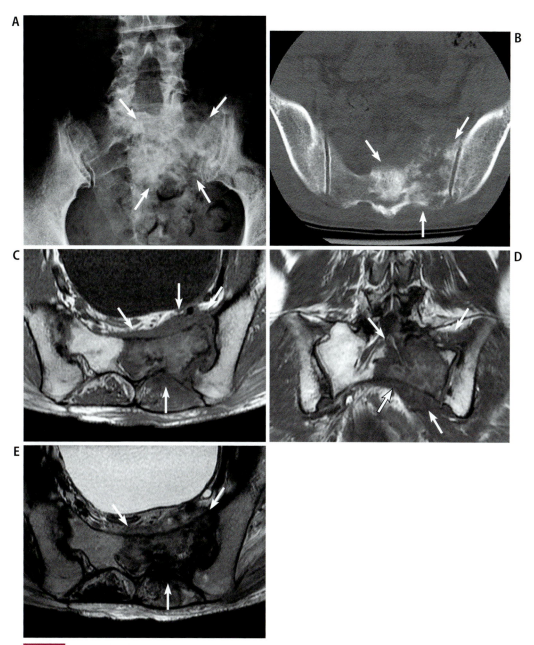

図 11.6 50 歳台女性　放射線誘発性骨肉腫

A：単純 X 線写真正面像，B：CT，C：MRI, T1 強調横断像，D：T1 強調冠状断像，E：T2 強調横断像　16年前に子宮頸癌にて骨盤放射線治療を受けている．単純 X 線写真（A）で，仙骨の正中部〜左側部に境界不明瞭な硬化性病変がみられる（A, →）．CT（B）では，硬化性変化と溶骨性変化の混在する病変として認める（B, →）．MRI（C〜E）では，T1 強調像（C, D）で低信号を，T2 強調像（E）で低・高信号の混在する不均一な信号を示し，骨内外における病変の進展範囲が明瞭に描出されている（C〜E, →）．

NOTE 11.6　骨壊死と放射線誘発性骨肉腫の鑑別

	骨壊死	放射線誘発性骨肉腫
総線量	通常 50 Gy 以上	30 Gy 以上
発症までの期間	約 1 年	長い（平均 11 年）
経　過	緩やかに変化	急激に増大
単純 X 線写真・CT	骨濃度低下，不整な骨硬化像，骨梁の粗大化，骨皮質肥厚	造骨性変化，骨破壊，骨膜反応
骨外腫瘤	なし	あり
好発部位	下顎骨，大腿骨頭，肋骨，鎖骨，肩甲骨	骨盤骨，胸壁，肩甲骨，頭蓋顔面骨，胸骨

■ 文　献

11.1 色素性絨毛結節性滑膜炎

1) de Saint Aubain Somerhausen N, van de Rijn M：Tenosynovial giant cell tumour, diffuse type. In：Fletcher CDM（eds）：WHO classification of tumours of soft tissue and bone. IARC：Lyon, 2013：102-103.
2) 廣瀬隆則，鈴木智大，江原　茂ほか：びまん型巨細胞腫（色素性絨毛性結節性滑膜炎），骨・軟部腫瘍─臨床・画像・病理，改訂第2版．診断と治療社，2015：232-233.
3) Murphey MD, Rhee JH, Lewis RB, et al：Pigmented villonodular synovitis：radiologic-pathologic correlation. RadioGraphics 2008；28：1493-1518.
4) Cheng XG, You YH, Liu W, et al：MRI features of pigmented villonodular synovitis（PVNS）. Clin Rheumatol 2004；23：31-34.
5) Vastel L, Lambert P, De Pinieux G, et al：Surgical treatment of pigmented villonodular synovitis of the hip. J Bone Joint Surg Am 2005；87：1019-1024.

11.2 滑膜骨軟骨腫症

6) Milgram JW：Synovial osteochondromatosis：a histopathological study of thirty cases. J Bone Joint Surg Am 1977；59-A：792-801.
7) Wuisman PI, Noorda RJ, Jutte PC：Chondrosarcoma secondary to synovial chondromatosis. Reports of two cases and a review of the literature. Arch Orthop Trauma Surg 1997；116：307-311.
8) Crotty JM, Monu JU, Pope TL Jr：Synovial osteochondromatosis. Radiol Clin North Am 1996；34：327-342.
9) Murphey MD, Vidal JA, Fanburg-Smith JC, et al：Imaging of synovial chondromatosis with radiologic-pathologic correlation. RadioGraphics 2007；27：1465-1488.
10) Kim SH, Hong AJ, Park JS, et al：Idiopathic synovial osteochondromatosis of the hip：radiographic and MR appearances in 15 patients. Korean J Radiol 2002；3：254-259.
11) Ginaldi S：Computed tomography feature of synovial osteochondromatosis of the hip joint. Skeletal Radiol 1980；5：219-222.
12) Kramer J, Recht M, Deely DM, et al：MR appearance of idiopathic synovial osteochondromatosis. J Comput Assist Tomogr 1993；17：772-776.
13) Boyer T, Dorfmann H：Arthroscopy in primary synovial chondromatosis of the hip：description and outcome of treatment. J Bone Joint Surg Br 2008；90-B：314-318.
14) Lim SJ, Chung HW, Choi HW：Operative treatment of primary synovial osteochondromatosis of the hip. J Bone Joint Surg Am 2006；88：2456-2464.

11.3 腫瘍状石灰化症

15) Smack D, Norton SA, Fitzpatrick JE：Proposal for a pathogenesis-based classification of tumoral calcinosis. Int J Dermatol 1996；35：265-271.
16) Olsen KM, Chew FS：Tumoral calcinosis：pearls, polemics, and alternative possibilities. RadioGraphics 2006；26：871-885.
17) Fathi I, Sakr M：Review of tumoral calcinosis：a rare clinico-pathological entity. World J Clin Cases 2014；16：409-414.
18) Hamada J, Tamai K, Ono W, et al：Uremic tumoral calcinosis in hemodialysis patients：clinico-pathological findings and identification of calcific deposits. J Rheumatol 2006；33：119-126.
19) 鐵原拓雄，広川満良，有光佳苗ほか：透析患者にみられた腫瘍状石灰化症様病変の細胞像．日臨細胞誌 1997；36：537-540.
20) Chaabane S, Chelli-Bouaziz M, Jelassi H, et al：Idiopathic tumoral calcinosis. Acta Orthop Belg 2008；74：837-845.
21) Steinbach LS, Johnston JO, Tepper EF, et al：Tumoral calcinosis：radiologic-pathologic correlation. Skeletal Radiol 1995；24：573-578.
22) Harkess JW, Peters HJ：Tumoral calcinosis：a report of six cases. J Bone Joint Surg Am 1967；49：721-731.
23) Touart DM, Sau P：Cutaneous deposition diseases. PartⅡ. J Am Acad Dermatol 1998；39：527-544.

24) Finer G, Price HE, Shore RM, et al：Hyperphosphatemic familial tumoral calcinosis：response to acetazolamide and postulated mechanisms. Am J Med Genet A 2014；164A：1545-1549.
25) Niall DM, Fogarty EE, Dowling FE, et al：Spontaneous regression of tumoral calcinosis in an infant：a case report. J Pediatr Surg 1998；33：1429-1431.

11.4 放射線誘発性肉腫

26) Murray EM, Werner D, Greeff EA, et al：Postradiation sarcomas：20 cases and a literature review. Int J Radiat Oncol Biol Phys 1999；45：951-961.
27) Navid F, Billups C, Liu T, et al：Second cancers in patients with the Ewing sarcoma family of tumours. Eur J Cancer 2008；44(7)：983-991.
28) Kuttesch JF Jr, Wexler LH, Marcus RB, et al：Second malignancies after Ewing's sarcoma：radiation dose-dependency of secondary sarcomas. J Clin Oncol 1996；14(10)：2818-2825.
29) Dalinka MK, Haygood TM：Radiation change. In：Resnic D, Kransdorf MJ（eds）：Bone and joint imaging, 3rd ed. Philadelphia：Elsevir Saunders, 2005：1001-1011.
30) Moore A, Hendon A, Hester M, Samayoa L：Secondary angiosarcoma of the breast：can imaging findings aid in the diagnosis? Breast J 2008；14：293-298.
31) Kirova YM, Rafi H, Voisin MC, et al：Radiationinduced bone sarcoma following total body irradiation：role of additional radiation on localized areas. Bone Marrow Transplant 2000；25：1011-1013.
32) Sheppard D, Libshitz H：Post-radiation sarcomas：a review of the clinical and imaging features in 63 cases. Clin Radiol 2001；56：22-29.
33) Huang J, Mackillop WJ：Increased risk of soft tissue sarcoma after radiotherapy in women with breast carcinoma. Cancer 2001；92(1)：172-180.
34) Temming P, Viehmann A, Arendt M, et al：Pediatric second primary malignancies after retinoblastoma treatment. Pediatr Blood Cancer 2015；62(10)：1799-1804.
35) Gladdy RA, Qin LX, Moraco N, et al：Do radiation-associated soft tissue sarcomas have the same prognosis as sporadic soft tissue sarcomas? J Clin Oncol 2010；28：2064-2069.
36) Brady MS, Gaynor JJ, Brennan MF：Radiationassociated sarcoma of bone and soft tissue. Arch Surg 1992；127：1379-1385.

和文索引

あ
圧迫型骨折　229
アミロイドーシス　123
アミロイド関節症　123, 125, 126
アルコール　40

い
異所性石灰化　188
一過性骨髄浮腫症候群　52
一過性大腿骨頭萎縮症　52, 54, 59
遺伝性多発性骨軟骨腫症　271

え
液面形成　247, 253, 258, 259, 307, 310
塩基性リン酸カルシウム（BCP）　184
　　——結晶沈着症　184, 185
円靱帯　3, 5, 6, 123
　　——の肥厚・延長　139, 141
円靱帯動脈　41, 146, 147

か
外傷性大腿骨頭壊死症　49
外側広筋　2, 3, 7, 12, 14, 15, 184, 185
外側骨端動脈　41, 49, 146, 147
外側大腿回旋動脈　41, 146, 147, 211
外閉鎖筋　2, 3, 6-9, 12, 14-16
外閉鎖筋滑液包　169, 304, 305
化学シフトアーチファクト　42
化学シフト法　132
下前腸骨棘　2, 184, 185, 228, 229
下双子筋　13-15
家族性腫瘍状石灰症　307
下恥骨靱帯（恥骨弓靱帯）　176
滑液包炎　166, 167, 170, 181, 244
滑膜炎　112, 113
滑膜骨軟骨腫症　125, 303, 306
滑膜嚢胞　162, 165
下殿神経　13

下殿動脈　41
ガドリニウム造影剤　27
化膿性関節炎　98-101
化膿性仙腸関節炎　189
カルシウムハイドロキシアパタイト（HA）　184
ガングリオン　162, 165
寛骨臼横靱帯　3, 74
寛骨臼窩　3, 5, 6, 8
寛骨臼骨折　221, 222
関節唇　3, 6, 8, 74
関節唇断裂　74, 78
関節唇嚢胞　162, 165
関節造影　22
関節内遊離体　103
関節軟骨　3, 8, 189
関節リウマチ　92, 106-110, 116, 125
　ACRによる分類基準　107, 108
　ACR/EULARによる分類基準　107, 108
関節軟骨　190
感染性関節炎　92
乾癬性関節炎　112, 113, 195, 198, 201
感染性仙腸関節炎　189, 191
間葉性軟骨肉腫　271, 276

き
偽腫瘍　128
偽痛風　117
偽痛風性関節炎　125
臼蓋（寛骨臼）　2, 3, 5, 6, 8, 9
臼蓋角　139
臼蓋形成不全　64, 70, 72, 141
臼蓋底突出　80, 81, 86, 108, 109, 114
急速破壊性股関節症　59, 89, 91, 92
強直性脊椎炎　112, 113, 195, 196, 198, 201
局所性移動性骨粗鬆症　52
金属症　128-130

く
クリックサイン　138
クロストークアーチファクト　27

け
脛骨神経　13
傾斜角　83
結核性関節炎　102, 105, 125
血清反応陰性脊椎関節症　112
結節性偽痛風　117, 118
血友病性関節症　125
牽引型骨折　229
原始神経外胚葉腫瘍　281
腱鞘巨細胞腫　300

こ
抗CCP抗体　106
抗RANKL抗体　253, 290
硬化性腸骨骨炎　199, 201
後仙腸靱帯　190
後柱　221
後方インピンジメントテスト　79
後方傾斜角　157
跨座骨折　219
骨壊死　314
骨炎　112, 113
骨芽細胞　106, 240
骨芽細胞型　268
骨芽細胞腫　240, 243, 258
骨化症　113
骨化性筋炎　188
骨間仙腸靱帯　189, 190
骨関連事象　284, 287
骨巨細胞腫　248, 250, 253, 258
骨シンチグラフィ　36
骨髄浮腫症候群　52
骨性強直　98, 114, 197
骨端症　146, 233, 235
骨内ガングリオン　264
骨内脂肪腫　254, 255
骨軟骨腫　244, 246, 271
骨肉腫　268, 270
骨盤骨折　217, 223
骨盤ストレス骨折　224

骨盤輪　217
骨盤輪骨折　217, 218
骨 Paget 病　260, 263

さ

再興感染症　102
坐骨滑液包（炎）　166, 167, 169, 170
坐骨結節　4, 6, 7, 8, 169, 181, 228
坐骨枝　3, 7
坐骨神経　4-8
坐骨大腿骨インピンジメント　181, 183
坐骨大腿骨間隙　181
坐骨大腿靱帯　6, 9
坐骨恥骨枝　181
坐骨恥骨軟骨結合　233, 234
座瘡　113
撮像コイル　24
撮像肢位　24
撮像シーケンス　24, 31
撮像法　18
　CT　22
　MRI　24
　関節造影　22
　単純 X 線写真　18
　股関節の撮像　18
　　放射状 MRI　26
　　ルーチン MRI　26
　腫瘍・腫瘍類似疾患の撮像　30
　　オプション MRI　36
　　ルーチン MRI　33

し

磁化率アーチファクト　132, 302
磁化率効果　302
時間信号強度曲線　34, 50, 51
色素性絨毛結節性滑膜炎　125, 300, 302
支帯動脈　41, 49, 146, 147
疾患修飾性抗リウマチ薬
　（DMARDs）　110, 111
修正 Herring 分類　152
手根管症候群　123
腫瘍状石灰化症　307, 310, 311
硝子軟骨　176, 244
上支帯動脈　41, 49, 146, 147

上前腸骨棘　228
上双子筋　5, 8, 9, 13-15
上恥骨靱帯　176
小殿筋　2, 3, 5, 8, 9, 13-15, 167, 172, 173
小殿筋滑液包（炎）　167, 172, 173
小殿筋腱障害　172, 175
小転子　181
上殿神経　13
神経病性関節症　92
人工関節周囲骨折　130
新興感染症　102
人工（股）関節　129
　合併症　128-130
　骨融解　128-130
　──置換術　128
　緩み　128-130
深大腿動脈　41
シンチグラフィ　27, 36

す

ステロイド　40, 111, 213
ストレス骨折　56, 213, 214, 217

せ

脆弱性骨折　56, 209, 213, 214, 217
脊索細胞　256, 281
脊索腫　257, 281, 282
脊椎関節炎　112, 113, 195, 196, 198, 201
石灰沈着性腱炎　184, 185
線維性骨異形成　258, 265
線維組織球性腫瘍　300
線維軟骨　74, 176
仙骨耳状面　189, 190
仙骨粗面　189, 190
仙骨翼　4
全身性エリテマトーデス　41, 56, 169
前仙腸靱帯　190
仙腸関節　4, 189, 190, 192
仙腸関節炎の分類　191
先天性股関節脱臼　138
前方インピンジメントテスト　79, 87
前立腺癌　284

そ

造影 MRI　27
層状現象　188
総腓骨神経　13
鼠径周辺部痛　176
鼠径部痛症候群　176, 177
阻血性壊死　40, 146
ゾメタ®　287

た

体軸性脊椎関節炎　112, 195
大腿筋膜張筋　5-7, 13, 15, 168
大腿骨寛骨臼インピンジメント　79, 86, 87, 158
大腿骨頸部　3, 9
大腿骨頸部/転子部骨折診療ガイドライン　208
大腿骨頸部骨折　208, 211
大腿骨頸部ストレス骨折　213, 216
大腿骨小転子　3, 7, 9
大腿骨大転子　3, 6, 9, 172, 173
大腿骨転子窩　9
大腿骨転子部骨折　208, 212
大腿骨頭　2, 3, 5, 6, 8, 9
大腿骨頭壊死（症）　40, 59, 92, 142-144, 158
大腿骨頭すべり症　154, 157, 158
大腿骨頭軟骨下脆弱性骨折　56, 58, 59
大腿四頭筋　12
大腿神経　12
大腿直筋　2, 5-9, 12, 14-16
大腿二頭筋　6-8, 13, 15, 16
大腿方形筋　4, 6-9, 13, 15, 16, 181
大殿筋　3-9, 13, 15, 168
大殿筋滑液包（炎）　103, 166-168, 170, 172, 173
大転子　168
大転子疼痛症候群　168, 172, 173
大内転筋　3, 4, 7-9, 12, 14-16
ダイナミック造影 MRI　34
大腰筋　2, 3, 12, 14
多断面再構成像　22, 30
脱分化型脊索腫　281
脱分化型軟骨肉腫　271, 276

多発性骨軟骨腫症 244
多発性内軟骨腫症 271
単純X線写真 18, 30
単純性股関節炎 101, 144
単純性骨囊腫 258
短内転筋 2, 3, 7, 8, 12, 14-16
弾発股 166, 168
弾発指 123
淡明細胞型軟骨肉腫 248, 271, 276

ち
恥骨下枝 3, 7, 177, 233
恥骨筋 2, 3, 6-8, 12, 14-16, 177
恥骨弓靱帯（下恥骨靱帯） 176
恥骨結合 2, 6, 7, 110, 176, 177
　──解離 218, 219
恥骨結合炎 176, 178
恥骨上枝 2, 177
遅発性骨頭圧潰 49, 51
中間広筋 2, 3, 6-9, 12, 14, 15
中殿筋 2-6, 8, 9, 13, 15, 167, 172, 173
中殿筋滑液包（炎） 167, 172, 173
中殿筋腱障害 172, 175
腸炎関連関節炎 112, 113, 197, 198, 201
腸脛靱帯 3, 5, 6, 7
腸骨筋 2, 3, 12, 14
腸骨耳状面 189, 190
腸骨粗面 189, 190
腸骨大腿靱帯 3, 5, 6, 8, 9
腸骨翼 2, 3, 9
腸恥滑液包（炎） 166, 167, 170
長内転筋 2, 3, 8, 12, 14-16
腸腰筋 2, 3, 5-9, 12
腸腰筋滑液包（炎） 166, 167, 170
腸腰筋腱 3, 7

つ
通常型骨肉腫 268
　骨芽細胞型 268
　線維芽細胞型 268
　軟骨芽細胞型 268
通常型軟骨肉腫 271, 276
ツベルクリン反応 102

て
デノスマブ 253, 287
デュベルネ骨折 219
転移性骨腫瘍 284, 285, 289
転子滑液包（炎） 103, 166-168, 170, 172, 173

と
透析アミロイドーシス 127
動脈瘤様骨囊腫 258
特発性腫瘍状石灰化症 307
特発性大腿骨頭壊死症 40, 42, 45-47

な
内側広筋 2, 3, 8, 9, 12, 14, 15
内側大腿回旋動脈 41, 49, 146, 147
内軟骨腫 271
内閉鎖筋 3-6, 8, 9, 13-15
軟骨芽細胞腫 247, 258
軟骨関節 176
軟骨細胞 244
軟骨石灰化症 117, 118
軟骨内骨化 303
軟骨肉腫 271, 276, 277
軟骨粘液線維腫 258
軟骨帽 244, 271
軟骨融解症 158

に・の
二次性滑膜骨軟骨腫症 66, 303
二次性骨肉腫 268
二次性軟骨肉腫 271, 276
二次性変形性股関節症 40, 64
乳癌 284, 312
尿毒症性腫瘍状石灰化症 307
膿疱症 113

は
破壊性脊椎関節症 123
薄筋 3, 12, 14, 16, 177
破骨細胞 106

発育性股関節形成不全 64, 70, 138, 139, 141, 143
ばね指 123
ハバース管 278
ハムストリング（腱） 6, 117, 181, 182, 229
半腱様筋（腱） 6-8, 13, 15, 16
反応性関節炎 112, 113, 195, 198, 201
半膜様筋（腱） 4, 6-8, 13, 15, 16

ひ
非X線学的体軸性脊椎関節炎 195, 198
非感染性仙腸関節炎 195, 200
非結核性抗酸菌症 102
非骨化性線維腫 258
ビスホスホネート 287, 290
羊飼いの杖変形 267
びまん型巨細胞腫 300
疲労骨折 56, 213, 214, 217, 224, 225
ピロリン酸カルシウム 117
　──結晶沈着症 188
ピロリン酸関節症 92, 116-118, 122

ふ
腹横筋 5, 8, 9, 117
腹直筋 5, 117
副甲状腺ホルモン関連ペプチド（PTHrP） 287

へ
閉鎖神経 12
米粒体 103-105
ヘモジデリン 31, 34
　──沈着 258, 300, 301
ペルテス病 146, 150-153
変形性(股)関節症 64, 66, 69, 70, 92, 116
　ACRによる分類基準 69

ほ
傍関節唇囊胞 85, 162, 165

縫工筋　2, 5-9, 12, 14, 15, 229
放射状 MRI　27, 28, 76
放射線誘発性骨肉腫　312, 314
放射線誘発性軟部肉腫　312
放射線誘発性肉腫　312

ま

末梢性脊椎関節炎　195, 198
マトリックスメタロプロテアーゼ　106
マルゲーニュ骨折　219
慢性腎不全　307

む・め・ゆ

無菌性リンパ球性血管炎関連病変　128, 129
無腐性壊死　40

メタローシス　128-130

ユーイング肉腫　278, 279

ら

ランゲルハンス細胞組織球症　151, 248, 291
ランマーク®　253, 287

り

リーメンビューゲル法　142
リウマトイド因子　106-108, 112
リウマトイド結節　106, 107
梨状筋（腱）　3-5, 8, 9, 13, 14
良性脊索細胞腫　256, 257, 281

る・れ

類骨骨腫　240, 243
類上皮嚢胞　171
類皮嚢胞　171

裂離骨折　188, 228, 229

欧文索引

ギリシャ文字

α角（acetabular angle） 83, 86, 139, 140
$β_2$-microglobulin 123

A

acetabular dysplasia 70
acetabular fossa 3, 5, 6, 8
acetabular fossa line 81, 149
acetabular roof obliquity（ARO） 70, 71, 81
acetabular-head index（AHI） 70, 71
acetabulum 3, 5, 6, 8, 9
acne 113
ADC値 34
adductor brevis muscle 2, 3, 7, 8, 12
adductor longus muscle 2, 3, 8, 12
adductor magnus muscle 3, 4, 7-9, 12
adverse local tissue reaction（ALTR） 128, 129
adverse reaction to metal debris（ARMD） 128, 129
American College of Rheumatology（ACR） 107, 108
　ACR classification criteria 68, 69, 107
　ACR/EULAR classification criteria 107
amyloid arthropathy 123
amyloidosis 123
aneurysmal bone cyst 258
ankylosing spondylitis（AS） 112
anterior column 221
anterior impingement test 79
anterior inferior iliac spine 2, 228
anterior inferior iliac spine impingement 230
anterior sacroiliac ligament 190
anterior superior iliac spine 228
AO分類 219

apparent diffusion coefficients（ADC） 34
ARCO分類 45
arcuate pubic ligament 176
artery of the round ligament 146, 147
articular cartilage 3, 8, 189, 190
ASAS classification criteria 195, 196
aseptic lymphocyte-dominated vasculitis-associated lesion（ALVAL） 128, 129
aseptic necrosis 40
avascular necrosis 40, 146
avulsion fracture 228
axial migration 108
axial spondyloarthritis（axial SpA） 112, 195

B

basic calcium phosphate（BCP） 184
basicervical fracture 208
Bath ankylosing spondylitis radiology hip（BASRI-hip）index 114, 115
Batson静脈叢 189, 286
BCG接種 102
beautiful bone scan 288, 291
benign chordoma 256
benign notochordal cell tumor（BNCT） 256
biceps femoris 6-8
biceps femoris muscle 13
blade of glass sign 261, 263
bone marrow edema syndrome 52
bony ankylosis 98, 114, 197
brim sign 261, 263
Brodie膿瘍 248
bubble sign 128
bursa 166, 244
bursitis 166
buttressing 65, 66

C

Cairdの予測因子 100, 101
calcific phase 184
calcific tendinitis 184
calcium hydroxyapatite（HA） 184
calcium pyrophosphate dihydrate（CPPD） 117
calcium pyrophosphate dihydrate（CPPD）crystal deposition disease 117, 122
Calve線 138, 139
cam type 79, 80, 86, 158
Campanacci grading system 253
Capener徴候 154, 155, 157
capital drop 65, 66
carpal tunnel syndrome 123
cartilage cap 244, 245, 271
cartilaginous joint 176
Catterall分類 152
CE角 18, 70, 71, 81, 86, 140
Charcot joint 92
chemical shift 132
chemical shift artifact 42
chicken wire pattern 208, 307, 309, 310
chondroblastoma 247
chondrocalcinosis 117
chondrocyte 244
chondrolysis 158
chondromyxoid fibroma 258
chondrosarcoma 271
chordoma 281
chronic renal failure 307
clear cell chondrosarcoma 248, 276
click sign 138
cloud sign 128
cobble stone appearance 208, 307, 310
Codman三角 270
cold in hot sign 42, 44
common femoral artery 41
complication of hip arthroplasty 128

congenital dislocation of the hip（CDH） 138
conventional chondrosarcoma 276
conventional osteosarcoma 268
　　chondroblastic 268
　　fibroblastic 268
　　osteoblastic 268
conversion 287
cortical white line 196
cotton wool appearance 261, 263
coxa profunda 80, 81, 86
creeping substitution 47
crescent sign 41-46, 56, 58, 147, 148, 150
cross-over sign 18, 81-84, 86, 87
crosstalk artifact 27
CT 22, 30
CT 血管造影 164
cyclic citrullinated peptide（CCP） 106

D

dedifferentiated chondrosarcoma 276
dedifferentiated chordoma 281
deep femoral artery 41
dermoid cyst 171
destructive spondyloarthropathy 123
detritic synovitis 89
developmental dysplasia of the hip（DDH） 138
diffuse-type giant cell tumor 300
direct MR arthrography 27
distraction fracture 229
double density sign 241, 243
double floor 65, 66
double-line sign 42, 43
doughnut sign 250, 253
Drehmann 徴候 154
Duverney 骨折 218, 219

E

Eggshell-like calcification 258, 259
emerging infectious disease 102
enchondroma 271
endochondral ossification 303
endosteal scalloping 271
epidermoid cyst 171
ESSG classification criteria 113
Evans 分類 211, 212
Ewing sarcoma 278
EWS-FLI 1 278
EXT1 遺伝子 244
EXT2 遺伝子 244
extrusion index 81

F

FABER テスト 87
familiar tumoral calcinosis 307
fatigue fracture 56, 213, 214, 224
femoral head 3, 5, 6, 8, 9
femoral neck 3, 9
femoral neck fracture 208
femoroacetabular impingement（FAI） 79
fibrocartilage 74, 176
fibrohistiocytic tumor 300
fibrous ankylosis 98
fibrous dysplasia 265
Ficat と Arlet の分類 45
Ficat 分類 45
field of view（FOV） 24
figure-8 configuration 18, 82, 84, 86
figure-8 sign 81
flame sign 261, 263
fracture of the acetabulum 221
fracture of the pelvic ring 217

G

ganglion 162
Garden 分類 49, 51, 211
giant cell tumor of bone 250
giant cell tumor of tendon sheath 300

giant notochordal rest 256
glacilis muscle 3, 12
gluteal trochanteric pain syndrome 168, 172
gluteus maximus muscle 3-9, 13, 168
gluteus medius muscle 2-6, 8, 9, 13
gluteus minimus muscle 2, 3, 5, 8, 9, 13
GNAS 遺伝子 265
gouty arthritis 125
greater trochanter 168
greater trochanter of the femur 3, 6, 9
groin pain 176
groin pain syndrome 176

H

Half-moon sign 241, 242, 243
hamstring tendon 6, 181
head-neck offset 83
head-neck offset ratio 83, 86, 87
hemophilic arthropathy 125
hereditary multiple osteochondromatosis 271
herniation pit 83, 84, 86, 87
Herring 分類 152
Hervers canal 278
Hilgenreiner 線 138, 139
hip arthroplasty 128
hip-spine syndrome 64
　　分類 69
Honda sign 226
horizontal growth plate sign 83, 86
hyaline cartilage 176, 244
hyperostosis 113

I

idiopathic osteonecrosis of the femoral head（ION） 40
idiopathic tumoral calcinosis 307
iliac muscle 2, 3, 12
iliac spine impingement 230
iliac tuberosity 189, 190

iliac wing　2, 3, 9
iliofemoral ligament　3, 5, 6, 8, 9
iliopectineal bursa　166, 167, 170
iliopsoas bursa　166, 167, 170
iliopsoas muscle/tendon　2, 3, 5-9
iliotibial band　3, 5-7
impaction fracture　229
infectious sacroiliac arthritis　189
inferior gemellus muscle　13
inferior gluteal artery　41
inferior iliac ramus　7
inferior pubic ramus　3
inferior pubic ligament　176
inferior retinacular artery　41
inflammatory bowel disease-associated arthritis　112, 197
insufficiency fracture　56, 209, 213, 214, 226
interosseous sacroiliac ligament　189, 190
intertrabecular metastasis　284
intertrochanteric fracture　208
intraosseous ganglion　264
intraosseous lipoma　254
ischial bursa　166, 167
ischial bursitis　170
ischial ramus　3, 7
ischial tuberosity　4, 6-8, 169, 181, 228
ischiofemoral impingement　181
ischiofemoral ligament　6, 9
ischiofemoral space　181
ischiopubic ramus　181
ischiopubic synchondritis　233, 234
ischiopubic synchondrosis　233
ivory vertebral body　261, 263

J・K

Jensen 分類　212

Klein 徴候　154-157

L

labral cyst　162
labral tear　74
labrum　3, 6, 8, 74
Langerhans cell histiocytosis　248
late segmental collapse　49
lateral epiphyseal artery　41, 49, 146, 147
lateral femoral circumflex artery　41, 147
Lauenstein I 法　19
Lauenstein II 法　19
lava cleft phenomenon　191, 193
Legg-Calvé-Perthes disease　146
lesser trochanter of the femur　3, 7, 9
loosening　128

M

Maffucci 病　271
magnetic susceptibility artifact　132, 302
Malgaigne 骨折　218-220
matrix metalloprotease (MMP)　106
Mazabraud 症候群　265
McCune-Albright 症候群　265
medial femoral circumflex artery　41, 49, 146, 147
mesenchymal chondrosarcoma　276
metal-line sign　128
metallosis　128
metastatic bone tumor　284
midcervical fracture　208
Milgram 分類　254, 255, 305, 306
minimal joint space　68
Mirels のスコア　289
modified Herring lateral pillar classification　152
modified New York criteria　196
MR arthrography　22, 67
MRI　24, 31
MR 関節造影　22, 27, 67, 74, 164, 165
multiplanar reconstruction (MPR)　22, 30
multiple enchondromatosis　271
multiple herediary exostosis　244
multiple osteochondromatosis　244
myositis ossificans　188

N

neuropathic arthropathy　92
nidus　240, 243
non radiographic axial spondyloarthritis (nr-axial SpA)　195
non-ossifing fibroma　258
non-tuberculous mycobacteriosis　102
noninfectious sacroiliac arthritis　195
notochordal cell　256, 281
notochordal hamartoma　256

O

obble stone appearance　309
obturator artery　41
obturator externus bursa　169, 304
obturator externus muscle　2, 3, 6-9, 12
obturator internus muscle　3-6, 8, 9, 13
Ollier 病　271
Ombredanne 線　138, 139
os acetabuli　84
osteitis　113
osteitis condensans illi　199, 201
osteitis pubis　176
osteoarthritis　64
osteoblast　106, 240
osteoblastoma　240
osteochondritis ischiopubica　233
osteochondroma　244
osteochondrosis　146, 233
osteoclast　106
osteoid　240
osteoid osteoma　240
osteolysis　128
osteoporosis circumscripta　261, 263

osteosarcoma 268
ostitis 112
overhanging edge 125
overuse syndrome 176

P

Paget's disease of bone 260
paralabral cyst 84, 162
parathyroid hormone related peptide（PTHrP） 287
Patrick テスト 87
Patrick/FABER テスト 79
pectineus muscle 2, 3, 6-8, 12
pelvic fracture 217
pelvic ring 217
perichondral ring 154
peripheral spondyloarthritis （PsA） 195
periprosthetic fracture 130
peritrochanteric fracture 208
phantom appearance 52, 54
phased-array coil 24
Phemister の 3 徴 103, 105
picture frame appearance 261, 263
pigmented villonodular synovitis （PVNS） 300
pincer type 79, 80, 86
piriformis branch 41
piriformis muscle/tendon 3-5, 8, 9, 13
pistol grip 変形 81, 83, 86, 87
posterior column 221
posterior impingement test 79
posterior sacroiliac ligament 190
posterior tilt angle 157
posterior wall sign 81, 83, 86
primitive neuroectodermal tumor （PNET） 281
protrusio acetabuli 81, 108, 114
pseudogout 117
pseudopodia appearance 282, 283
pseudotumor 128
pseudowidening 197, 200
psoas major muscle 2, 3, 12
psoriatic arthritis 112, 195

pubic symphysis 2, 6, 7, 176
pustulosis 113
pyogenic arthritis 98
pyogenic sacroiliac arthritis 189
pyrophosphate arthropathy 117

Q

quadratus femoris muscle 4, 6-9, 13, 181
quadratus femoris space 181
quadriceps femoris muscle 12
quadrilateral surface 149

R

radiation-induced sarcoma 312
rapidly destructive coxarthrosis/ coxarthropathy 89
re-emerging infectious disease 102
reactive arthritis 112, 195
reactive interface 42
receiver operating characteristic curve（ROC curve） 67, 76
receptor activator of nuclear factor κB ligand（RANKL） 106, 287
reconversion 287
rectus abdominis muscle 5
rectus femoris muscle/tendon 2, 5-9, 12
regional migratory osteoporosis 52
retinacular artery 41, 49, 146, 147
rheumatoid arthritis（RA） 106
rheumatoid factor（RF） 106
rheumatoid nodule 106
rice body 103
Riemenbügel 法 142
rind sign 267
ring-and-arc 271, 304, 306, 310
roof osteophyte 65, 66
round ligament 3, 5, 6

S

sacral tuberosity 189, 190

sacral wing 4
sacroiliac joint 4, 189
SAPHO 症候群 112, 113
sartorius muscle 2, 5-9, 12
sciatic nerve 4-8
secondary chondrosarcoma 276
secondary cleft sign 178, 180
secondary osteosarcoma 268
sedimentation sign 307, 310
semimembranosus muscle/ tendon 4, 6-8, 13
semitendinosus muscle/tendon 6-8, 13
seronegative spondyloarthropathy 112
Sharp 角 70, 71
Shenton 線 139, 140
shepherd's crook deformity 267
short tau inversion recovery （STIR）像 24
simple bone cyst 258
single-photon emission CT （SPECT） 51
skeletal related event（SRE） 284, 287
slipped capital femoral epiphysis 154
snapping hip 166, 168
so-called fibrohistiocytic tumours 300
soap-bubble appearance 258-260
spicula 270
spondyloarthritis（SpA） 112
straddle fracture 219
stress fracture 56, 213
  femoral neck 213
  pelvis 224
Stulberg 分類 153
subcapital fracture 208
subchondral insufficiency fracture of the femoral head 56
subgluteus bursitis 172
subgluteus maximus bursa 166, 167
subgluteus medius bursa 167
subgluteus minimus bursa 167
sublabral sulcus/recess 75, 76
subspine impingement 230

sunburst 270
superior gemellus muscle 5, 8, 9, 13
superior pubic ligament 176
superior pubic ramus 2
superior retinacular artery 41, 49, 146, 147
superscan 288, 291
surface rendering (SSD) 法 22, 31
susceptibility effect 302
synovial cyst 162
synovial osteochondromatosis 303
synovitis 112, 113
systemic lupus erythematosus (SLE) 41, 56

T

teardrop distance 98-100, 145, 149
tensor fasciae latae muscle 5-7, 13, 168
The European League Against Rheumatism (EULAR) による関節リウマチの分類基準 107, 108
The European Spondyloarthropathy Study Group (ESSG) classification criteria 113
time intensity curve (TIC) 34, 50, 51
tophaceous pseudogout 117
transient bone marrow edema syndrome 52
transient synovitis of the hip 144
transverse abdominis muscle 5, 8, 9
transverse acetabular ligament 3, 74
traumatic osteonecrosis of the femoral head 49
Trethowan 徴候 154-157
trigger finger 123
trochanteric bursa 166, 167
trochanteric fossa of the femur 9
trochanteric fracture 208
tuberculous arthritis 102
tumoral calcinosis 307

U

ultrasonic joint space 99, 100

uremic tumoral calcinosis 307

V

van Neck-Odelberg 病 233, 234
van Neck 病 233, 234
vascular groove sign 240, 242, 243
vastus intermedius muscle 2, 3, 6-9, 12
vastus lateralis muscle 2, 3, 7, 12
vastus medialis muscle 2, 3, 8, 9, 12
VCA 角 (ventral center anterior angle) 70
volume rendering (VR) 法 22, 31

Y・Z

Y 軟骨 138, 140, 141
Y 軟骨線 138, 139

zone phenomenon 188

股関節・骨盤の画像診断　　　定価：本体7,800円＋税
───
2017年9月26日発行　第1版第1刷ⓒ

編著者　川原　康弘
　　　　かわはら　やすひろ

発行者　株式会社　メディカル・サイエンス・インターナショナル
　　　　代表取締役　金子　浩平
　　　　東京都文京区本郷1-28-36
　　　　郵便番号 113-0033　電話 (03) 5804-6050

　　　　印刷：三報社印刷
　　　　表紙装丁／公和図書デザイン室／本文デザイン：トライアンス
───
　　　　ISBN 978-4-89592-879-3　C 3047

本書の複製権・翻訳権・上映権・譲渡権・貸与権・公衆送信権（送信可能化権を含む）は（株）メディカル・サイエンス・インターナショナルが保有します．
本書を無断で複製する行為（複写，スキャン，デジタルデータ化など）は，「私的使用のための複製」など著作権法上の限られた例外を除き禁じられています．大学，病院，診療所，企業などにおいて，業務上使用する目的（診療，研究活動を含む）で上記の行為を行うことは，その使用範囲が内部的であっても，私的使用には該当せず，違法です．また私的使用に該当する場合であっても，代行業者等の第三者に依頼して上記の行為を行うことは違法となります．

JCOPY〈(社)出版者著作権管理機構　委託出版物〉
本書の無断複写は著作権法上での例外を除き禁じられています．複写される場合は，そのつど事前に，(社)出版者著作権管理機構（電話 03-3513-6969，FAX 03-3513-6979，info@jcopy.or.jp）の許諾を得てください．